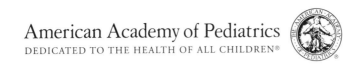

American Academy of Pediatrics
DEDICATED TO THE HEALTH OF ALL CHILDREN®

NUTRITION:What Every Parent Needs To Know
Second Edition

美国儿科学会
营养百科

（原著第2版）

（美）威廉·H.迪茨（William H.Dietz）
（美）洛兰·斯特恩（Loraine Stern） 主编

崔玉涛 主译

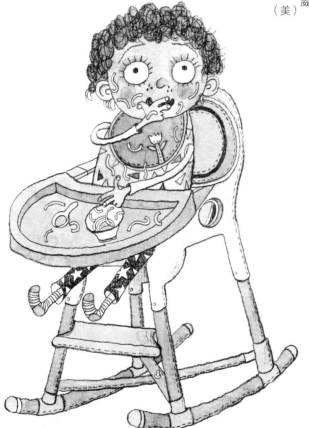

化学工业出版社

·北京·

声明

这本书中所包含的信息是为了补充，而不是替代您的儿科医生给出的建议。在开始任何治疗或计划之前，您应该咨询您的孩子的儿科医生，他们可以讨论孩子个性化的需求，根据相关症状提供有关治疗的建议。如果您对本书中的信息如何适用于您的孩子有疑问，请与您孩子的儿科医生交谈。

本书中提到的产品仅供参考。纳入本出版物并不代表或暗示美国儿科学会的保证或认可。

本书中的信息和建议同样适用于男女儿童（除非另有说明）。为了说明这一点，我们选择在整本书中交替使用男性和女性代词。

北京市版权局著作权合同登记号：01-2017-4300

图书在版编目（CIP）数据

美国儿科学会营养百科：原著第2版/（美）威廉·H. 迪茨（William H. Dietz），（美）洛兰·斯特恩（Loraine Stern）主编；崔玉涛主译.—北京：化学工业出版社，2019.11
书名原文：Nutrition：What Every Parent Needs to Know，Second Edition
ISBN 978-7-122-32427-6

Ⅰ.①美… Ⅱ.①威… ②洛… ③崔… Ⅲ.①婴幼儿-营养卫生 Ⅳ.①R153.2

中国版本图书馆CIP数据核字（2018）第135884号

责任编辑：杨晓璐　王新辉　杨骏翼　　　　　装帧设计：溢思视觉设计
责任校对：宋　玮　　　　　　　　　　　　　中文版插图：仇春英

出版发行：化学工业出版社（北京市东城区青年湖南街 13 号　邮政编码 100011）
印　　装：中煤（北京）印务有限公司
787mm×1092mm　1/16　印张 20¾　字数 374 千字　2020 年 1 月北京第 1 版第 1 次印刷

购书咨询：010-64518888　　　　　　　售后服务：010-64518899
网　　址：http://www.cip.com.cn
凡购买本书，如有缺损质量问题，本社销售中心负责调换。

定　　价：69.80 元　　　　　　　　　　　　　　　　　　版权所有　违者必究

责任人员名单

主编

William H. Dietz，医学博士、哲学博士、美国儿科学会会员

Loraine Stern，医学博士、美国儿科学会会员

美国儿科学会董事会审稿人

Myles B. Abbott，医学博士、美国儿科学会会员

审稿人 / 参与者

Steven A. Abrams，医学博士、美国儿科学会会员

Robert D. Baker，医学博士、哲学博士、美国儿科学会会员

Susan Baker，医学博士、美国儿科学会会员

Miriam Bar-on，医学博士、美国儿科学会会员

Jatinder JS Bhatia，医学博士、美国儿科学会会员

William John Cochran，医学博士、美国儿科学会会员

Betty Crase，国际认证哺乳顾问

Stephen Robert Daniels，医学博士、哲学博士、美国儿科学会会员

Evelyn Eisenstein，医学博士、美国儿科学会会员

Marianne Felice，医学博士、美国儿科学会会员

Carlos Flores，医学博士、美国儿科学会会员

Lawrence Gartner，医学博士、美国儿科学会会员

Michael Georgieff，医学博士、美国儿科学会会员

Elizabeth Gleghorn，医学博士、美国儿科学会会员

Peter Gorski，医学博士、公共管理硕士、美国儿科学会会员

Frank R. Greer，医学博士、美国儿科学会会员

Laurence Grummer-Strawn，哲学博士

Sandra Gibson Hassink，医学博士、美国儿科学会会员

Melvin Bernard Heyman，医学博士、美国儿科学会会员

Marc Jacobson，医学博士、美国儿科学会会员

Tom Jaksic，医学博士、哲学博士、美国儿科学会会员

Desmond Kelly，医学博士、美国儿科学会会员

Nancy Krebs，医学博士、美国儿科学会会员

Annette Lansford，医学博士、美国儿科学会会员

Greg Prazar，医学博士、美国儿科学会会员

Peter Rappo，医学博士、美国儿科学会会员

Carol Redell，医学博士、美国儿科学会会员

Barbara Reid，医学博士、美国儿科学会会员

Robert Rothbaum，医学博士、美国儿科学会会员

Marcie Beth Schneider，医学博士、美国儿科学会会员

Scott Howard Sicherer，医学博士、美国儿科学会会员

Janet Silverstein，医学博士、美国儿科学会会员

Robert Squires，医学博士、美国儿科学会会员

Nicolas Stettler，医学博士、土木工程学硕士、美国儿科学会会员

Dan W.Thomas，医学博士、美国儿科学会会员

Susan Tully，医学博士、美国儿科学会会员

John Udall，医学博士、美国儿科学会会员

Robert Wood，医学博士、美国儿科学会会员

其他参与者

Debra L.Burrowes，医院管理硕士

整理者

Richard Trubo

中文版译者名单

主译

崔玉涛

参加翻译人员

崔玉涛　杨斯柳　田晓寅

致谢

给所有认识到儿童是我们现在最大的鼓舞和未来希望的人。

我们仅以此书献给那些教会了我们真正知识的孩子们和养育孩子的父母们。

迪茨博士感谢他的妻子南希，他的孩子乔纳森、萨拉以及他们的配偶劳伦和柯克，他的孙子孙女杰克、卢克、范和希尔，他们的经历促成了这本书。

斯特恩博士感谢她的患者和她的继女蒂娜，让她完成写作事业。

到今年为止，我从事儿科临床工作已经 33 年，坚持医学科普也已 20 年了，在这么多年的临床工作和科普宣教中能深刻地体会到家长对儿童养育和疾病的认识，越来越深入、越来越广泛。现今的家长有太多的途径接触到国外各种养育方式和观点。这些观点到底是国外主流学派，还是个别人的观点？是大众宣传，还是商家广告？众多信息充实或干扰着儿童养育，实在令家长无从选择。

过去孩子来看病，基本上都是《儿科学》专著上包含的疾病，而现在医生们日常门诊遇到的越来越多的是养育相关的问题，在《儿科学》上很难找到。困扰家长的很多都是健康与疾病之间的"小问题"和"轻病症"，这些"小问题""轻病症"涉及面非常广。大多数情况下，这些非疾病性问题也会使家长焦虑，不及时弄清和解决就可能会干扰到正常儿童养育。

所以常规医院的疾病门诊越来越难以满足家长们形式多样的需求。如何让家长全面了解育儿、面对育儿问题、解决育儿困惑，成了现代儿科医生关注的课题。我们在努力开展育儿教育、研发育儿课程、编写育儿书籍的同时，应该同时借鉴国外先进、权威团体的经验，这也就是近些年我和我的团队"育学园"努力翻译一些国外养育书籍的意义所在，即此次翻译美国儿科学会书籍的初衷。

另外，我们与家长一起不断了解、探索儿童的健康世界，应该不仅仅是身体健康，更应包括心理健康。医学不仅是一门单纯的科学，更是一门综合艺术。用"科学 + 艺术"的医学思维，依据儿童生长发育特点，探求获取儿童身心健康的方法，是我们一直努力的方向。

到目前为止，美国儿科学会已经是一个拥有超过 67000 名会员的非营利性组织，这个组织成立于 1930 年，虽然最初是由 35 名儿科医生发起，但到目前，其成员的研究方向已经远不止于儿童和青少年的躯体疾病，而是致力于 0~18 岁儿童和青少年的身体、心理健康，提升其社会适应性和生活幸福指数。

此次我们育学园团队翻译了美国儿科学会组织编写的"What Every Parent Needs to Know"系列中关于营养、睡眠、如厕的三个分册,为什么独独选择这三方面的内容呢?

在我的新浪个人微博、育学园微信公众号、育学园 App 中,经常会看到父母的一些留言:

关于营养——

"我的孩子 8 个月了,在吃辅食的时候,特别喜欢用手抓,边吃边玩,吃得到处都是,经常是他一边吃家里老人一边擦,后来索性就直接喂着吃了。""孩子上幼儿园的时候自己吃饭吃得挺好的,一回家来就不好好吃饭,要不然就非让喂,不喂不吃。""孩子一到吃饭时间就各种挑剔、磨蹭,家长'戏精上身',演节目加追着喂,一顿饭能吃一个小时。"……

上述留言大都反映了相似的问题,那就是孩子的饮食习惯如何培养,生活习惯如何养成。首先,我先问一下家长们,你们自己的饮食和生活习惯好吗? 家长是孩子的榜样。家长在与孩子交流,特别是引导、纠正孩子生活习惯时,自己是否起到了榜样的作用? 是否做到以身作则? 是否做到身先士卒?

营养仅仅是提供孩子生长的基础吗? 摄食过程既是为了摄取营养素,也应该是促进孩子正常发育的过程。吃饱到吃好,代表孩子进食后达到的不同状态。愉快积极的进食过程,并不仅仅代表孩子获取了家长提供的预期食物数量,还代表孩子愉快、积极、主动接受食物的过程。

良好的食物 = 均衡营养的食物 + 良好的进食环境和方式。

根据孩子身心现状如何挑选食物、如何烹饪是家长必修之课;如何在喂养孩子过程中,引导孩子学会咀嚼、引导孩子自行进食是家长的责任;远离全家齐上阵"欢歌载舞",手机、pad 和电视相伴,玩具 + 恐吓并存的进食状态是家长的任务。养育身心健康的儿童需要从进食开始。

关于睡眠——

我通常会听到这样的声音:

"自从我家孩子出生之后,我就没有上过大床睡觉。"一位新手爸爸苦恼地说。

在中国我们的建议是，3 岁之内的婴幼儿从出生开始就要跟家长同屋不同床，3 岁之后可以考虑分屋睡觉。因为孩子从小在自己的小床上睡觉，他会养成相对比较安静的习惯，也比大床更少受到来自大人的干扰；另外，大床会让孩子觉得没有安全感，他会翻滚，翻不好就掉床下去了；再者，夫妻生完孩子之后分床睡，对夫妻感情的培养也是不利的，我们常说，夫妻关系大于亲子关系。良好的夫妻关系是孩子心理健康的基石。

此外，在《美国儿科学会睡眠手册》一书中，我们特别总结了中国家长最关心的 6 大睡眠问题，包括入睡困难、奶睡、频繁夜醒、抱睡、分床与分房睡、盖多盖少，并都给予了详细解答。

关于如厕——

"我家孩子穿着纸尿裤的时候习惯站着排便，现在脱了纸尿裤之后坐着就排不出来，该怎么办？""我家孩子都 3 岁了，还是不会自己上厕所，可急死了。""我家双胞胎，早早地给他们买好了小尿盆，也告诉他们了这是干吗用的，可是他们还是认为这是玩具。"……

在如厕这件事情上，我看到家长们都在很努力地帮助孩子，但是都忽略了一件事情，那就是排便是孩子自己的事情，家长不应该过分地干预。我们倡导的是让孩子在看和练中学习排便。首先给孩子买一个专用的小便盆，不要买那种很花哨的，也不要有音乐的，就是很简单的那种，否则会分散孩子的注意力。把小便盆放到卫生间里去，要告诉孩子这就是他排尿排便时使用的，不要一开始就让孩子误以为是一个普通的玩具。然后大人上卫生间的时候，可以让孩子在旁边。建议男孩跟着爸爸，女孩跟着妈妈。孩子模仿是天性，多看几次孩子就知道"哦，原来便盆是这个作用"。这个年龄可以是 1 岁以后，孩子学会走路以后，孩子要不要跟着父母做不强制。家长们总是希望给孩子设定目标，今天要达到什么状态，明天要什么状态，这种计划性是非常不尊重孩子的。孩子感觉到在纸尿裤里排尿、排便是不舒服的年龄是不完全一样的，只有孩子自己认为不舒服了才能去改变。大人只要正确地引导，孩子就一定可以学会。

所以，营养、睡眠、如厕这三件事不仅是孩子生理发展中最重要的事件，也是会对孩子心理产生重大影响的事件，更与家长心态、孩子成长环境、文化背景息息相关。我们把这 3 书带到家长身边，就是希望家长了解，国外知名医疗团体的专家们如何看待孩子的营养、睡眠、如厕，与国内专家介绍的有哪些异同，不同点是理解范畴、文化的差异，还是社会环境的差异？如何学习和借鉴国外的养育理念，正是我们不断研究和实践的课题之一。

《美国儿科学会营养百科》汇总了美国儿科学会关于营养、喂养和饮食行为的科学建议。给孩子提供健康的饮食，保持积极的生活方式，这是每位父母都应该知道的营养学知识。《美国儿科学会睡眠手册》在美国的家长中非常受欢迎，这本书用通俗易懂的语言讲解了睡眠的基础和可能遭遇的睡眠问题，为孩子的具体睡眠问题提供对应的解决方法，帮助孩子建立好的睡眠习惯，让父母们更加理解孩子。《美国儿科学会如厕训练手册》认为如厕训练是孩子走向独立的第一步，父母应该用积极的心态面对孩子如厕过程中出现的各种问题。如厕训练让孩子学到的不仅仅是一种技能，更重要的是让孩子体会到实现目标的快乐，从而锻炼积极迎接挑战、获得成功的能力。

在完全尊重和翻译原著内容的基础上，我同时还将其中因为文化和习惯差异导致的中西方育儿理念和方式的不同进行了适当的解读，以期给中国父母贴切可行的建议，希望能对父母们有所帮助。

需要特别说明的是，随着科学的发展和社会的日新月异，现在看来是主流的观点，未来可能被更新。医学科学和很多社会学科共同组成了儿童养育的基础科学，家长及儿童相关工作者组成了养育大军，这样才能养育出一代一代健康的儿童。理论加实践，才能真正促进养育的进步。本次翻译的这几本书仅仅代表成书时美国儿科学会及相关专家所认可的观点，当然，也受我们翻译能力所限，书中难免存在疏漏之处，非常欢迎读者指正，在帮助我们共同进步的同时，在中国形成良好的养育环境。

再次感谢读者们的信任和支持，也希望孩子们健康成长，拥有更美好的未来。

北京崔玉涛育学园儿科诊所院长
北京崔玉涛儿童健康管理中心董事长兼首席健康官

序

美国儿科学会 (American Academy of Pediatrics, AAP) 欢迎您选择我们这本畅销育儿书的第二版《美国儿科学会营养百科》。良好的饮食习惯给孩子一个健康的开始,这可以促进他的终身健康。接下来的内容讨论了这样做的原因和方法。除此之外,这本书将帮助父母评估如何选择食物、防止食物间的冲突,以及确定和避免外部影响。

专门从事营养研究的儿科医生已经全面地审查了这本书。在我们编辑的组织下,本书的内容是在作者和众多审稿人的参与下编写的。由于医学信息在不断变化,所以我们尽最大的努力确保本书包含最新的研究成果。读者可能想访问美国儿科学会专为家长开设的网站,即 HealthyChildren.org,以保证相关知识的不断更新。

美国儿科学会希望这本书将成为父母的宝贵资源和参考指南。我们相信,家长和育儿人员会发现这本书非常有价值。我们鼓励读者将此书与儿科医生的建议一起参考使用,因为儿科医生会为孩子们的健康提供个性化的指导和帮助。

美国儿科学会是一个由 6 万名初级保健儿科医生、儿科专科医生和儿童外科专科医生组成的组织,致力于维护婴幼儿、儿童、青少年和年轻人的健康、安全和幸福。美国儿科学会一直在致力于为父母和养育者提供高质量的有关儿童健康问题的教育指导,《美国儿科学会营养百科(原著第 2 版)》一书正是指导内容中的一部分。

埃罗尔·R. 奥尔登 (Errol R. Alden)
医学博士,美国儿科学会会员
美国儿科学会执行董事/首席执行官

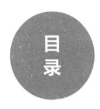

第 2 章　辅食添加（6 个月~1 岁）　-　034

美国儿科学会建议纯母乳喂养至少 4 个月，但更推荐 6 个月，再逐步引入辅食。给孩子的第一口辅食通常是半液体状的大米米粉。

第 3 章　幼儿期营养（1~3 岁）　　–　　053

幼儿对他们已经知道的东西会感到更舒服，包括食物。孩子更愿意保持简单的食谱而不轻易尝试新食物。

第4章 学龄期儿童营养（3~10岁） － 073

父母的责任是提供食物，孩子来决定是否吃它；贿赂或命令并不管用；让就餐时间成为孩子希望加入的愉快的家庭互动时间；就餐时间应被限制在合理范围。

第5章 青少年时期的营养（11~18岁）　－　093

青春期是身体和情感快速成长的时期，同时，关于饮食，孩子们会有自己的想法，也会听取更多其他人的意见，而不是父母。

第6章　我的孩子超重吗　－　120

超重除了会造成健康问题，同样也会产生心理和社会问题，特别是如果他们的超重延续到了成年。

第7章　生长发育监测　－　148

你和儿科医生之所以要跟踪孩子的身高和体重变化，因为比起任何一次单一的测量结果，身高和体重在一段时间内出现的原因不明的重大变化或者在应该改变的范围内没有改变更为重要。

第8章　健康的餐盘计划　－　165

膳食指导仅仅是指导而已，不是处方，没有必要每天都那么精确地吃到各种食物。当然，各种食物可以在1~2周的时间内平均分配，以保证各种营养素和热量的健康摄入。

第9章 反流、恶心、呕吐、腹泻和便秘 – 188

人们认为便秘意味着没有每天按时排便。多数家长认为他们的孩子如果没有每天排便的话就会生病。其实不然。有些儿童（还有成人）一天排便数次，而有些人要间隔2~3天或更长时间才排便一次，但大便的性状是正常的。只有当大便干燥、排便费力或引起疼痛时才是便秘。

第10章 进食障碍 – 209

进食障碍，会通过一些持续的行为模式表达出来，这些行为与心理因素有关，会导致严重的健康问题甚至威胁生命。

第11章　如何应对外界对孩子饮食的影响　-　219

对于小孩子，要避免使用食物当作奖励或惩罚的方法，贿赂或威胁并不起效。威胁会强化引诱孩子的东西，如冰激凌或电视。被强迫进食的孩子可能会比可以自主选择吃什么或吃多少的孩子吃得还少。

第12章　怎么能降低疾病的遗传性风险　-　233

在生命早期养成健康饮食习惯，能降低以后致命性疾病的风险。

第13章 食物安全 － 245

那些照顾孩子的人需要知道如何预防食源性疫病。对孩子们来说，洗手、清洁、精心准备和储存食物的正确示范永远不会太早。

第14章 食品添加剂 － 257

美国食品和药品监督管理局认为，安全的化学品可能会被添加到食品和其他产品中，但只是在必要的最低水平。当然，在家庭饮食中，新鲜的水果、蔬菜和未加工的食物越多，你需要应付的添加剂就越少。

第15章 替代饮食和营养补充剂 － 263

不管你或你的孩子选择什么样的饮食，如果你遵循多样性、适度性和均衡性的基本规则，就不会出错。

第 16 章　我的宝宝是过敏吗　－　277

如果有过敏家族史，那么孩子患过敏的风险要比普通人群偏高。但是，纯母乳喂养 4~6 个月是可以延迟或预防一些过敏的发生的。

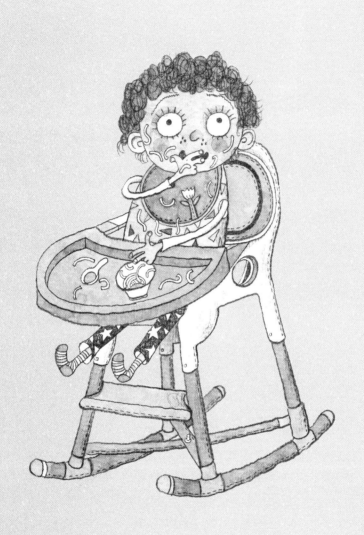

译者对儿童营养
相关问题的解读

1. 开始添加辅食的时间

本书建议：

美国儿科学会建议纯母乳喂养至少 4 个月，但更推荐 6 个月，逐步引入辅食，同时继续母乳喂养直至孩子满 1 岁。超过 6 个月，孩子需要从辅食中获取营养（见本书第 35 页）。

译者解读

国内外对开始添加辅食的时间有一些比较小的差异，问题集中在 4~6 个月，过去的文献推荐的会稍微早一些。作为一个儿科医生，我认为添加辅食有一个窗口期，也就是 4~6 个月，在这期间，我们可以根据是纯母乳喂养还是混合喂养的情况来进行添加。现在国内外最新的指南是纯母乳喂养的孩子是从 6 个月开始加，但是对于混合喂养的孩子，不用特别强调一定是从 6 个月以后，可以让他提前开始尝一下辅食的味道，但是奶量还是要保证，无论是母乳喂养还是奶粉喂养，奶量一般是 600~800 毫升。如果我们非要去强调满 6 个月，有些家长会有误解，认为母乳很好，会延迟加辅食的时间，这样的病例我们见得也很多。他们认为既然推荐 6 个月以后，那是不是 9 个月也行啊，1 岁以后也行啊，反而会造成孩子错过辅食添加的窗口期。这样孩子会出现不愿意吃辅食，只愿意吃母乳，6 个月以后的孩子会出现相应的微量元素的缺乏，尤其是铁的缺乏。所以我们现在还是锁定 6 个月左右，不一定非强调满 6 个月的那一天，不用太纠结。加辅食不要减奶量，这个是很重要的。

2. 建议的母乳喂养持续时间

本书建议：

美国儿科学会建议纯母乳喂养至少 4 个月，但更推荐 6 个月，逐步引入辅食，同时继续母乳喂养直至孩子满 1 岁（见本书第 35 页）。

译者解读

不需要很机械地去执行这个时间。在合理的辅食添加的基础上，能好好吃饭、好好母乳喂养，持续多长时间都可以，2~3岁都没问题。但有很多孩子只认妈妈的奶头，不好好吃辅食，这种的该断奶就应该断。

3. 母乳喂养量的建议

本书建议：

对于幼儿（1~3岁），本书认为每天的奶量限制在 480~720 毫升（2~3 杯中等大小玻璃杯）是可以的（见本书第 65 页）。对 1 岁以内的喂养量没有明确的规定。

译者解读

1岁以内，一般建议每千克体重 150~200 毫升（所有液体量）。纯母乳喂养量不好把握，通常来说我们会跟家长讲，喂母乳一定是有效率的，孩子一直在吃吃咽、吃吃咽，这样的过程，一直持续20分钟，最晚半个小时，此时把他放下，如果不再吃奶能维持 2~3 个小时，就表示他肯定是吃饱了。如果停了半小时或 1 小时，又想吃，那就表明上一次没吃饱。所以效率很重要。这就要求宝宝和妈妈有一个磨合的过程。如果非要搞清楚这段到底吃了多少，也有办法。一个就是让妈妈尝试把奶全挤出来，通常来说，孩子真正吃进去的奶要比挤出来的奶量要多一些。比如你一次能挤出 600 毫升，那么孩子一次可能会吃 800 毫升。第二就是，奶前和奶后称孩子的体重，按照多 1 克就是 1 毫升的奶去算，也是可以的。

4. 母乳保存时间

本书建议：

在家里，密封的冷藏奶最好在 24 小时内使用。冷藏超过 96 小时的奶要全部丢掉。冰箱冰柜中的冷冻奶，可以存放至少 1 个月，而如果保持在 0℃以下的深度冷冻，可以放 3~6 个月。冻奶在冰箱里解冻后，必须在 24 小时内用掉，否则就扔掉（见本书第 21 页）。

译者解读

一般冷藏可以保存 96 小时，冷冻 3~6 个月。不同的版本可能会有点小误差，基本是一致的。

5. 关于婴儿的第一种辅食

本书建议：

传统上一般推荐大米米粉。因为认为孩子可以很好地耐受大米米粉，过敏的机会也比较低（见本书第 37 页）。

译者解读

首选高铁米粉，碳水化合物不容易产生食物不耐受。像蛋黄、肉泥，属于异种蛋白质，可能会造成孩子食物不耐受、过敏的问题。从市场上可以买到铁强化米粉，一个是好消化，再一个是可以补铁。因为 4~6 个月的孩子铁的储备就不够了。

6. 关于何时开始训练婴儿自主进食，以及顺应喂养的问题

本书建议：

在婴儿 7~9 个月的某个时间，婴儿学习将东西放在嘴里。如果有机会，他们会学习自主进食（见本书第 42 页）。

家长需要做的是，根据《美国居民膳食指南》（www.cnpp.usda.gov/DietaryGuidelines.htm）的原则选择健康的食物，并提供合适的分量，尊重孩子的接受能力（见本书第 56 页）。

一项研究显示，孩子要在平均尝试 10 次之后，才会接受新的食物（在那个

时候，已经不是新食物了）（见本书第 64 页）。

译者解读

国内很多都是老人带孩子，或者是父母工作紧张，都想短时间高效率地完成所有的事情，包括育儿。从儿童发展的角度，应该是顺应性喂养会更好。从 7~9 个月开始让孩子自主进食，我们看到很多家长觉得孩子不爱吃这个、不爱吃那个，就不给他做了，不做之后其实就是变相地使这个孩子养成了偏食的习惯。所以我们经常会说，我们需要一个"健康的餐盘计划"，谷物类、蔬菜类、水果类、蛋白质类，家长需要给孩子准备好，可能这次他只挑水果，或者下次只挑蛋白质，如果每天都是这样的饮食，孩子会找到自己的平衡。所以不要太多干预，孩子需要 2 周左右才能接受新的食物。

7. 孩子 2 岁以后需要将普通牛奶换成低脂或脱脂牛奶吗？

本书建议：

和其他家庭成员一样，2 岁以后，你可以将幼儿的奶换成低脂（2%、1%）或脱脂牛奶（见本书第 69 页）。

译者解读

在国内我们不建议替换为低脂或脱脂的牛奶，市售袋装的就可以。

8. 原著中写到 9~12 个月可以引入奶酪、酸奶，但是咱们国内是说 1 岁以后才能添加，有矛盾吗？

本书建议：

9~12 个月，引入混合软食，比如炖菜、通心粉加奶酪和意大利面；酸奶、奶酪；豆类（见本书第 46 页）。

译者解读

奶粉和牛奶在成分上没有什么不同，建议 1 岁以后添加牛奶，这主要是从产品的质量上来说的。在国内，奶粉的制作工艺会比液态奶更严格一些，因此会提倡牛奶晚一点添加。酸奶是在牛奶的基础上发酵，或者添加一部分益生菌，对于添加时间可以不需要这么严格的限制，早一点也是可以的。

9. 书中推荐了一些给孩子的健康零食，但都是国外的，中国人应该如何把握？

本书建议（见第 226 ~ 227 页）：

零食：厨房的储备清单

低脂酸奶	低脂布丁	新鲜的水果
1% 低脂牛奶或脱脂牛奶	高纤维的不含糖的麦片	低脂的干酪
坚果	水果干	低脂微波爆米花
年糕	低脂芝士	全谷物片
花生酱	全麦面包	百吉饼
皮塔饼	低脂的午餐肉、冷盘	低脂蛋黄酱或无脂肪酱
脆饼干	烘烤的土豆片	豆腐
可微波的、低脂的主菜（如玉米卷饼、墨西哥卷、配番茄和蔬菜酱的意大利面）	鹰嘴豆泥、豆酱、茄子酱	辣酱
低脂燕麦卷	配有低脂的事先包装好的蔬菜	

译者解读

要避免高油脂、高热量的零食，三餐保证的基础上可以适当地增加零食，只要是符合食品安全的零食都可以，但是要控制总量。3 岁以下容易出现呛咳、吸入，颗粒状的食物需要避免。

引 言

餐桌上的和平：培养健康饮食习惯的原因和方式

喂养孩子应该是一种共同的责任："父母要对吃什么负责，而孩子的责任是吃多少甚至是是否吃。"

——埃林·萨特，《如何让你的孩子吃……但别太多》一书的作者

我们最喜欢的动画片之一《布鲁斯宝宝》，作者是里克·柯克曼（Rick Kirkman）和杰里·斯科特（Jerry Scott）。一对年轻夫妇有两个孩子，一个学龄前儿童和一个婴儿。在一段视频中，学龄前儿童爬上母亲旁边的凳子问："你在煮什么？"

"鸡肉和米饭。"她的母亲回答。

孩子把脸皱成一团，故意摔倒在地板上，扭动着，大叫："太恶心了！"

在最后一个镜头里，她静静地躺在地板上，问道："那是什么味道？"

我们希望这本书能帮助你在面对诸如此类的情况时保持冷静和做到有效处理。

用餐：放松和享受的时间

养育意味着照顾和喂养。在养育孩子的过程中，我们经常让食物成为衡量我们工作是否做好的指标。结果，食物变成了衡量孩子对我们爱和服从程度的标准，而非转化为能量和营养的来源。食物被情绪化，吃饭时间可能成为焦虑和紧张的来源，而不是放松、互动和享受的机会。

我们给孩子们提供的食物和他们吃的东西与其健康和成长有很大关系。但是，他们是否真的吃我们所提供的食物，并不主要取决于我们在他们面前摆放怎样的东西。他们自己的口味和喜好，他们的心情，以及——最重要的——他们从周围的人身上学到的东西决定了他们吃什么和吃多少。

本引言的标题包括"餐桌上的和平"。和平最好由明智的管理者维护，他们知道何时应该干预，什么时候应该阻止，而不是由"警察"维护。如果你变成了"食物警察"，我们的经验是你可能挑起冲突，使情况变得更糟。作为父母和照养者，你有责

任为孩子提供各种健康的食物。而孩子自己决定他们要吃什么和吃多少。

提供健康的食物，然后站到一边

如果孩子挑食或拒绝一两顿饭，他们不会生病或影响健康，但父母有时会表现得好像这样的孩子会"枯萎"而死一样。父母的恐惧和让步导致孩子只会吃牛奶、通心粉、白面包和土豆等白色食物；孩子除了喝奶以外拒绝一切食物；或者家长们用尽全力来准备每顿饭，而他们的孩子并不领情。所有这些情况最终都会解决，所有这些都是可以预防的。对于婴幼儿，你的工作就是提供有益健康的食物选择，然后退到一边。

一位病人的母亲洛伊丝给斯特恩医生讲了下面的故事：洛伊丝的姐姐和姐夫在一个长假周末离开了，留下他们8岁的女儿克里斯蒂娜和洛伊丝在一起。当他们离开时，他们留下了一张长长的单子，上面写着克里斯蒂娜会吃什么，不会吃什么。洛伊丝接受了这份清单，并祝姐姐和姐夫玩得开心。

那天晚餐时，克里斯蒂娜问道："我们要吃什么？"

当洛伊丝告诉她时，她皱起了脸说："我不喜欢吃那个。"

"哎呀，对不起，" 洛伊丝说，"如果你不想吃的话，你就不用吃了。"

克里斯蒂娜把主菜放在盘子里，虽然她在旁边的盘子里挑了一点，但还是噘着嘴。洛伊丝并没在意，吃完后就直接把克里斯蒂娜的盘子拿走了。克里斯蒂娜大概睡觉的时候就有点饿了。第二天早晨，可能因为她饿了，她不再抱怨，而是津津有味地吃着早餐，整个周末也都吃得很好。当然，可以肯定的是，当她的父母回来的时候，她肯定又会变得挑食起来。

凯莉，是迪茨博士的同事，她发现每次做了4岁儿子不喜欢的东西，她都要单独给他再做一份。她向自己保证绝对不会这样对待下一个孩子。因此，当3岁的科琳皱着鼻子看着家里其他人正在吃的鱼时，凯莉说："你不必吃鱼。我会把它放在冰箱里，如果你愿意的话，你可以晚点再吃。"

当要睡觉时，科琳说："我想我最好吃了那条鱼，否则我会饿的。"

这种战术行之有效。

情绪使营养变得复杂

年幼孩子的父母主要担心他们的孩子是否吃了足够正确的食物。然而，在年龄较大的儿童和青少年中，最严重的营养问题通常是肥胖和饮食失调，如厌食症和贪食症。早期的经历，和家人关于食物的互动、同龄人的影响、媒体的影响，以及减少孩子与家人一起吃饭时间的生活方式都可能导致这些疾病。此外，当忧心忡忡的父母试图讨论食物和体重问题时，专注于体重和身体形象的青少年可能会极其厌恶。每一个儿科医生都有过这样的经验，那就是当体检中出现体重问题时，意外地看到青少年流出了眼泪。在这些家庭里，每个人都会感到很心烦：父母，因为他们所做的一切似乎都使事情变得更糟；青少年，因为他们希望得到父母的帮助，但是只能以他们自己的方式。

这种情况与年幼儿童的饮食问题没有太大区别。食物中的营养成分只是其中的一部分。情绪、行为和心理问题同样重要。

营养：一个长期的问题

在本书中，我们强调健康的食物选择，但我们并不强调严格的脂肪和热量计算。营养是一个长期的问题，一天或一周的时间并不能改善健康或破坏健康。相反，关于怎样给孩子提供健康的饮食和保持健康的生活方式、怎样允许有个人的风格和喜好，怎样没有压力和内疚地、愉快地一起用餐等方面，我们希望你可以有自己的观点。

本书不仅反映了作者和编辑的经验和意见，也包含了由很多专家审核的信息。虽然我们在书中收录了一些个人的趣闻轶事，但这本书代表了美国儿科学会6万名儿科医生的共识。其成员包括儿科医生、儿科医学专家和小儿外科专家。

《美国儿科学会营养百科》一书，在孩子们生活的各个方面都是有用的，并帮助解决可能出现的特殊问题。因为我们知道大家在阅读时可能不是从前往后按顺序读的，因此有些章节部分可能是重复的。这样的叙述是特意安排的。我们要确保父母、祖父母或其他照顾者在向我们咨询时，不会遗漏掉书中其他部分的重要内容。

和平，并祝你好胃口！

威廉·H. 迪茨
医学博士、哲学博士、美国儿科学会会员

洛兰·斯特恩
医学博士、美国儿科学会会员

第1章

对新生儿来说，
什么是最好的

母乳喂养是给孩子提供营养的最
佳方式；也是促进宝宝和母亲健康的
最佳方式；同时更经济，更方便。

和许多的新手父母一样，你也许很着急地去做"正确的事情"。我们强调，现在你开始的是人生中最伟大也最有回报的旅程——为人父母。通常来说，为人父母并没有正确或者错误的方式；相反，你需要决定的是，什么对你和你的宝宝是最佳的。享受了解新生儿的过程，相信你的感觉，你知道什么对你来说是对的。

共同关心的问题——如何喂养新生儿

当劳拉和吉姆·霍金斯将宝宝埃米莉从医院带回家的时候，他们感到了巨大的喜悦，但也相当地不知所措。"最终有了这个孩子，我们当然非常高兴，"劳拉回忆道，"但是我们都不知道如何去护理婴儿。我决定要母乳喂养，我猜测本能会告诉我如何去做。但很快就面对现实了！"医院的护士帮助劳拉开始了母乳喂养，演示基本的护理过程，如换尿布和给孩子洗澡。两天后他们一家回到了自己的家里。劳拉描述："有好几周，我们几乎每天都打电话给儿科医生咨询问题。"

很多问题和埃米莉的喂养相关，这并不奇怪。

该多长时间喂她一次？
我如何判断她是否喝了足够多的奶？
我该不该给她添加配方奶以防万一呢？
她是否需要补充额外的铁和维生素？
需要加水吗？
她的便便又多又黄是拉肚子了么？
我感冒严重，还能母乳喂养吗？
如果我好几天都不能喂奶，我该怎么做呢？

很多新手父母都有相似的问题。实际上，父母咨询儿科医生的问题，很多都是如何以及用什么去喂养孩子，在孩子的早期照料中，这方面的问题要比其他任何方面都要多。尽管本书致力于回到最常被养育者问及的问题，但是要记住，**没有两个孩子是一模一样的。对你自己孩子适合的，未必适合你姐妹的孩子或者邻居的孩子。儿科医生是你最佳的咨询对象，他们会告诉你对你的孩子来说什么是最好的。**不要犹豫，有任何问题时，去和儿科医生讨论。

母乳喂养是最佳的喂养方式

在孩子出生之前，你就需要决定如何喂养他。你会喂养母乳还是配方奶？美国儿科学会、美国饮食协会，以及其他关注新生儿、婴儿及儿童健康和营养的组织，**建议纯母乳喂养至少 4 个月，6 个月更好**（这一时间差不多为宝宝开始添加辅食的时间），**继续母乳喂养直至宝宝 12 个月，或者只要宝宝和妈妈愿意，就可以继续母乳喂养。**

　　美国儿科学会赞成：母乳喂养是给孩子提供营养的最佳方式；也是促进宝宝和母亲健康的最佳方式；同时更经济，更方便。

　　美国的母乳喂养指南推荐保险公司承担保障母乳喂养所必需的设施和服务资金。他们强调了提供工作场所设施的重要性，这样母亲们能够泵奶和储存母乳。

　　尽管母乳喂养是个自然的功能，但大多数女性仍然需要一些帮助来开始这一过程。比如，产前课程就常常包括母乳喂养指导。一些医生办公室和大多数妇产中心都有母乳喂养咨询（经过特别训练的护士，或者其他健康工作人员），他们会教授基本的母乳喂养知识。妇产中心的护士和医生同样也会帮助新手妈妈。

　　在理想的情况下，孕妇应该在医院分娩，医院的工作人员可以指导母乳喂养。不幸的是，目前的趋势是分娩后在医院待 24~48 小时，因此在回家前常常得不到足够的时间确保所有事情顺利进行。如果在你离开医院后发现问题，不要在刚出现问题的时候就换成奶瓶喂养。建议首先寻求儿科医生或母乳喂养师的帮助。许多母乳喂养师可以提供家庭访问。别忘了有时亲戚和朋友也可能提供帮助。

母乳喂养的优点

　　儿科医生和营养专家都认为，母乳是新生儿和幼儿的理想食物。它花费少，对母亲有情感和身体方面的益处。母乳被称为理想食物的原因如下。

　　1. 在最初的 6 个月，母乳满足了孩子所有的营养需求，简直是量身定做的。孩子的需求在变化，母乳的成分也在变化。比如在最初的几天，乳房分泌初乳，初乳富含抗体，以帮助宝宝抵抗感染。同时，它还含有一些成分帮助孩子的消化系统正常工作。

　　2. 对孩子来说，母乳比奶粉更好消化。

　　3. 研究显示，和奶粉喂养的孩子相比，母乳喂养的孩子很少出现过敏、胃肠道不适、耳部感染，以及其他常见儿童疾病。如果有哮喘、湿疹、枯草热，或者其他过敏的家族史，母乳喂养对于减少孩子日后的过敏发病率尤为重要。母乳喂养时间越长，效果越好。

　　4. 母乳喂养的好处可延续到婴儿期之后。研究显示，母乳喂养的孩子患糖尿病、肥胖，以及其他一些慢性病的概率更低。所以说，母乳喂养带来的益处倾向于持续到成年时期。

5. 母乳喂养更加经济，也比奶粉喂养更加方便。

6. 因为母亲所吃食物的味道会出现在母乳中，因此母乳喂养的孩子后期更容易接受新引入的食物。

7. 宝宝的吸吮促进催产素的释放。催产素是一种垂体激素，除了促进母乳分泌，也可让子宫收缩，以更快地恢复到妊娠前的大小。

8. 进行母乳喂养的女性后期在某些类型的乳腺癌症和卵巢癌症、心脏疾病、糖尿病、髋关节骨折方面的发病率更低。

有多少女性进行母乳喂养（美国的数据）？

近期的一项调查显示，80%~90% 的怀孕女性希望母乳喂养。2005 ~ 2006 年大约为 77%，这一数字是从 1993 ~ 1994 年的 60% 上升而来的。与 20 世纪 70 年代的 26.5% 相比，母乳喂养率则是有了极大的提升。

早吸吮，早开奶

任何哺乳动物的后代在出生后不久，都有寻找乳头、开始吸吮的本能。与之相似的是，在健康的情况下，大多数人类的宝宝在出生后很快就会清醒，并且着急吸吮。产房里就开始母乳喂养的妈妈们将此形容为一种内心深处的愉悦和满足。**母乳喂养开始得越早，对于母亲和宝宝来说越容易。** 然而，如果首次尝试被推迟，之后母乳喂养仍可以成功地开始。嗅觉的联系（通过它，宝宝学习如何识别自己妈妈的味道）在母亲抱着宝宝时产生，即使孩子没有吸吮。分娩后很快开始母乳喂养的母亲，与那些没有这样做的母亲相比，可以更快产奶。

首次母乳喂养宝宝时，你会发现宝宝是如何找到你的乳头并喝到母乳的。一种方法是肌肤接触，即让孩子的皮肤直接接触你的皮肤，可将孩子放在你的腹部或者胸口。你会发现敞开或者脱掉你的睡袍很有用，这样在你和宝宝之间没有额外的阻挡。当宝宝面朝你的时候，你会注意到他开始边朝着你的乳头移动身体边开始吸吮。一旦碰到乳头，母乳喂养就开始了。有时孩子需要一点时间找到乳头，不要担心。

安静舒适的环境

许多母亲认为她们应该可以处理好所有事情，给孩子母乳喂养也是可以立即发自本能地进行。斯特恩（Stem）医生回想起一件事情，她被婴儿室的护士呼叫，有一个新生儿血糖下降，护士希望给孩子进行额外的奶瓶加喂。当斯特恩医生到达时，屋子里都是兴高采烈看着新生儿的亲属。但是那位新妈妈却精疲力尽，她因为分娩已经整晚没有休息了，并且在上午刚刚分娩完。她没有休息，没有时间放松，也没有给孩子进行合适的母乳喂养。儿科医生礼貌地请孩子的亲戚们离开，第2天再来。妈妈和孩子一处于安静的房间（母亲也吃了点零食），她终于可以顺利地母乳喂养了。孩子的血糖问题自然也就不存在了。

在某些时候，你会需要一些帮助，以将孩子放在舒适的位置，让他进行合适的含接。为了完成母乳喂养，将孩子侧卧在你前方，你们两个人肚子贴肚子，将宝宝的头向上朝向你的乳房，直到他的鼻子和你的乳头在同一水平。用一只胳膊抱住孩子，另一只手支撑住乳房。用乳头轻轻触碰宝宝的嘴唇，来刺激宝宝的觅食反射。将乳房朝向宝宝口腔的上部（图1-1）。你可以试着挤出几滴奶，然后用乳头拨弄宝宝的下嘴唇，这会进一步激发宝宝吃奶的欲望，并且会让他的嘴张得更大。当孩子的嘴完全张开时，快速将孩子抱到乳房边，让他的嘴唇包裹住乳晕，乳头被嘴深深含住（图1-2）。当宝宝准备好时，让他调整自己的嘴唇，使其在乳晕周围的位置，以深深含住乳头。确保宝宝的脸是直接正对乳房，而不是和你的乳头成一个角度。宝宝的胸腹部同样也是直接正对你的胸腹部。他的颈部是直的，而不是弯的。

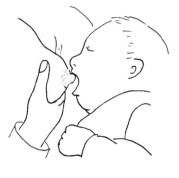

图 1-1

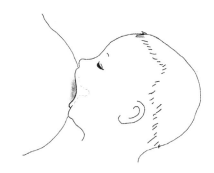

图 1-2

母乳痛性痉挛（也被称为产后痛）

分娩后的一段日子里，许多女性在每次喂养开始的时候都会有腹部绞痛。这是因为母乳喂养刺激了激素的分泌，而这种激素能促进子宫恢复到原来的大小。为了减轻这种母乳痛性痉挛，你可以在每次喂养开始前排空膀胱（充盈的膀胱会让疼痛更明显）。同样为了缓解疼痛，不要平卧，而是竖直坐起，双腿叠坐在前面，这个姿势可以让子宫向前，减轻压力。你也可以选择使用止痛的处方药。

正确的含接

将乳头放置在宝宝的口腔深部，使其接触到宝宝的口腔顶部，这样做，宝宝可以挤压乳头周围黑色的乳晕（图1-3）。

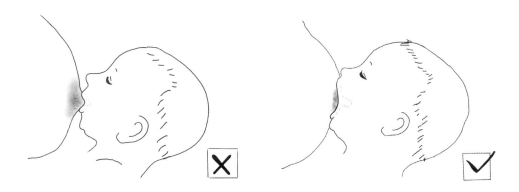

图 1-3　正确含乳
宝宝的鼻子刚好碰到乳房，张大嘴，下嘴唇向下翻，乳头和大部分乳晕都要含在嘴里

如果宝宝含接的仅仅是乳头，乳汁可能会从嘴边流出。另外，还会让乳头疼痛皲裂，导致哺乳时极度疼痛。你很快就会判断孩子含接得是否正确：在开始的时候，检查乳头和大部分的乳晕是否在宝宝的嘴里；她的鼻子和下巴应该刚好触碰到乳房，嘴唇看上去是张大嘴的样子；下颌应该上下移动，每吸吮数次后有吞咽动作。如果你持续疼痛，需要让孩子离开乳房并且重新放置。如果你的乳房较大，孩子的鼻子埋在其中，可将孩子的屁股和腿贴近你的上腹部，在孩子吃奶的时候，将乳房从底部抬起来一些，以便让孩子从鼻子两边呼吸。

当孩子停止吃奶，轻轻地用一根手指塞入孩子的嘴角来停止其吸吮。这会使一些空气进去，以让孩子松口。为了防止乳头的损伤，不要在孩子仍然吸吮并且紧紧贴着你的时候将孩子抱离乳房。

找到正确的哺乳姿势

几乎所有的哺乳的母亲都将母乳喂养描述为极度愉悦的经历，但是为了达到这个效果，你需要找到对你和宝宝来说都舒服的姿势。在不同的时间尝试以下姿势，直到你发现最佳的方式。

躺喂

宝宝躺在你的一侧，你和宝宝面对面。将宝宝抱向你的乳房，让他含接。在你的头后放置一个枕头，背后再放另一个，这样你可以舒服一些。两腿之间放置一个枕头也很舒服。对于剖宫产的女性，这常常是最舒服的姿势（图1-4）。这个姿势也很适合夜间喂养。在喂养后，将宝宝放回他的婴儿床，这是宝宝睡觉最安全的地方。将婴儿床尽可能地靠近你的床，这会使得夜间的母乳喂养更容易一些。

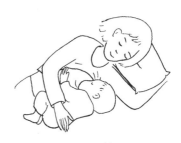

图 1-4 躺喂
最适合夜间哺喂的姿势

摇篮式

坐在舒服的椅子里，或者坐在床上；让你的后背靠着枕头，并且在哺乳侧的手臂下方以及大腿上放置枕头，以支撑宝宝。将孩子侧放，肚子贴近你，他的头在你的臂弯里，脸贴着你的乳房，他的背部靠在你的前臂上，一只手支撑住孩子的臀部（图1-5）。这样做，宝宝应该可以顺利含接，而不需要转头。如果是小婴儿或者吸吮反射很弱，试着用你的另一只手来支撑孩子的背部，而不是把孩子放在你的臂弯里，有时这被称为改良摇篮式或者过渡式。

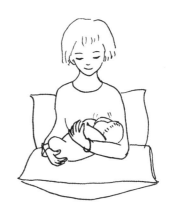

图 1-5 摇篮式
婴儿的头在妈妈臂弯里，背部靠在妈妈前臂上，一只手托住婴儿臀部。如果是小婴儿或吸吮反射很弱，可直接用另一只手支撑孩子背部

橄榄球式

妈妈坐在舒服的椅子里，宽敞的摇椅是最理想的，大腿上放置枕头，抬高孩子到乳房的水平。孩子的腿放在你的腋窝下方，头靠在你的手里（图1-6）。如果你的手臂累了，可以用枕头或者你的大腿进行支撑，此时屈起膝盖，将脚踏在凳子或者矮桌子上。

如果你的乳房较大或者乳头扁平，或者剖宫产，那么这个姿势尤其好用。

母乳喂养的孩子在学校表现更好

关于母乳喂养和智力的关系，儿童发育的一些研究

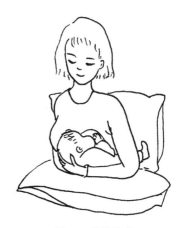

图 1-6 橄榄球式

显示出有趣的结果。和配方奶喂养的孩子相比，母乳喂养的孩子在学校的标准化考试中普遍有一点优势。这一优势在整个儿童早期都存在。母乳喂养的孩子更有可能完成高中教育，这与他们的家庭收入、教育程度、生活标准无关。因此，**母乳喂养的孩子不仅更健康，在学校的表现也更好。**

母乳的营养因素、母乳可以降低疾病的发生率，以及它的心理影响都可能帮助解释母乳喂养的孩子在学校表现更好的原因。

母乳喂养的孩子需要补充何种维生素

母乳提供了足够量的维生素，除了维生素 D。维生素 D 可以帮助钙质吸收，是骨骼和牙齿健康生长所必需的。尽管母乳含有少量的维生素 D，但是并不足以预防佝偻病（骨的软化）。儿科医生会为母乳喂养的孩子开出维生素 D 补充剂。**美国儿科学会建议所有母乳喂养的孩子都需要接受每日 400 国际单位（400IU）维生素 D 滴剂**，从出生后数天开始，一直到他们摄取强化维生素 D 的配方奶（500 毫升左右）。大多数售卖的配方奶都强化了维生素 D 以及其他维生素，来保证宝宝必需营养素的足够摄入。

如果母亲是素食者，不接受任何动物来源的食物，应该和儿科医生就宝宝的维生素需求进行交流。素食饮食缺乏维生素 D 和维生素 B_{12}。宝宝的饮食中缺乏维生素 B_{12} 会导致贫血和神经系统异常。

多年以来，一些医生告诉家长，在高度过敏的家庭中，如果母亲食用了某些食物，比如牛奶或者奶酪、鸡蛋中的蛋清、海鲜、坚果，那么宝宝可能会出现过敏反应。然而，美国儿科学会目前的结论是，没有证据显示哺乳母亲的饮食控制能在预防孩子湿疹、食物过敏或哮喘等过敏性疾病中起到重要的作用。在罕见的情况下，比如特定的代谢性疾病，宝宝可能无法耐受人乳，需要特殊的配方奶。如果身体异常使得孩子无法正常吸吮，比如腭裂，那么母亲可能无法直接哺喂而需要特殊的奶瓶。对于任何需要辅助喂养的孩子，母亲应该记住她们泵出的母乳永远是第一选择，请不要轻易放弃母乳。

纯母乳真的足够吗

是的，在 4~6 个月内，只给母乳就足够了。儿科医生现在认为，在 4~6 个月之前，不应该给予其他食物。当然，许多善意的祖父母、阿姨和其他在 20 世纪 60 年代及 20 世纪 70 年代养育孩子的人，建议更早地添加其他食物。

当格拉迪斯·埃文斯在 1970 年成为母亲的时候，她的妇产科医生并不鼓励她母乳喂养，她的儿科医生尊重她使用奶粉的决定。她的宝宝萨莉，在 8 周大的检查中，健康活跃，从出生至今，她增加了 1.36 千克。在这个时间点，她的儿科医生建议给萨莉添加用配方奶稀释的米粉，在一周后逐渐过渡到果泥，随后几周再到菜泥。

"最开始，萨莉几乎把所有的米粉都吐了，"格拉迪斯回忆道，"但是我试着把食物送到她的舌头深部，她不得不吞下。在此之后，喂养就没有问题了。"

现在格拉迪斯是一位祖母，可以理解她对萨莉喂养孩子的方式感到担忧。"他都几乎 5 个月大了，仍然只吃母乳，不吃其他东西，"格拉迪斯解释道，"这真的够了么？"

如同格拉迪斯的例子所示，婴儿喂养的观念在过去几十年中一直在变化着。儿科医生和营养专家现在知道，在生后最初的几个月，给予母乳以外的食物是不利的，原因如下。

1. 在宝宝满 4 个月以前，他们的消化系统并不能很好地分解淀粉和其他食物成分。

2. 不成熟的消化系统可能导致整蛋白的吸收，而这可能成为导致过敏反应的基础，尤其是如果有家族过敏史的孩子。到 4 个月大的时候，消化系统可以将蛋白质分解为氨基酸，从而减少了过敏。

3. 当勺子碰到孩子舌头的时候，它会引起一个自发反射，舌头射出来，避免吞咽。这个反射叫做作呕反射，3~4 个月的时候消失。

母乳可以为一个健康的孩子提供最初 6 个月所需的所有营养。母乳喂养同样对母亲有利。

配方奶喂养

母乳喂养有诸多优势，但是在一些情况下无法进行母乳喂养（比如，当孩子患有典型的半乳糖血症，又被称为 GALT 缺乏，这是一种罕见的、天生无法消化奶中的乳糖的疾病）。如果母亲 HIV（人体免疫缺陷病毒）阳性或者有严重的疾病，比如乙肝或者结核，病毒可能会进入乳汁，或者母亲正在服用可能损害宝宝的药物，那么母亲会被建议不进行母乳喂养。个人因素也可能使母乳喂养不成功，一些女性或者她们的伴侣对于母乳喂养的想法感到不适，或者对它有错误的理解。无论怎样，在你的预产期之前，尽可能多地学习关于母乳喂养的知识，和产科医生、儿科医生讨论母乳喂养的优点和缺点，以做出对宝宝和你自己最好的决定。

市场上有很多种类型的婴儿配方粉，大多数都是用牛奶制作的。但是同样有一些配方粉适用于不耐受牛奶的孩子。常规的牛奶和羊奶，以及罐装浓缩或者脱水奶，不应该给 1 岁之内的孩子使用，因为小宝宝无法消化牛奶里的蛋白质。另外，常规牛奶通常也没有足够的铁、其他维生素，或者适量的矿物质，而这些对于孩子的生长发育非常重要。孩子可能会便血，因为牛奶蛋白会损害肠道。

有些宝宝由于身体原因需要特殊的配方奶作为主要食物或者母乳的补充。比如，早产儿、低出生体重儿可能需要特殊的配方奶来提供生长所需的额外的营养。一些小婴儿，他们的吸吮反射可能还没有完全发育好，因此他们可能需要特别的管子或者奶瓶进行喂养。但早产儿仍然可以从母乳所含有的抗体以及其他独一无二的成分中获益。早产儿以及其他高危儿的母亲常常被鼓励挤奶，母乳可以通过额外的营养进行强化，再喂给孩子。当宝宝准备好直接进行母乳喂养的时候，可以进行转换。

奶瓶喂养的实用建议

奶瓶喂养也可以成为温暖、充满爱的体验。拥抱你的孩子，凝视她的双眼，轻声对她说话。永远不要支起瓶子让孩子自己吃，这样的话，你不光失去了和孩子在喂养时建立联系的机会，而且有可能使孩子发生呛奶的风险，瓶子也可能滑落出来。支起奶瓶也会增加耳部感染的概率。我们不推荐使用器具帮助将奶瓶放在宝宝的嘴里——它们可能非常危险。

虽然一些孩子吃的是直接从冰箱里拿出来的奶，但大多数家长仍喜欢将奶加热到室温。你可以将奶瓶放在一盆热水里几分钟。喂奶前滴几滴到你的手腕上，应该是微热的。如果太热了，等一会，然后再试。

注意

1. 永远不要用微波炉加热瓶装奶或者母乳。有可能瓶壁本身不热，而里面的液体过热。微波也有加热不均匀的问题，即使倒在你手腕上的几滴感觉温度还可以，但部分奶或者母乳可能已经很烫。而且如果过度加热，母乳的成分可能会发生改变。

2. 确保奶嘴的孔大小合适，如果宝宝看上去有作呕或者吞咽太快，那么奶嘴的孔可能太大了。如果宝宝吸吮费力，看上去很难受，孔可能太小了。

3. 尝试不同的奶嘴形状，看看哪种适合你的宝宝。并没有标准形状适用于所有宝宝。

4. 抬起奶瓶底部，以保证奶嘴部位充满奶，从而防止孩子吸进空气。在喂奶的过程中给宝宝拍嗝 2~3 次。

5. 鼓励父亲给孩子喂奶瓶，也许是夜里的某次。这不仅可以让你休息得更好，也可加强父亲和宝宝之间的联系。

6. 不要让宝宝吸吮着一瓶奶入睡，尤其是出牙的时候。宝宝嘴里含着的奶可能导致严重的龋齿，即奶瓶龋齿。在喂养后以及孩子入睡前，轻轻擦去牙龈上残留的奶。如果他需要吸吮才能入睡，给孩子安抚奶嘴，而不是奶瓶。

7. 重复的消毒可能会使得奶嘴开口变形。请确保经过奶嘴的奶流量是合适的。

配方奶的 3 种类型

1. 直接使用的类型　是最方便的，你所需要的仅仅是把它们倒进干净的奶瓶里，但它们也是最贵的。

2. 浓缩液体配方奶　用等量的水混合；它们比直接使用的便宜，但是你要确保水是干净的。

3. 配方奶粉　是最便宜的，但需要的准备工作最多。

配方奶的营养成分

尽管市面上没有任何一种配方奶可以和母乳中所含有的几百种物质相接近，但是大多数都提供了相对平衡的脂肪、蛋白质和糖。配方奶同样添加了多种维生素和矿物质，尤其是钙、铁、维生素 C、维生素 D 和维生素 K。如果你选择不进行母乳喂养，儿科医生可以就哪种配方奶对你的宝宝最合适给出建议。

如何配置配方奶

不管使用哪种配方奶，都应该根据说明进行配制。尤其重要的是，水的量不要比建议的量多或者少。

配方奶的设计是提供宝宝正常生长所需的能量（大约每 30 毫升 20 千卡），如果配方奶被稀释了，你的宝宝喂养不足，可能会停止生长，出现严重的营养缺乏。配方奶浓度过高同样危险，因为添加的水不足可能导致脱水、肾脏问题，以及潜在的严重疾患。

用来混合配方奶的水，应该来自于安全的水源，当地健康部门会对安全水源进行划定。如果你担心或者不确定自来水（注：美国自来水可直接饮用）的安全性，你可以使用瓶装水，或者将冷的自来水煮沸 1 分钟，记住煮沸时间不要超过 1 分钟。使用前将水冷却到室温，时间不超过 30 分钟。加热过的水应该提前测试，以确保不会过热。测试温度最简单的方法就是滴几滴到你的手腕内侧。其他情况下，在喂奶前，可以直接将室温的自来水加到奶粉中进行配制。以这种方式准备好的奶可以直接饮用，因为不需要额外的冷却或者加热。剩下的奶在喂完孩子 1 个小时内应该被丢弃。配好的奶如果没有喂，可以储存在冰箱里 24 小时，以防止细菌污染。开封的直接使用的奶、浓缩配方奶，或者浓缩配方奶配制出的奶，应该被盖好，冷藏，48 小时内没有使用应该丢弃。

消毒和加热奶瓶

和上一代人相比，如今家长和儿科医生已经不再担心消毒奶瓶和水的问题。但是因为目前城市供水污染和食物安全问题的报道，很多人又开始重新考虑这些问题。首先，在处理宝宝的奶瓶和喂宝宝前要洗手。如果你使用一次性塑料奶瓶以及直接饮用的配方奶，你仍然需要确保奶嘴是干净的，有些专家建议煮 5 分钟。在打开奶粉罐前，彻底冲洗以及晾干配方奶罐的顶部。确保开罐器、搅拌杯、罐子、勺子，以及其他设备是干净的。

如果你使用常规的玻璃瓶、浓缩奶或者奶粉，你应该确保瓶子和加到奶粉里的水是无菌的。你不需要煮奶瓶，你可以将奶瓶、搅拌杯，以及其他用来配置配方奶的设备，放到使用热水以及有高温干燥循环的洗碗机里。这样做就可以杀死大多数的细菌。

需要用到奶瓶的情况

许多母乳喂养的母亲会偶尔使用奶瓶喂挤出的母乳或者喂配方奶，因为她们需要离开宝宝较长时间。偶尔，如果母亲回到工作岗位或者生病了或者力不从心，儿科医生可能建议母乳和配方奶混合喂养。有人常常，但经常是错误地认为奶瓶补充喂养是因为母亲没有足够多的奶。如前所说，几乎所有的母亲都可以产足够多的奶来满足孩子的需要，即使是双胞胎。如果出现了供需问题，儿科医生可能建议你去看母乳喂养师。

如果是因为图方便而使用奶瓶，专家建议要等到孩子 3 周或者 4 周之后。这会让你有足够的时间建立充足的母乳供应，并让你和宝宝习惯母乳喂养。为了获得母乳喂养的益处，孩子吃不完的奶可以挤出来，并且将它储存起来以备奶瓶喂养。挤出母乳有助于维持你的母乳供应。在喂配方奶时，你可以继续尽可能多地母乳喂养。请使用儿科医生推荐的配方奶。如果孩子没有立刻接受奶瓶，不要觉得奇怪。

储存和使用挤出的母乳

遵照下面这些安全储存和准备小贴士，以保证挤出的母乳对宝宝是健康的。

1. 在挤奶或者处理母乳前洗手。

2. 确保只用干净的容器来储存挤出的奶。试着使用螺旋盖的瓶子、有密封盖的硬塑料杯，或者特别的可以用来喂宝宝的大奶袋。不要使用普通的塑料储物袋或者配方奶瓶袋，因为这些很容易倾洒或者漏奶。不要把母乳直接储存在冰格里。

3. 在家里，**密封的冷藏奶最好在 24 小时内使用。冷藏超过 96 小时的奶要全部丢掉。**住院的新生儿，遵照医院的母乳储藏的规定。

4. 如果未来 24 小时内没有用奶的计划，将它冷冻起来。**冰箱冰柜中的冷冻奶，可以存放至少 1 个月，而如果保持在 0℃以下的深度冷冻，可以放 3~6 个月。**将奶放在冰箱的深部，那儿温度最低，而不是放在冰箱门口。同时，将冰柜放满，以维持最低温度。确保对奶进行标记，记好挤出来的日期和时间，先使用日期最靠前的。记住，奶中的脂肪随着储存时间会降解，因此使用 3 个月内的冻奶是合适的。

5. 建议每个容器冷冻 60~120 毫升的奶，以避免解冻后浪费。你随时可以根据需要再解冻一包奶。

6. 不要在冻奶中再加新鲜的奶。

7. 可以在冰箱里对奶进行解冻，也可以放在一碗热水里。

8. 不要使用微波加热奶瓶，因为加热不均匀。不均匀的加热可能会烫伤孩子，或者损坏奶。如果在微波炉里加热时间过长，奶品也会爆炸。而且过热会损坏奶中的蛋白质和维生素。

9. **冻奶在冰箱里解冻后，必须在 24 小时内用掉，否则就扔掉。**

10. 不要重复冻奶。

11. 一瓶奶没有喂完，不要留着下一顿使用。

扔掉任何剩下的奶

注意：如果你的宝宝没有喝完整瓶奶，请将剩下的奶扔掉。细菌和宝宝口腔中的酶会进入瓶中，使奶变质。

母乳喂养中母亲的常见问题

有些女性在母乳喂养过程中会遇到一些困难，许多初始的问题都是因为错误的含接造成的，一旦纠正，困难迎刃而解。幸运的是，大多数问题都可以被轻松解决。如果以下列出的方法不起作用，咨询医生或者母乳喂养师。

乳头内翻或者扁平

内翻或者扁平的乳头并不意味着不能母乳喂养，在许多案例中这些问题可以被纠正。在孩子出生后，你可以进行锻炼，或者使用电动吸奶器在每次喂养前泵几次以帮助延伸乳头。一旦乳头被拉长，宝宝就可以很轻松地含接。其他装备有时候也会被推荐，但是它们常常没有作用，反而使得乳头酸痛，引起感染风险。乳盾可能在某些情况下被推荐，但前提是儿科医生或者母乳喂养师同意。

乳房肿胀（过度充盈的乳房）

这通常发生在开始有母乳的头几天，或者是当你减少母乳喂养的时候，导致乳房过度充盈。乳房肿胀通常可以通过频繁的哺乳或者挤奶来避免。所以请确保孩子正确吸吮。如果你的母乳多于宝宝的消耗量，试着将宝宝放置在一个更加直立的体位，这可以降低奶的流速，或者在孩子吃奶前将部分奶挤出来。如果疼痛阻碍了奶的流出（泌乳），洗个热水澡，或在哺乳前热敷。一些女性发现冷敷或者冰袋有更大的效果。有时电动吸奶器也能帮上忙。多试试，就能找到最适合你的方法。千万不要减少你的母乳喂养，这只会让问题更糟糕。**规律、频繁的母乳喂养是预防和缓解乳房肿胀的最佳方法。**

乳头皲裂、疼痛

首先，试着找出原因。如果在母乳喂养的最初几周发生了疼痛，最常见的原因是，乳头没有被正确地放入宝宝的嘴中。最佳的治疗方式是确保宝宝将乳头和其周围的黑色区域（乳晕）放入嘴中，这样可以预防皲裂或者乳头疼痛。他们也可能咀嚼或用牙龈咬乳头，又或者下嘴唇被内翻，就可能导致乳头疼痛甚至皲裂。

记住在最初的一两周，母乳喂养开始几秒钟锐痛是正常的。但是如果疼痛贯穿母乳喂养整个过程，请联系儿科医生。

为了使乳头愈合，试着挤出几滴初乳或者成熟乳，并且将它们轻轻涂在疼痛的区域。

让乳汁在乳头表面干燥。用清水洗洗乳头，避免用肥皂，因为肥皂会洗去保护性的皮肤油脂而让皲裂更厉害。不要使用软膏或者霜剂，除非是医生特别推荐的。超纯无水羊毛脂可以促进愈合，并且在喂奶前不需要从乳头上清理掉。

泌乳不足

泌乳是乳房组织将储存的乳汁自动排入乳腺导管，让乳汁可以更轻松地流入宝宝的嘴里。吸吮可刺激泌乳反射，喂养次数不足或者含接不恰当会阻碍这一过程。压力、疼痛、乏力、焦虑、尼古丁、酒精和某些药物是阻碍泌乳的部分原因。在大多数情况下，母亲可以通过频繁的哺乳和正确放置宝宝来解决泌乳问题。在母乳喂养前，试着按摩你的乳房，轻轻摩擦乳头，使用热敷，或者洗个热水澡。当使用电动吸奶器吸奶的时候，想象孩子吃奶同样可以促进激素（催产素）的分泌以促进泌乳。有些女性听见宝宝哭可以引起泌乳。如果这些技巧都不管用，咨询医生或者母乳喂养师。

漏奶

漏奶最常见于母乳喂养的最初几周，但是同样它不会持续数周甚至数月。有时候，在没有母乳喂养时也会有漏奶。同样，一些女性漏奶但是并不是泌乳反射，只是因为持续产量过大，这时可以挤出过多乳汁缓解漏奶。许多女性在性活动中如果乳房受到刺激也会漏奶；穿戴乳罩时间太长也会引起漏奶。将棉质的哺乳垫塞入你的胸罩中可以减少沾污。有漏奶现象时需要频繁更换防溢乳垫，避免使用塑料的遮盖，因为它们会导致细菌生长和皮肤问题。你也可以用手掌压住乳头附近的乳房，以减缓奶的流速。

乳腺导管阻塞或结块

出现疼痛的乳房肿块并且伴随泌乳量减少，不伴发热或者其他乳腺炎症状，则提示乳腺导管阻塞。可能的原因包括母乳喂养不够频繁、乳汁流出不完全，或者乳房肿胀。为了疏通阻塞，在母乳喂养前，可试着热敷或者按摩乳房以刺激乳汁分泌；用阻塞的那侧频繁哺乳以进行疏通；将宝宝的鼻子或者下巴朝向阻塞的导管方向，这可以更有效地帮助引流阻塞区域。如果症状持续，请看医生。

乳腺炎

乳腺炎是由于乳房的细菌感染造成的。典型病例发生在一侧乳房，以乏力、肌肉酸痛、发热和其他流感样症状开始，随后出现乳房的炎症和疼痛。轻症患者可能仅仅需要休息，频繁哺乳（或者泵奶）来引流，用热敷来缓解疼痛。如果出现了发热，请去看医生。在几乎所有的案例中都可以继续母乳喂养，并且应当继续。如果脓肿形成，可能需要引流。

哪些女性不应该母乳喂养

医生建议有以下情况的女性不应该母乳喂养：

1. 如果母亲有特定的传染病，HIV 阳性或者 AIDS，人类 T 细胞白血病病毒感染，或者未经治疗有传染给宝宝可能的结核病。

2. 如果必须服用药物，比如环孢菌素、抗甲状腺药物，或者免疫系统抑制药，这些药物可以进入乳汁，对宝宝有害。大多数医生开具的处方药对宝宝可能是安全的，但最好让他们再确认一下。如果你在母乳喂养，在使用任何非处方药、草药、民间用药或者自然疗法前，都要跟医生进行确认。

3. 如果母亲在使用大麻、可卡因、海洛因、安非他明或者其他非法药物。

4. 如果母亲的乳房缺乏足够的腺体组织来产奶。这非常罕见，并且和乳房大小无关（乳房小的女性可以和乳房大的女性一样产奶）。

5. 有慢性健康问题或者消耗性疾病的女性，可能被建议不进行母乳喂养。

6. 一些医生认为乳房有硅胶植入物的女性不应该进行母乳喂养，但是并没有证据显示植入物对儿童有害。

母乳喂养常见误区

误区	真相
哺乳期间不会怀孕	尽管在某些女性中，哺乳会阻止排卵，但是这不是避孕的可靠方式。和你的医生商量避孕的可接受方式。注意避免含有雌激素的避孕药
在宝宝出生前，需要锻炼乳头	你的身体自然会为母乳喂养做准备。手法刺激乳头反而会影响产奶
乳房小，泌乳少	乳房大小和产奶多少无关

续表

误区	真相
母乳喂养会破坏乳房的形状	大多数女性发现在停止母乳喂养后，乳房回到了怀孕前的大小和形状。和哺乳相比，年龄、重力作用以及体重的增加对乳房的大小影响更大。在怀孕后，乳房会持续改变
母乳喂养期间性唤醒是异常的	许多女性在哺乳时经历性唤醒。乳房刺激是性活动的重要方面，这也解释了为何哺乳同样唤醒了性感觉。另外，催产素（哺乳时分泌的激素）在性高潮时同样分泌，这也是哺乳时有性刺激的原因
所有的宝宝都应该在 1 周岁前断奶	何时停止母乳喂养是非常私人化的决定，取决于风俗和个人偏好等，差异很大。美国儿科学会推荐母乳喂养至少 4 个月，6 个月更好（孩子差不多开始添加辅食的时间），继续哺乳直到他们 12 个月大，或者只要孩子和妈妈愿意，就可以一直哺乳

新生儿常见问题

和大多数新妈妈一样，尽管有丈夫的支持，并且他们两个人在父母课程上做了充分的准备，但雅斯曼仍然因为照顾一个新生儿的责任感到压力很大。4 天后，他们带着孩子回家，雅斯曼担心她的奶不够。在去儿科检查的时候，雅斯曼告诉儿科医生，孩子每 2~3 个小时有力地吃一次奶，每次喂奶后睡觉。她的乳房在喂养前有充盈的感觉，喂养后放松柔软。在他们回家后，宝宝每天排两次软便，雅斯曼每天大概换 6 次纸尿裤。

"没有什么要担心的，"儿科医生告诉雅斯曼，"你在做一项伟大的工作，你的孩子非常漂亮，如果你有任何问题，给我打电话。"

湿的纸尿裤是判断孩子喂养是否充足的重要指标。然而，一些最新的干爽型一次性纸尿裤有吸水的特点，可能很难判断孩子是否小便了。在最初的几周内，最好不要使用超吸水的纸尿裤，直到你对孩子的小便情况和习惯有所了解。

关于水的警告

　　健康的宝宝不需要额外的水。母乳或者配方奶可为他们提供所需的所有液量。 在非常炎热的天气，宝宝可能需要少量的水，但是要和你的儿科医生确认多少是合适的。美国儿科学会警告，在纯母乳喂养阶段（至少 4 个月，推荐 6 个月），给大量的水可能导致水中毒的风险，也可能干扰母乳的摄入。在添加辅食后，可在孩子的饮食中加入水。

溢奶

　　大多数孩子会有不同量的溢奶，很多时候并没有明显的原因，也没有什么后果。溢奶，或者胃内容物反流到食管，不应该和呕吐相混淆。呕吐是用力排出大量的或者大部分胃内容物。如果孩子发生了食管炎，并引起疼痛，那么，反流就会成为问题。在成年人，这种疼痛被称为烧心。患有食管炎的宝宝在喂养开始后不久就变得易激惹。宝宝可能表现得很饥饿，开始时很愿意进食，但是紧接着开始哭泣、焦躁，好像很疼。如果你的宝宝有这些症状，或者在喂养的过程中变得焦躁，请咨询你的儿科医生。如果孩子正常生长，那么你就不需要担心溢奶的问题。宝宝应该每日尿湿至少 6~8 片纸尿裤，有正常的排便。为了减少溢奶，在每次喂养后，将孩子竖直抱起几分钟。奶瓶喂养的婴儿，对奶粉某种成分的不耐受，或者对补充剂的反应，可能导致呕吐，但不是溢奶。如果你觉得有问题，咨询你的儿科医生。

胀气

　　2 个星期大的亚历克斯在喂养后哭闹严重，屈起膝盖，不停地排气。他的妈妈打电话给儿科医生："这是肠绞痛吗？我的母亲曾警告过我。"

　　在一系列的交流后，儿科医生可以确定地告诉这位母亲，宝宝并不是肠绞痛。亚历克斯在排气后更加平静，溢奶很少，在两餐之间睡得很好。

　　"亚历克斯的消化系统正在适应食物，它正在建立消化所需要的正常菌群的平衡。气体是这个过程的一部分，这说明你的宝宝正在很好地适应外部环境。"

肠绞痛

　　斯特恩医生识别肠绞痛的原则："当你有不可抵抗的冲动想让孩子自己待着时，你就知道你的孩子有肠绞痛了。"肠绞痛的标志是，似乎和腹部绞痛及不适有关的长时间哭闹，宝宝无法被安抚。肠绞痛发作没有明显诱因，典型的在每天下午或者晚上的同一时间发生。肠绞痛通常在宝宝 2~6 周时开始出现，3~4 个月的时候消失。肠绞痛和单纯的胀气不同，肠绞痛的孩子排气后，哭闹并不停止。没人知道什么原因引起的肠绞痛。在奶瓶喂养的孩子中，肠绞痛的发生率更高，但是母乳喂养的孩子同样可以出现。头一胎出现肠绞痛的概率更高。某些时候，但并不是很常见，改变母亲的饮食可能有帮助。你可以尝试减少饮食中的牛奶，以及其他致敏食物，比如小麦、花生、鸡蛋和海鲜。如果你尝试一些安抚技巧，比如摇晃婴儿、走路、听音乐、轻轻按摩，或者开车兜一圈，在安抚宝宝时你可能更加成功。出现这种问题时，你应该和儿科医生沟通，以确保哭闹不是因为健康问题引起的。

宝宝是因为饥饿而哭泣吗

所有的宝宝都哭，有些会哭得很多。原因通常是饥饿、疼痛、不舒服或者孤单。也可能因为他们太累、过度刺激或者需要释放压力而哭。白天也可能有一些让人头痛的时刻，你做任何事情都不能让孩子平静下来。但是这些时刻过去后，宝宝会自己安静下来，可能就去睡觉了。最开始宝宝一闹，你就可能去喂他，但这可能会导致过度喂养，尤其是奶瓶喂养的话。如果你是首次母乳喂养，你可能觉得你没有足够的奶来满足孩子。

在长时间的睡眠后，孩子会饿醒，你会知道那种哭声的特点。如果并不是喂养的时间点，试一试安抚技巧，比如摇一摇、裹个襁褓、唱歌、走路、拍嗝，或者低声说话。**不管其他人怎么说，还是应该在孩子需要的时候给予拥抱，放心，你不会因此把孩子宠坏的。**

孩子哭的模式在最初的几个月内是变化的。头 6 周孩子哭得最多，之后慢慢减少。第 2 个月时，哭的高峰期似乎出现在傍晚（斯特恩医生称为"不高兴的时间"）。这个时间是一天的结束，你可能疲劳抓狂。如果你不能安抚自己的宝宝，让他们自己在小床里待一会儿，看看他们是否学会安抚自己。这并不意味着你要离开他们 1 小时，而是给他们 10 分钟左右的时间让婴儿平静下来。在 4 个月左右，宝宝一见你进屋可能就会停止哭泣——但可能他们只是需要你的出现，或者他们发现这意味着马上有吃的了。你会发现区别。

重要的是，并不是所有的哭泣都是饥饿导致。在最初的几周后，你会发现宝宝哭声的差异，包括因为疼痛和压力导致的高调尖叫与因饥饿而哭的差异。

便秘

某些母乳喂养的孩子可能一连几天没有排便。只要大便是软的，排便不费力，孩子正常生长，就没有必要担心。但如果是硬便，或者孩子的肚子发硬、发胀，就要咨询儿科医生。

一些孩子哭闹，甚至尖叫，绷紧腿，看上去像受刑一样，然后排出正常的软便，之后他们就放松了。这不是便秘，而是正常发育的一部分。这个阶段会在一周或两周后结束。只要排出的便是软的，就不要担心。

腹泻

稀便并不意味着腹泻。如果你的宝宝没有其他的症状，体重增长正常，那么大量的便便对他们来说就是正常的。如果是大量、多次水样便，有发热或者其他症状，请咨询儿科医生。如果宝宝有脱水的情况，可能需要纠正脱水。在大多数情况下，可以继续母乳喂养或者配方奶喂养，直到问题解决。

困倦

大多数宝宝出生时是清醒的，在出生的头一个小时很想吃奶。专家推荐给新生儿喂养大约 30 分钟。通常，宝宝在此之后会入睡并且每隔 2~3 个小时醒来吃奶。但有一些孩子在出生的头一天或者两天非常困倦，他们需要被唤醒来吃奶，甚至吃了几分钟就又睡着了。通常，给孩子减少衣物或者毯子，让他们更凉快一些，可以让宝宝更清醒；或者试着和宝宝说话，给宝宝唱歌；轻抚孩子的头、屁股或者背部；或者用湿布擦擦孩子的脸。给孩子足够长时间的喂养以满足他们的生长发育需求，同时一定将你的乳房里的乳汁排空以保证稳定的母乳产量。如果你喂养时没法保持孩子清醒，请咨询儿科医生。

焦躁

和其他人一样，宝宝也有口味的偏好。如果你的孩子一直喂养正常，但是突然不喜欢你的奶，首先要怀疑你所吃的东西。洋葱、大蒜、卷心菜等有强烈口味的食物的味道会进入你的乳汁，第一次时可能会让孩子很吃惊。大多数孩子会喜欢新的味道。宝宝甚至会喜欢大蒜的味道。如果宝宝还是很焦躁，试着每周去除一种可能导致问题的食物，然后再重新加回来。如果又引起反应，那么在你母乳喂养期间，请避免食用这种食物。

母乳性黄疸

许多新生儿的皮肤和黏膜有略微的黄色，这被称为黄疸。黄色是因为血液中过多的胆红素造成的，正常情况下胆红素由肝脏进行代谢。因为一些未知的原因，母乳中的某些物质会导致一些易感的孩子出现黄疸。在几乎所有的案例中，应该继续母乳喂养，但是儿科医生会监测孩子的胆红素水平。如果水平非常高，你可能会被建议停止母乳喂养 1 天左右，以降低胆红素水平。在这期间，你可以用吸奶器维持母乳分泌，直到孩子重新吃奶。停止母乳喂养 1 天左右的时间，会让黄疸水平下降，你可以安全地重新开始母乳喂养。一些时候，你的医生可能建议你继续母乳喂养，并且将孩子放置在特殊的灯光下以降低胆红素水平。

吸吮力弱

大部分宝宝生来就有很强的觅食反射，即使他们刚出生几分钟，也可以没有障碍地吸吮。但是偶尔会有吸吮困难的宝宝。一些早产儿吸吮力弱。同样，即使是已经满 37 周的宝宝，理论上来说已经不是早产儿了，也可以有同样的问题。

吸吮力弱的征象包括：无法含住乳房，可能的呛咳和作呕，奶水从口中流出。一些时候，吸吮力差是因为母亲在分娩时所用的药物导致。如果是这样，药物从宝宝体内代谢掉后，这种情况应该消失。改变姿势，让宝宝更好地含接乳头可能有所帮助。如果问题持续存在，你的儿科医生应该评估宝宝可能存在的医学问题或疾病。

体重下降

母乳喂养的孩子和配方奶喂养的孩子相比，有不同的生长模式。**一般来说，纯母乳喂养的孩子在头 2~3 个月体重增加更快。在 6~12 个月之间，母乳喂养的婴儿比配方奶喂养的婴儿要轻一些。**只要身长稳定增加，这就是正常的，不需要担心。孩子的生长发育评估可参见附录 C 标准生长曲线图。

舌头异常

罕见的情况下，孩子出现舌头异常，因而不能正确地含接或者吸吮。你的儿科医生会建议你如何处理这些相关问题。

唇裂

唇裂的宝宝通常可以正常吸吮，虽然裂口会让一些奶从嘴里漏出来。你可能需要尝试不同的姿势以帮助宝宝含接。护士或者母乳喂养师可以帮助你开始母乳喂养。

腭裂

腭裂会让孩子不能有效吸吮，但是一些技巧可以帮助喂养孩子。比如，宝宝可以被放置一个辅助吃奶装置来暂时封闭腭裂的缺口，从而使得吸吮更加轻松。

母乳对腭裂的孩子尤其有益，因为它可以减少耳部以及肺部感染的风险，而腭裂的孩子尤其易感。

哺乳期间母亲的饮食——为两个人吃饭

在怀孕和哺乳期间，你在为自己和你的宝宝吃饭。你在孕期的健康和营养确实是决定宝宝营养需求的一大因素。理想情况下，健全的婴儿营养甚至在受精前就开始了。进行一个全面的孕前检查，确保你没有贫血，或者其他隐藏的营养、代谢或者其他问题。你的医生会建议你，孕期该补充什么，该长多少体重，同样包括该避免什么食物或者物质。如果你是素食者或者不吃某些食物，请一定告诉你的医生。你可能被建议在孕期和哺乳期间服用维生素补充剂。

作为母乳喂养计划的一部分，你应该继续吃健康的饮食，给你提供制造母乳所需的额外能量和营养。在过去，哺乳的母亲被建议每日额外摄取 400 千卡或者 500 千卡热量，喝至少 8 杯水和其他液体。医生们现在认识到，这并没有规定的量——一些女性可能需要额外的 500 千卡，而其他一些女性吃这么多则会长胖。最佳的规则是吃喝的量能满足你的饥饿和口渴需求即可。遵循《美国居民膳食指南》（www.cnpp.usda.gov/DietaryGuidelines.htm），用足够量的新鲜或者轻加工蔬菜和水果来提供必需维生素和矿物质。拥有平衡饮食的哺乳母亲并不需要额外添加钙质。如果有家族过敏史，他们可能在哺乳期间倾向于尽量少摄入牛奶，避免让孩子暴露于过多的牛奶蛋白中。

某些口味强烈的食物和香料会影响母乳的味道和成分，可能导致宝宝的消化问题。一个常见的问题是卷心菜。大部分宝宝在最初的惊奇后，都会喜欢上大蒜和洋葱的味道。你不需要避免大蒜和香料，除非宝宝持续有负面反应。过多的咖啡因（每日多于 5 杯咖啡或者其他含咖啡饮料，比如茶和碳酸饮料）可能让孩子颤抖和不安。并且，咖啡因和尼古丁会减少产奶量。早晨的一杯咖啡可能并没有什么影响。如果你饮食中的某些东西似乎会影响宝宝的胃口或者情绪，就暂时不要吃了。你可能需要记录饮食日记，来找出问题食物。

日常生活注意

因为母亲所吃所喝的很多东西都可以进入母乳，因此避免摄入那些可能伤害宝宝的物质非常重要。下面是需要遵循的一些常识。

避免滥用药物

尽管母乳喂养时，大多数药物都可以使用，但是一些药物在哺乳期间并不被推荐，这包括一些降压药、某些抗生素、抗甲状腺药物、癌症化疗药。许多人错误地认为一些非处方药和草药疗法没有副作用，但这并不是真的。就算是乳汁中的阿司匹林都会导致婴儿出问题。草药疗法可能有毒性，尤其是对婴儿来说。不过，大多数用来缓解常见症状如头疼、消化不良的非处方药，都是可以被接受的，当然了，在使用前你还是应该和医生确认一下。

戒烟

尼古丁不仅能进入乳汁，还会导致母乳量的减少。如果你不戒烟，至少尽可能地减少吸烟。如果实在需要抽烟，那就在母乳喂养后立即抽烟，从而使母乳中的尼古丁含量尽可能的低。记住，二手烟对你的宝宝尤其危险。不要允许自己或别人在你的房间里或者车里抽烟，当然也不要允许在宝宝附近抽烟。

避免酒精摄入

医生们认为，物质滥用者（使用大麻、可卡因、海洛因和安非他明等药物的人）不应当进行母乳喂养。酒精和其他的一些物质进入乳汁会对宝宝有害。如果你偶尔饮用了一杯白酒或者啤酒，需要等上 2~2.5 小时再进行哺乳，通常认为这样是安全的。

避免环境有害物质

在有些地方，母乳喂养的母亲被建议不要食用淡水鱼，因为它们可能含有多氯联苯（PCB），这是一种潜在致癌物。汞是食用海鲜时需要担心的问题，同样需要担心的还有二噁英等污染物。不管怎样，鱼类是有益脂肪酸的非常好的食物来源，这些脂肪酸叫做二十二碳六烯酸（DHA）和二十碳五烯酸（EPA）。因此，海鲜应该成为健康饮食的一部分，可主要吃那些含汞量少的，包括三文鱼、鳕鱼、淡金枪鱼和虾，避免吃鲨鱼、剑鱼、方头鱼和国王鲭。

杀虫剂同样可以进入母乳。在吃新鲜水果和蔬菜前，一定要清洗干净。

关于母乳喂养，家长们常提出的问题 ∕

1. 一旦把孩子从医院带回家，我很担心可能会发生的事情。如果我的母乳有问题，孩子得不到足够的喂养，该怎么办呢？

在离开医院后，如果你有问题，给你的医生或者孩子的儿科医生打电话。他能够回答你的问题，可能还会建议从母乳喂养师那儿获得帮助。许多母乳喂养师能够去家里访问。你的医生也可能推荐你去一个母乳喂养的支持团体。

2. 我如何知道宝宝已经准备好母乳喂养了呢？

像其他所有的哺乳动物宝宝一样，人类新生儿几乎都在出生后的很短时间内就觉醒，着急吸吮。如果没有其他问题，你的宝宝应该被立即放置到乳房上。很快你就能学习到宝宝饿了的提示。

3. 从长远看，母乳喂养对孩子的健康有何影响呢？

和奶粉喂养的孩子相比，母乳喂养的孩子出现过敏、胃肠道不适、耳部感染以及其他常见儿童疾病的概率更低。不仅如此，在婴儿期过后，长久来看，母乳喂养的孩子有更低的糖尿病和其他慢性疾病发病率。

4. 我曾经希望母乳喂养，但是我的医生说我不能，因为我需要针对慢性疾病服用药物。这是否意味着，对我来说，和孩子建立亲子关系更加困难呢？

仅有不多的药物不适合母乳喂养的情况。告诉你的儿科医生，你正在服用哪些药物，询问母乳喂养时是否可以接受。

如果药物使得你不适合母乳喂养，你仍然可以和孩子建立很好的关系。像无数其他父母那样，你会发现奶瓶喂养也是温暖、充满爱的充实的体验。喂养孩子时，拥抱你的孩子、凝视她的双眼、轻声对她说话，这都是建立良好亲子关系的方法。

5. 如果我的宝宝没有喝完一瓶奶，剩下的部分多长时间内是安全的呢？

永远不要留着喝剩的配方奶液或者母乳。宝宝嘴里的细菌和酶类会进入奶瓶，使得奶变质。每次喂养都请使用干净的奶瓶。

第 2 章

辅食添加
（6 个月～1 岁）

美国儿科学会建议纯母乳喂养至少 4 个月，但更推荐 6 个月，再逐步引入辅食。给孩子的第一口辅食通常是半液体状的大米米粉。

大部分婴儿在 4~6 月龄之间进行饮食的转变，从喝母乳或者奶粉转变为接受其他的食物。只要有可能，就应该全家一起进餐。这可以帮助孩子培养在进餐时间与其他家庭成员互动的饮食习惯。另外，和家人一同吃饭的孩子，食谱更加健康，长大后行为方面的问题也更少。

通过和母乳咨询师的沟通，玛丽亚和乔斯·洛佩斯最初的一些难题得到了解决。他们可以很轻松地给里克进行常规的母乳喂养，可以很有自信地知道孩子什么时候饿了，该喂多长时间。

"我感觉有段时间我已经进入正常养育轨道，"玛丽亚说，"但是当 6 个月左右开始引入辅食的时候，我一点头绪也没有。"她发现，从朋友和家人那儿得到的建议让她变得更加困惑。"每个人的建议都不同，不管是该什么时候开始给里克加辅食，还是孩子应该吃多少，甚至是该从什么食物开始添加，每件事大家都有不同的意见。"

观点的变革——何时开始添加辅食

不光是个人的建议不同，专业建议也随着时间而发生变化。在 1920 年之前，在孩子 1 岁之前，很少建议添加辅食。而在 20 世纪 50 年代，又变成了建议尽早加辅食，有一些甚至建议在出生的头几天就开始添加辅食。现在，美国儿科学会建议纯母乳喂养至少 4 个月，但更推荐 6 个月，逐步引入辅食，同时继续母乳喂养直至孩子满 1 岁。超过 6 个月，孩子需要从辅食中获取营养。

同时需要记住，每个孩子都由他自己的发育速度，来决定他们什么时候准备好了接受辅食。比如，有的孩子 4 个月的时候就在思维和身体上准备好接受新食物，而有的则需要到 6 个月。这两种情况又都在正常的发育范围之内。在引入辅食之后，应该继续母乳喂养下去而无需添加其他奶类。

如何判断添加辅食的时机成熟

你可能担心如果加辅食太早，孩子有被喂得太多的风险；又或者孩子已经过了 4 个月却还没有准备好接受辅食，担心孩子是否发育延迟。而在听了朋友、家人的好心建议后，你可能更加烦恼。尽管比你有经验的人提供的建议有时候是有用的，但最佳的建议是，去了解你的孩子，这样你可以更好地识别孩子准备好让你添加辅食的信号。不要着急。一些孩子需要一定的时间来接受新食物，而强迫孩子只会让这种新变化给你和孩子带来更大的压力。总之，放松，允许成长中的孩子去尝试，发展出自己的进食模式和仪式，让这件事情变得习惯、舒服、自然。简而言之，就是成为他期待的事情。

到 3~4 个月的时候，孩子的作呕反射消失，这种反射使得把任何东西放到孩子嘴里，除了液体以外，孩子都会本能地把舌头伸出来。在 5~6 个月大的时候，大多数孩子有能力表达对食物的需要。比如，在这之前，你可能可以好好吃顿饭，而无需被孩子分散过多的注意力。但是现在他对你盘子里装的东西表现出了浓厚兴趣，这种兴趣并非一瞬间，他会身体探向前、流口水，甚至张开嘴。他也可能表现为总是很饿，尽管你已经增加了母乳喂养的次数或者时间。这时需要做的是等待，直到孩子准备好接受辅食，这样可以让这个过程对每个人来说都容易些。这不仅仅是孩子最开始接受辅食的过程，而且也可以让孩子在面对家庭食物的转变时接受得更简单更快。

孩子准备好添加辅食的信号

这里是一些关于如何确定孩子准备好吃辅食的指导。

1. 他可以抬起自己的头吗？

孩子应该有能力自己坐在高脚椅或喂餐椅上，或者孩子坐着的时候能很好地控制头部。

2. 当给孩子食物的时候，他会张开嘴吗？

如果孩子看着你吃饭的时候，也想要食物，看着很着急想吃，他们也许准备好吃辅食了。

3. 他可以将勺子里的东西移动到喉咙里吗？

如果你给孩子喂一勺米粉，但是孩子将它推出嘴外，滴在下巴上，说明孩子可能并没有能力将食物移动到嘴的后部进行吞咽。这是正常的。因为，在此之前，孩子并没有接触过比母乳或者奶粉更黏稠的食物，他们需要点时间来适应。最初的几次可以将辅食稀释，逐渐变得更黏稠。你也可以过一两周再进行尝试。

4. 他足够大吗？

一般来说，当孩子的体重达到出生体重 2 倍的时候（典型的是 4 个月左右），至少 6 千克，可以给他们添加辅食。

辅食的质地

传统上，**给孩子的第一口辅食通常是半液体状的大米米粉**。然而，家长也需要根据文化背景或者宗教背景考虑添加何种食物。在孩子掌握了之后，**在 7~10 个月之间，可以晋级到食物泥以及切得细碎的食物。在孩子可以通过牙齿和肌肉的协调处理食物之前，所有的食物都应该是磨碎或者细细切好的，或者在嘴里的时候可以很容易就融化的。**这是因为，与牙龈即可处理的食物相比，需要咀嚼的食物更容易呛到孩子。这种转变是一个逐渐的过程，不同的孩子差异很大。如果你的孩子是早产儿，你可能会发现这种转变非常的慢且困难。有一些孩子，非常难适应食物的新口感，你给他们喂新食物的时候，他们可能会咳嗽、作呕，甚至把食物吐出来。在这种情况下，你需要非常缓慢地引入新食物，将添加辅食过程变得比常规情况更长。即使是口腔敏感的孩子最终也能够适应，并且在该吃饭的时间准备好并且愿意进食。

辅食添加的 3 个基本点

从孩子尝试第一口辅食，到他和家里其他人吃同样的食物的过程，这种转变并不总是很顺利。

辅食并不会让宝宝睡得更久

如果你给孩子添加辅食的主要原因是你希望家里的夜猫子能够睡整觉，那要重新考虑一下，因为这并不管用。尽管很多人相信孩子胃里有点食物对睡眠能够起作用，但是研究并不支持这个观点。当孩子达到足够的发育成熟度，并且能够在醒来且不饿的情况下安抚自己时，他们能够睡更长的时间。

每个婴儿都是独特的，对于你给他吃什么都有自己的想法。有些孩子对辅食非常热情，简直像是在说"怎么才来"，而其他一些孩子则需要几个星期的尝试才能让他们最终进入这个陌生的领域。一旦你决定，是时候让你和你的孩子进行喂养辅食的挑战了，记住以下 3 个基本的点。

最先吃什么食物

传统上一般推荐大米米粉。因为认为孩子可以很好地耐受大米米粉，过敏的机会也比较低。但是，从科学研究上来说，和其他的单谷物米粉相比，大米米粉并没有显示出更优越的地方。米粉应该和母乳或者热的奶粉混合，根据孩子的进食技能稀一些或者稠一些。通常来说，1 茶匙（5 毫升）的米粉混合 4~5 茶匙（20~25 毫升）的母乳、奶粉或者水。**在孩子 6 个月的时候，他们的铁储备大大减少，婴儿米粉中的铁为孩子提供了每日铁需求量的 30%~45%。**米粉中的铁能够被机体很好地吸收，会将孩子的铁储备恢复到需要的水平。婴儿米粉同样提供了非常可观的维生素 B_1、维生素 B_2、维生素 B_3 以及维生素 B_6 的水平。**尽管有高蛋白的婴儿米粉可供选择，但一个健康的、生长正常的婴儿并不需要高蛋白米粉中额外的蛋白质。单谷物、强化铁的米粉（例如大米、燕麦、大麦）是最佳选择。除了强化铁的米粉，对婴儿来说，还有更好的铁来源，包括红肉，这些食物的添加宜早不宜晚。**

应该吃多少

给婴儿小份食物。他所吃的 1 茶匙（5 毫升）或者 2 茶匙（10 毫升）食物看起来太少，不用担心，最初的几次这样是没关系的。你并不希望他吃了太多的辅食而吃不下所需要的母乳或者奶粉。在这个时间点，辅食仅仅是以奶为主的膳食的额外添加。即使是一个有吃辅食经验的 6 个月大的孩子，也仅仅每餐吃 3~4 茶匙（15~20 毫升）。剩余的营养需求可以通过母乳或者奶粉达到。这种情况会持续一段时间。孩子的热量需求取决于生长速度以及孩子的活动量。6 个月 ~1 岁的婴儿大约每天需要 110 千卡 / 千克体重的热量，大约每天需要 850 千卡，由辅食、母乳或者奶粉一起提供。记住很重要的一点，孩子可以根据自己的需求调整自己的能量摄入。

何时能添加新的食物

传统来说，每次只添加一种新食物，这样可以让孩子有个接受新食物的过程。如果你每餐都提供新食物，当发生食物的不良反应时，很难判断到底是哪种食物引起的。每隔几天，引入一种新的食物，给宝宝时间去适应新食物的滋味和质地。

尽管有些食物更容易引发问题，但其实任何一种食物都有可能引起过敏或者食物不耐受。如果你或者其他家庭成员，有食物过敏问题，那么你的孩子食物过敏的概率也更大。但是真正的食物过敏，会启动免疫应答，其实是非常少见的。更可能的情况是，你的孩子其实是对特定食物或者配料的不耐受，而食物不耐受可以引起腹泻、腹胀、排气增加，这常常被误认为是食物过敏。和真正的食物过敏不同，食物不耐受并不会引起免疫应答。一般来说，**在出生后的第一年，避免进食和过敏相关的食物，包括小麦、鸡蛋蛋清、坚果，以及牛奶。**但是，**并没有科学依据证明这样的做法能够预防食物过敏，**实际上，只有很少的一些证据表明，推迟引入辅食（尤其是小麦）能够预防食物过敏。在任何情况下，请仔细检查食物成分标签。

爸爸的新角色

开始添加辅食的时候，父亲能够帮助喂养孩子。请鼓励父亲参与到孩子发现新食物的过程当中。

如果你的孩子似乎对某种特定的食物有过敏反应，则需要在再次将其纳入孩子的饮食前，将它从孩子的食物中去除至少1~3个月。基本的原则是，如果最开始的时候你没有成功，过一段时间再进行尝试，如果食物在后续的尝试中又引发了过敏反应，那么在未来的数个月之中，都要避免这种食物。研究显示，**在孩子1岁的时候，大多数孩子都能够很好地耐受那些早先引发过敏的食物。腹泻、皮疹、哮喘、恶心、呕吐、肠绞痛或者荨麻疹等症状，提示是真正的食物过敏。**

不要用奶瓶喂辅食

不要被那些好心的建议误入歧途，一个很常见的错误建议是，如果你不能让孩子很好地接受辅食，你可以用奶瓶给孩子喂混合了母乳或者奶粉的稀释的大米米粉。将奶嘴的口变大，这样的话，你可以用一种不忙乱的方式给孩子添加辅食。但是这种方式对于婴儿来说，并没有学到任何和吃辅食相关的进食技能或者社交技能。另外，这样喂辅食还增加了孩子摄入过多热量的风险。

用勺子喂孩子

在用勺子喂养的时候，使用以下的建议，以确保这个过程是尽可能享受并且成功的。

1. 尽管你的目标应该是在每天的固定时间喂养孩子，但是在最开始的时候，在孩子饥饿并且表现出想吃的迹象的时候，对他进行喂养。

2. 坐在孩子的正前方，并且确保孩子直立坐在他的餐椅内，以减少呛咳的风险。

3. 将勺子放在孩子的正前方，大约30厘米的距离，等待，直到孩子的注意力集中到食物上，当孩子张开嘴的时候，将勺子伸入孩子的嘴中。

4. 在喂食的时候，和孩子说话，但是要避免孩子过分激动。

5. 不管是快还是慢，根据孩子喜欢的节奏进行喂养，只要孩子想吃，就可以继续喂。

6. 当孩子表现出已经吃得足够饱了，就不要再给更多的食物了。

尊重孩子，让孩子自己选择

雷米尔，6个月大，已经尝试了米粉、水果和胡萝卜泥。但是当他的妈妈给他提供西蓝花的时候，雷米尔拧着脸、作呕、大叫，将食物吐了出来。之后的几顿饭，他的妈妈重新回到了只给孩子喂可以接受的食物，然后将少量的西蓝花和雷米尔最爱的胡萝卜泥混在一起。在这种混合成功了几次之后，他的妈妈再次尝试弄碎的西蓝花。这次，雷米尔吃得狼吞虎咽。他的妈妈意识到，雷米尔之前的表现不代表他讨厌这种食物，仅仅是因为这是一种新的、不同于之前的食物，孩子需要时间去逐渐习惯它。同一个新的食物，你可能需要多次尝试（有时候 10 次甚至更多），之后你才能得出"孩子不喜欢它"这样的结论。

从辅食开始一餐

在孩子吃完辅食后再喂奶。在每餐的最开始，孩子最饿，也最愿意尝试新食物。记住，在最开始的阶段，辅食只是对母乳或者奶粉的额外添加，并不能取代母乳或者奶粉。

寻找舒适的地方

尽管给孩子喂何种食物是最大的问题，在什么地方进行喂养有时候同样也是个复杂的问题。如果你的孩子可以坐起来，那是时候拿出高脚椅子（或婴儿专用餐椅）。但是，如果他学会了吃，但是还没有掌握在无支撑的情况下坐直的技能，你需要找个对你和孩子来说都舒适的地方。你可能会发现，让孩子坐在你的腿上比较合适（将所有的易碎品拿开），或者你也可以尝试婴儿提篮或者静止的摇椅。他可能会略微蜷起来，但是应该能够直立起来吃饭和吞咽，并且没有呛咳。你可以选择任何地方进行喂养，但请记住这是非常短暂的一段时间。一旦孩子可以自己坐，则在家人的餐桌旁放一个高脚椅是最佳的喂餐地点。确保孩子在使用时系好椅子上的安全带。

判断孩子是否喜欢吃这种食物

对于孩子是否喜欢你喂给他的食物，你可能得到一些令人感到迷惑的信息。甜的食物，比如苹果泥，他通常会心甘情愿地接受。但是**对于一种新的蔬菜，孩子就可能皱起脸，但这并不一定意味着孩子不想吃，这可能仅仅是孩子对新的、意料之外的口感和质地的反应。**再次尝试它，不用管孩子的面部表情如何，只要孩子张嘴、想吃更多。如果孩子拒绝，休息一段时间后再次尝试。父母常常在无意识的情况下给出自己喜欢或者不喜欢食物的信号，特别是他们给孩子喂自己本身就不喜欢的食物时。在给孩子喂你自己不喜欢的食物时，不要让你的情绪影响到孩子。

如何知道孩子吃饱了

最终你将知道孩子吃饱的信号——他可能往后靠、嘴闭紧，或者转过头去。当孩子的手眼协调性更好的时候，他甚至可能试着将勺子从你手里推开。这是你停止喂孩子的信号。不要指望孩子每顿都有一样的胃口。任何健康孩子的胃口都不一样。有时候你会吃惊他怎么吃这么多，有时候他对食物不感兴趣又让你感觉抓狂。

孩子何时可以自主进食

对特露迪来说，和她的孩子安内洛雷相处的最初几周是非常愉快的。安内洛雷吃得很好，不吃的时候就睡觉，在摇篮里就像瓷娃娃一样。但是，当安内洛雷开始出现越来越高的需求时，特露迪就会觉得孩子很烦人。安内洛雷逐渐适应了辅食，她开始自己伸手抓勺子，或者把她的手伸到碗里去。特露迪是一个非常爱整洁的人，这时她会停止喂饭，清洗孩子，给孩子换衣服。等他们重新吃饭的时候，安内洛雷大叫，虽然她很饿，但是她太烦躁而不能好好吃饭。而另一方面，特露迪也因为孩子乱作一团，并且拒绝她准备的食物而非常生气。有一天特露迪对着孩子叫："和整天喂你、帮你清洗相比，我有更多的事情可以做！"

在下一次的检查中，他们的儿科医生注意到特露迪紧绷的情绪和安内洛雷的焦躁，医生深入咨询并且找到了问题的根源。他同情特露迪，他承认这很难。当你习惯于一种宁静又有秩序的常规时，要面对处理各种混乱和破坏。但是他也指出，作为一个不到1周岁的孩子，安内洛雷已经非常好了。在未来很长一段时间内，都不应该期望她像个大女孩那样。

医生解释说，越早允许安内洛雷制造点小混乱，她能够越快地学会整洁。但是这不是一朝一夕之间完成的。他给出了特露迪如下建议：

1. 在厨房给孩子喂饭，而不是餐厅，同时在高脚椅下面铺上报纸或者塑料布，来接住掉在地上的东西。

2. 给安内洛雷手指食物，同时也可以给勺子、不易碎的碗，这样孩子可以按照自己所想，学习自主进食。

3. 如果特露迪感到紧张、愤怒，这时她的丈夫应该帮助她，给孩子喂晚上的那餐。

4. 特露迪也可以喊朋友或者邻居和她坐在一起，帮助她在中午的时候给孩子喂饭。

在婴儿 7~9 个月的某个时间，婴儿学习将东西放在嘴里。如果有机会，他们会学习自主进食。一旦你的孩子有很好的指尖抓握能力，则可以用大拇指和食指捏起物件，那么任何他可以拿起来、放进嘴里的食物都可以被认为是手指食物。放在口中容易溶化的食物，比如婴儿饼干、面包片、原味曲奇、切片奶酪、手指三明治，以及干的谷物，都是不错的选择。这同样是一个让你的孩子逐渐适应使用勺子的契机。在给孩子喂餐的时候，可以让他有玩的间隙。当最终孩子完全自己吃饭的时候，做好心理准备——帮他收拾的时间可能和吃饭本身的时间一样长。

也是在同样的时间，你可能希望帮助孩子尝试用杯子喝水。许多母乳喂养的宝宝从未使用过奶瓶，而是直接使用杯子。两个把手的塑料鸭嘴杯是第一选择。但是，在孩子 10~12 个月之前，大部分的液体会洒在孩子身上或者地上，而不是进到孩子的嘴里。尽管如此，仍然要记住很重要的一点，玩耍和实验的过程是孩子吃饭的一部分，对于孩子独立性的培养也很重要。由孩子主导，跟着孩子的节奏提示他是还饿还是就餐完毕。如果你强迫喂孩子，他可能会扔掉食物，或者含着食物不进行吞咽。在孩子吃饱的情况下，给孩子喂更多也可能引起呕吐问题。但是最重要的是，在吃饭的时候，永远不要让孩子单独一人或者无人照看。他们并不知道自己的能力限制，可能很容易因为吃得太快或者给自己嘴里一次塞得太多而呛到自己。如果你家里有大孩子，确保他们在吃饭的时候不会喂东西给小宝宝。

自制辅食 VS 成品辅食

在你制定给孩子准备首次辅食的日程表之前，你需要首先做一些决定，你是准备自己做辅食，还是购买罐装的预制食品。在这一点上，并没有正确的答案，这取决于你的预算、生活方式和关注点。

家庭制作辅食的优点及注意事项

自制辅食的优点

自己准备宝宝食物的一个优点是，他能够很快习惯你家庭常规吃的东西，而不是那些你永远不给家人吃的罐装售卖的混合物。烹饪和研碎简单的食物，比如胡萝卜、土豆、南瓜以及香蕉，是很简单的。但是当孩子的口味和吃饭技能增长，可以吃豌豆、玉米、青豆、桃子、菠萝这样的食物的时候，食物的准备工作需要一点时间。它们需要被研磨成泥或者搅碎，从而转变成孩子能够轻松应对的质地。手动食物研磨器就有针对不同质地的磨盘，便宜，并且使用简单。

为了尽可能地保留食物的营养，最好采用烘焙、炙烤或者蒸煮食物。比如煮蔬菜的时候，使用少量的水以保存营养；新鲜蔬菜尽量在一天内进行烹饪；新鲜蔬菜存放在冰箱里的时候，维生素 C 和一些 B 族维生素可能会丢失；如果你给孩子提供的是给家里其他成员的食物，在加盐之前把孩子的食物分开；购买罐头或者冷冻食品的时候，选择低盐及无添加糖或者脂肪的。

如果对你来说，时间和便利性是首位，自己制作食物并不总是最佳选择。一些父母喜欢制作一些婴儿食品在家里吃，并储存在购买的辅食罐里，用于旅游或者应对一些突发情况。如果你自己制作食物，处理和准备孩子食物的时候，要确保遵照食物安全注意事项。

如何加热辅食

取出和加热孩子一餐需要的部分辅食。如果你取出得太多了，把剩余的扔掉。如果把剩下的食物重新装到罐子里，会导致细菌的繁殖，而且孩子唾液里的酶也会对食物进行分解。

将宝宝的食物仅仅加热到体温即可。如果你使用微波炉加热，要将容器的盖子去除，在低功率下仅仅加热几秒钟。小心，不要过度加热。微波加热可能会造成局部过热，从而烫伤孩子的口腔。还有，较黏稠的食物，如肉泥、蛋黄，如果放在罐中加热，很容易在微波炉中导致过热，从而飞溅甚至爆裂。安全起见，将食物从罐中取出，将它放在微波炉适用的盘子里，或者压根就不使用微波炉进行加热。

准备宝宝餐的食物安全提示

✓ 尽可能保持制作食物的工具和场所的清洁。菜板、海绵擦、抹布都是广为人知的细菌繁殖场所，可能导致食物传播疾病。

✓ 在准备食物前，用热的肥皂水清洗双手，准备生熟食物之间同样也是如此。使用一次性的纸巾或者刚洗过的干毛巾擦干双手。

✓ 将肉类加热到 71℃（美国农业部推荐在准备所有肉类的时候，使用即时肉类温度计，因为有时候肉类在较低的温度下看上去像是已经熟了）。

✓ 做好的肉类存放时间不超过 2 天。

不管你是自己制作婴儿食品，还是购买普通食品或者有机食品，都适用同样的基本原则。

成品辅食的优点及注意事项

罐装食品的优点

罐装预制食品是非常方便的，让家长们不再忙乱，方便携带，而且食物有丰富的口味和配料。如今婴儿食品种类繁多，从简单的水果泥到有异国情调的水果点心，到有机小扁豆米饭的晚餐。你不需要担心钠含量，因为盐并不添加到市售的预制婴儿食品中。但是，一些晚餐和甜点，确实添加了糖或者改良的食用淀粉。尽管这两者都是安全的，但是它们代替了更有营养的原料。一些婴儿食品成品根据适合的年龄阶段将产品分类，通常是划分为1、2、3三个阶段以及幼童食品：细糊状的食物给刚开始添加辅食的孩子，更黏稠粗糙的食物给大一些的孩子。但是这种分阶段有时候并没有让你的选择变得更简单，反而变得很迷惑，因为这些产品并不适用标准的年龄和分段。有两个可以广泛适用的规则：刚开始辅食的孩子适用于1段，除非你的孩子已经很有经验，否则不要给他幼童食品，这种食品中常常含有大块状食物。

添加辅食之前，除了母乳或者配方奶，孩子仅仅需要很少或者完全不需要额外的水分。但是现在，辅食成为他正常饮食的一部分，因此需要额外添加水。白水是解渴的最佳选择，不会增加额外的热量，尤其是在炎热的天气。你可能会希望在给孩子喂餐的时候也提供水，这样你的孩子可以得到所有的液体需求量。

使用市售婴儿食品的注意事项

✓ 检查包装上的有效期，确保没有过期。

✓ 在橱柜中，以室温保存未打开的罐装食品。

✓ 确保盖子的真空密封按钮是向下的。如果已经弹起，则扔掉食物。

✓ 开罐子的时候，注意听嘶嘶声或者爆裂声。如果盖子的中央弹起，说明密封是好的，食物是安全的。

✓ 从罐子中取出你认为孩子食用的量，不要直接用罐子给孩子喂食。在罐子打开后，将未食用的部分立刻进行冷藏，剩下的部分可以保持新鲜1~2天。

✓ 大多数制造商都警告不要冷冻婴儿食品。尽管冷冻的做法是安全的，但是可能会改变食物的质地（一些生产商提供冷冻食物系列，它们经过特别制作，可以保持食物的风味和口感）。

有机食品

有机婴儿食品，可以在一些大超市或者健康食品店购买到。由于大家越来越担心杀虫剂以及其他农药对孩子健康的影响，有机食品越来越受欢迎。有机作物生长在以粪肥或者堆肥为肥料的土壤里，而不是化学合成物。有机食物，包括肉类，它们的来源不含有额外添加的激素、抗生素、蜡质以及其他添加物（参见第13章）。**并没有证据显示有机食品更加安全，但是一些最近的证据显示它们有更高的营养含量。**

一些家长担心孩子接触到杀虫剂，尤其是水果和蔬菜中，杀虫剂和它们的大小成比例。一般来说，产品中的杀虫剂水平都在环境保护部门（Environmental Protection Agency）所设定的安全范围以内。而且，制作婴儿食品的过程会将残留杀虫剂的水平降到非常低的水平，最终的产品并无可检测到的农药残留。专家警告，**和目前所允许的杀虫剂水平的可能风险相比，儿童膳食中水果和蔬菜摄入不足的危害要大得多。**

应该给孩子有机食品吗？这个可根据你的生活方式和经济情况来决定。市售有机婴儿食品，或者供家庭制作婴儿食品的有机产品，一般都要比普通品牌贵得多。

不要给宝宝吃蜂蜜

尽管蜂蜜看上去像是给婴儿的健康食品，但是请不要给婴儿蜂蜜。它和婴儿肉毒中毒相关，这种疾病可能致命。美国儿科学会并不推荐给12个月以下的孩子吃蜂蜜。这是因为肉毒杆菌的孢子有时候可以在婴儿的消化道内生长并产生毒素，导致可能致命的疾病。而成年人的消化道有可能阻止肉毒杆菌孢子的生长。

不同种类辅食添加时间建议

关于何时在孩子的膳食中引入新食物，并没有固定不变的规则。但是下表提供了一些最基本的辅食添加指南。注意辅食添加时间段有重叠，这样的话，可以对应同样年龄但是不同发育阶段的孩子。

建议时间段	建议辅食
4~7个月	添加水果、单谷物米粉，以及蔬菜
7~10个月	提供水果泥或蔬菜泥，比如香蕉泥或者苹果泥、蛋黄，以及一些大人所用食材（并无特别的顺序）；细细切碎或者剁

建议时间段	建议辅食
	碎的畜肉和家禽
9~12 个月	引入混合软食,比如炖菜、通心粉加奶酪和意大利面;酸奶、奶酪;豆类
12 个月之后	如果需要,给低脂牛奶（1% 或 2%）

米粉

你可能希望以原味单谷物米粉开始。在 6 个月之后,你可能希望尝试米粉和水果的混合搭配。你可以购买现成的,比如大米和香蕉混合米粉,或者李子干和燕麦混合米粉,你也可以自己进行搭配。根据孩子的吃饭能力来确定食物的黏稠度和粗糙度。

在最开始的时候,孩子可能只吃几勺,但是最终他每天可能吃约半杯（一杯约 240 毫升）量的强化铁的米粉。

如果没有其他的铁来源,强化铁应该至少吃到 18 个月。其他的优质的铁来源包括牛肉、鸡肝、豆腐、小扁豆,以及小麦胚芽。然而,**如果孩子喝的是强化铁的配方奶、补充了含铁的多种维生素,并且食用肉类,他就有可能摄入过多的铁。**请咨询儿科医生,确保你给孩子的含铁食物和铁补充剂是恰当的。

面包

当你给孩子添加面包和米粉的时候,就让孩子第一次接触了小麦,它同时也是一种潜在的过敏原。如果他月龄已超过 4 个月,也没有关系,一些证据支持在 7 个月前添加面包可以预防麸质过敏。无小麦的面包和米粉包括大米饼干、玉米或大米米粉。仔细阅读标签,因为小麦可能是一种隐藏的原料。如果孩子对小麦无不良反应,那么小片的全麦面包、皮塔饼,或者贝果、无糖麦片是很好的手指食物。

全麦面包 vs 普通小麦面包:差别在哪里

和白面包（也被称为普通小麦面包）相比,全麦面包有更好的营养价值。它们都是由小麦面粉制作的,对于父母来说,重点是要知道全麦面包和普通小麦面包的差别。全麦面包包含纤维丰富的糠层,以及营养丰富的麦胚层,可以提供维生素 B_6 和维生素 E、叶酸、铜、镁,以及锌元素等。相反,普通小麦面包由去除了糠层和麦胚的精制小麦制作。全麦面包和普通小麦面包都强化了维生素 B₁、维生素 B₃、铁元素和叶酸。你需要仔细阅读标签来进行正确的选择。不要被"小麦""全麦制作""未漂白小麦"，甚至"多谷物"所迷惑。相反，请寻找将 100% 全麦列为第一原料的标签。

水果

所有的罐装即食婴儿水果都添加了维生素 C，每份可以为孩子提供维生素 C 需求量的 35%~45%。如果你选择市售商品，请从单一水果开始，逐渐过渡到两种或者三种水果混合，再到添加了额外木薯粉或者大米粉的水果泥。软的、易咬碎的罐装水果通常都不错。如果你选择普通罐装水果，要确保孩子的饮食中包含良好的维生素 C 的来源，比如维生素 C 强化的果汁。根据孩子吃饭的能力，可以将新鲜水果，比如桃子、梨、李子或者香蕉磨碎、切粒，或者切成块。

果汁

水果汁，比如橙汁、苹果汁或者梨汁，很容易成为小朋友的最爱，有时候甚至让孩子不想吃其他食物。这些果汁营养中等（所有的婴儿果汁都是强化维生素 C 的），且很容易过量。请给孩子选择 100% 纯果汁，而不是 10% 的果汁，因为后者会额外添加糖分。

然而，在给孩子果汁时不要犯常见的错误，即无限制地给孩子果汁。不仅仅是因为它会影响孩子吃饭的胃口，同时喝下过多的果汁也可能引起腹部痉挛和腹泻。研究发现，梨汁是最差的选择，其次是苹果汁和葡萄汁，而这些是婴儿混合果汁中最常见的成分。如果你给孩子儿童果汁，请用等量的水冲兑。每日为孩子提供的果汁量不要超过 1/2 杯，（约为 120 毫升）。不要选择普通瓶装或者易拉罐装蔬菜汁，因为常常有很高的含钠量。水永远是解渴的最佳选择。让孩子习惯白水的味道，这种好习惯可以让孩子受益终生。

蔬菜

如果你自己制作宝宝食物，要知道在婴儿早期，家庭自制菠菜、甜菜、萝卜、胡萝卜和羽衣甘蓝并不是好选择。因为它们的硝酸盐含量足以影响孩子体内血液中氧气的运输。市售预制蔬菜通常是安全的，因为生产商会检查其硝酸盐含量。豌豆、玉米、青豆、南瓜、混合蔬菜和红薯是家庭制作宝宝食物更好的选择。

肉类

在宝宝 7~10 个月的时候，他可能每天吃 3 顿饭，辅食所占的比重更大，母乳或者配方奶有所减少。这时候，给孩子提供其他来源的蛋白质就变得非常重要，比如肉泥或者切得很碎的肉（包括家禽）。

你可能会发现在宝宝最喜欢的食物名单里，肉类排在最后。如果把肉做成泥状，微微加热，再混合一些宝宝爱吃的食物，比如他喜欢的蔬菜，宝宝可能更容易接受。在这个年龄，孩子仍然容易发生呕吐，并且没有磨牙磨碎食物，即使是切得很碎的肉吃起来也比较费力，甚至可能引起窒息。虽然孩子并非每天都需要吃肉，但如果孩子没有其他好的铁的来源，那么富含铁的肉类就非常重要了。一罐对应孩子年龄的约 70 克市售预制肉类，大约可提供 50% 每日蛋白需要量。除了铁，它也可以提供大量的维生素 B_2、维生素 B_3 和维生素 B_6。尽管过去认为蛋黄是良好的铁来源，但它所含有的铁并不太好吸收。铁强化的米粉和肉类是孩子最佳的铁来源。

混合食物

位于宝宝膳食新食物名单最后的混合食物，包括吞拿鱼炖菜、通心粉和奶酪等，再到幼儿的罐装晚餐和冷冻主菜。和肉相比，所谓的婴儿罐装晚餐提供更多的是蔬菜。因为这种食物大多数含有少量肉、一些蔬菜，同时还有淀粉类辅料和调味料。这些晚餐的原料差异很大，因此如果孩子有食物过敏或者食物不耐受的话，请仔细阅读标签。

甜点

如果你给刚开始学习吃辅食的孩子提供甜点，很大的可能是他会很乐意接纳这些食物，甚至想吃更多。但是在这个年龄段提供甜点并不是一个好主意。很多市售预制的甜点只不过提供了大量的糖，并没有什么营养价值。用水果或者酸奶（1岁以后）给孩子提供点甜味，以此结束孩子的一餐吧。

大便的改变

在孩子吃辅食之后，如果他的大便颜色和气味发生变化，不要紧张。有些蔬菜可以导致大便颜色的改变，特别是甜菜、菠菜、豌豆。黄色、绿色，甚至红色的大便并不少见。孩子吃的东西会影响大便的质地和黏稠度。吃香蕉产生的便便看上去像是小的蠕虫，而吃桃子产生的便便像是小石子。**大米米粉可能导致硬便，这种情况下，换成另一种米粉（比如燕麦、大麦）可能是一个好主意。**如果你的孩子在吃某种食物后出现排气过多、腹泻，或者胃部不适，几周内不要再喂这种食物，停止一段时间后再进行尝试。

维生素和矿物质补充剂

母乳为孩子生命前 6 个月提供了全面的营养，但是维生素 D 例外。婴儿配方奶是根据孩子完全维生素和矿物质需求而设计的，在这一点上，纯母乳喂养无法做到。在孩子开始断奶之后，你的儿科医生会检查孩子是否得到了充足的营养。是否需要添加多种维生素或者矿物质，需要你和儿科医生讨论。在你做出决定前，以下内容是你需要知道的。

维生素

市售的婴儿用维生素和矿物质补充剂为液体状，通常为维生素 A、维生素 D、维生素 C，或者为维生素 A、维生素 D、维生素 E、维生素 C，或为维生素 B_1、维生素 B_2、维生素 B_3、维生素 B_6，含或者不含铁。最近，单独的婴儿维生素 D 滴剂已经有售，这些对于母乳喂养的婴儿非常重要。维生素 D 滴剂为非处方药，可以直接购买。所有的婴儿在出生后不久，包括母乳喂养的孩子到大一些的孩子，都应该补充每日所需的 400 国际单位维生素 D。

氟

氟是另一种重要的营养成分，它对于孩子的牙齿形成非常关键。**如果你所居住的区域水中并未加氟，或者你只给孩子瓶装水，又或者你的饮用水经过了逆向渗透系统的过滤，美国儿科学会推荐在孩子 6 个月以后，在两餐间给予含氟的补充剂。**含氟补充剂，单独或者联合维生素，尽可以通过处方购买。给当地的水源公司打电话，弄清楚你所使用的水中是否含氟。在一些地区，水中自然含有氟，但是含量太低而不能给孩子的牙齿提供益处。如果当地的水中未加氟，请跟儿科医生咨询关于氟添加剂的问题。

一个健康的婴儿，如果吃母乳或配方奶以及各种辅食，其中包括很好的铁以及维生素

A 和维生素 C 的来源，除了维生素 D 以外，并不需要维生素或者矿物质补充剂。但是，如果你的婴儿由于慢性健康问题影响进食，进而有营养缺乏的风险，或者他的胃口不佳，你应该咨询儿科医生是否需要补充剂。

12~18 个月宝宝的饮食计划

在孩子 1 岁之后，你可以将母乳 / 配方奶转换为普通奶。在 12~24 个月，如果孩子肥胖或者超重，再或者有高胆固醇血症、心脏病的家族史，孩子的医生可能推荐减脂（2%）牛奶。在从全脂奶转换为减脂（2%）牛奶之前，要和孩子的医生或者营养师进行确认。表 2-1 为宝宝的饮食计划。

表 2-1　宝宝的饮食计划

在孩子从全母乳或奶粉喂养过渡到常规饮食加上母乳或减脂（2%）奶、低脂（1%）奶、脱脂奶的转换末期（一般是 12~18 个月），孩子的日常摄入应该和下面的差不多。	
食物	份
奶	480~720 毫升
水果和蔬菜	4~8 汤匙（60~120 毫升）
面包和谷物	4 份【1 份相当于 1/4 的切片面包或者 2 汤匙（30 毫升）的大米、土豆、意大利面等】
肉、禽类、鱼、蛋	2 份（每份大约 15 克）或者 1 汤匙（15 毫升）

注：食物中"份"是指标准化的一份食物可食部分的数量，用于膳食指南的定向指导。食物份量的确定，主要根据能量或蛋白质含量核算。

敏感的口腔和粗糙的口感

有些宝宝难以适应粗糙的口感，尤其是他们在吃光滑的食物中遇到小块状食物时。一个典型的例子是酸奶中的块状物或者水果果肉。这些孩子口腔非常敏感；有一些孩子还同时对较大的声音或者明亮的光线过度敏感。此时家长要有耐心，逐渐添加新口感食物，要确保熟悉的食物并没有将不受欢迎的"不速之客"隐藏起来。最终，你敏感的"食客"会接受各种各样的口感。只有一小部分孩子真的有口腔厌恶。在这种情况下，喂养专家可以帮助孩子适应不同的口感。

辅食添加中家长经常问到的问题 ╱

1. 我的儿科医生建议暂时不要给孩子添加辅食，但是邻居的孩子是同样的年龄，并且已经添加了辅食。我的孩子落后了吗？

通常来说，孩子在 4~6 个月之间添加辅食。然而，要听从儿科医生的建议。尽管一个孩子 4 个月时也许就可以添加辅食，但是另一个孩子可能要等到 6 个月，甚至更大一些。这些孩子都是正常的，儿科医生会根据孩子发育的情况来给予辅食添加的建议。

2. 4 个月的时候，孩子还是不能安睡整晚，我的婆婆说给孩子添加辅食能解决这个问题。

你的婆婆是好意，但是研究并不支持这一观点。你的孩子只有在消化系统和神经系统成熟之后，才能睡更长的时间。要有耐心，你会发现孩子很快可以睡整晚。

3. 为什么大米米粉通常被推荐为最开始添加的辅食种类？

大米不含麸质。麸质是一种蛋白质，存在于一些谷物中，可以引起过敏反应。然而，使用大米米粉作为开始辅食，更多的是基于传统，而非科学依据。不同的文化引入了不同的食物，应该对其进行尊重。孩子也有可能对大米过敏，但是非常罕见。

4. 孩子（每天）需要多少热量？

孩子的热量需求取决于其生长速度和活跃程度。记住重要的一点：孩子吃的是食物，而不是热量，他们会根据自己的需求调整摄入。

5. 是否有必要每次只添加一种新的食物？

如果每餐都提供新的食物，在发生食物过敏时，会很难找出到底是哪种食物的问题。在刚开始的时候，每隔几日引入一种新的食物是安全的做法。

6. 当孩子换成喝牛奶的时候，可否直接喝脱脂奶？

年龄在 12~24 个月大的孩子，如果有肥胖或超重，或者家族中有高胆固醇或心脏病史的，一般儿科医生会建议孩子喝低脂（2%）奶。准备从全脂奶换到低脂奶时请咨询儿科医生或营养师。

第3章

幼儿期营养
（1～3岁）

幼儿对他们已经知道的东西会感到更舒服，包括食物。孩子更愿意保持简单的食谱而不轻易尝试新食物。

　　幼儿在两岁这一年，整年的体重增加可能不超过 1.4~2.3 千克，而在出生后的 4 个月内就可能增加这么多。从现在开始，你的孩子会以更缓慢、更稳定的速度生长，直到另一个生长发育高峰——青春期的到来。因为他现在生长得更慢，所以他不需要像在第一次生长高峰时吃得那么多。

　　戴维和海伦在宝宝安德鲁顺利添加辅食的时候，认为他们已经搞清楚了所有喂养的问题。实际上，在满 1 周岁时，安德鲁会吃任何他们喂的食物，可以很好地用杯子喝水。他很容易从泥状食物过渡到质地更粗糙的食物。现在他大部分饭菜和父母吃的一样，不过是剁碎的。

　　但是，安德鲁进入幼儿期后，突然就什么都不吃了。戴维和海伦先是鼓励他"为爸爸吃一口……为妈妈吃一口……"，之后又恳求他"就再多吃两口"，最后变成威胁他"如果不把西蓝花吃掉，就不准吃曲奇"。不管他们怎么尝试，安德鲁总是没吃完就早早地开始玩食物。他们感到非常绝望，问他们的儿科医生："我们到底哪里做错了？"

　　"放松，"医生安慰他们，"孩子食欲下降在发育的过程中是正常的（第 13 个月），而安德鲁正好处于这个时期。"

　　"试着给他更小的分量，只在他看起来想吃更多的时候再给第二份。别在食物上讨价还价，如果你用水果或者酸奶作为甜点，则把它们作为餐的一部分，同时在安德鲁想吃的时候再给他吃。"

　　"最后，如果他开始玩食物了，这是他想让你知道吃饭时间已经结束，提示你应该去清理桌子，进行下一项活动。"

告诉孩子吃饭时间结束了

　　幼儿注意力集中的时间有限，这适用于玩，也适用于吃饭。如果你的孩子想离开餐桌，让她去。但是将餐盘收拾干净，并且不要用远离餐桌的曲奇或者饼干来弥补就餐时的不足。如果他饿了，他会好好吃下一顿饭。

生长减速

　　当你发现孩子的食欲明显减低的时候，有所警觉是正常的，可能从大约 9 个月大的时候开始出现。在达到 9 个月到 1 岁的里程碑后不久，大多数孩子都是真正意义上的幼儿了，他们会发展出新的技能，顽皮地探索越来越广阔的世界。所以人们理所当然地认为，一个活跃的幼儿会需要额外的食物来提供其不停活动所需要的营养。但是，似乎是为了平衡这些发育上的巨大飞跃，幼儿的生长速度放缓了。

儿科医生将这个时期称为生长减速。**这一时期大约从 6 个月大的时候开始，通常在 18 个月的时候结束。**生长减速在出生时体重过重（4~4.5 千克），但父母是平均身材的孩子身上最明显。虽然部分孩子会比他们的父母在相同年龄时更高更重，但大多数还是遵循家族模式的生长比例。所以在最初的快速生长期后，孩子发育减缓，以一个和他基因所匹配的速度稳定下来。生长减速和追赶生长是相反的，后者是孩子因为疾病导致生长受挫时的弥补性生长。更少见的是，由于宝宝的医学问题或者孕期原因，孩子的出生体重和之后的生长与家族基因所预测的不同。比如，由于母亲有妊娠期糖尿病，宝宝的体重会比预测的要大。

家长负责提供食物，孩子决定是否吃

当你给孩子提供食物的时候，你和孩子都有责任。你负责决定提供什么，你的孩子决定是否去吃它。换句话说，"家长提供，孩子做决定。"斯特恩医生的一个 3 岁小病人的妈妈常常试着哄骗孩子说："为妈妈再多吃一口！为妈妈再来一口！"一天，她的女儿说："为我自己，我一口不吃了！"

在很多家庭中，经常发生的是，家长宣布晚饭吃什么，孩子进行抗议。然后家长对孩子吃得不够多感到很焦虑，又重新问孩子想吃什么。这一系列的行为导致了很多后果，而且全部都是负面的。首先，当家长问孩子想吃什么的时候，就将孩子放置在一个替家里人选择食物的角色上，而这是不合适的。孩子没有足够的知识来做出这样重要的选择，期望他们来决定吃什么对自己或者家里人有益是不公正的。其次，如果有不止一个孩子，每个都有不同的要求，家长变成了一个餐厅厨师——这个吃汉堡，那个吃意大利面，还有人想吃炒鸡蛋……如果孩子不喜欢提供给他的食物，你并不需要道歉或者找借口，你所要做的只是告诉他："这是我们今天要吃的。"鼓励、劝说，或者贿赂孩子来吃都是错误的，研究显示这样的努力所获得的效果与本意正好相反，孩子所吃的量可能更少。如果你的孩子拒绝吃你提供的饭，你并没有义务提供其他选项。你可能担心如果孩子不吃，他们会饿。他们当然会！他们饿的时候，他们就会去吃。没有比饥饿更好的刺激方式让孩子试试新的东西了。然而，如果你的孩子因为自己的自主选择错过了一顿饭，这不会让他们生病，他们可能已经准备好吃下一顿饭或者零食了。如果下顿不行，也许再下顿就可以了。

将关注点离开食物

通过让孩子自己选择，培养幼儿的独立性，但是不要过头。换句话说，让孩子在你筛选出的食物中进行选择。

让他参与到食物和餐桌的准备工作中。给他一个能做的工作，不管在你看来是多小的事情。你的孩子会更多地关注成就感，而不是食物。

不要强制孩子吃什么

首先要保证你的优先权。作为成年人，让你的孩子学习健康的饮食方式是你的工作。这意味着你需要在规律的时间提供健康的餐食。你同样需要将食物准备成孩子能够学习自己去吃的形状和质地。你应该在用餐时间陪伴孩子，这样孩子可以学习在一个安全、社会可接受的方式下进食。但是你是食物的提供者，而不是警察。不管任何年龄，都由孩子自己决定在所提供的食物中他想吃什么，也决定一餐到底吃多少。

家长需要做的是，根据《美国居民膳食指南》（www.cnpp.usda.gov/DietaryGuidelines.htm）的原则选择健康的食物，并提供合适的分量，尊重孩子的接受能力。如果孩子说他已经饱了，他知道他在说什么。不要坚持"再多吃一口"，或者强迫孩子吃完所有的东西。

当孩子看上去似乎拒绝了你给她的所有食物的时候，很自然你会担心孩子吃得不够。这可以理解，如果孩子拒绝了你充满爱心准备的食物，你会觉得很失望。

担心孩子吃得不够多

关于劝说孩子吃饭，儿科医生建议家长退一步。在有食物可吃的情况下，健康的孩子并不会把自己饿着，试着让他们多吃只会事与愿违。

爱我，必须爱我的食物吗

孩子拒绝食物时，她并不是在拒绝你。如果你停下来并思考一下，你会发现她的负面反应正好说明你的工作是成功的。你的孩子足够信任你才会说"不"，有足够的自信认为这个拒绝不会改变你对她的爱。所以要接受她告诉你的事情。

不管孩子是直接拒绝食物，还是把食物搞得一团糟，尽量少评论，不要祈求他或者跟他讨价还价。把餐具收拾好，提供面包或者餐桌上其他的食物作为替代，如果她拒绝，告诉她用餐时间已经结束了。如果你问她想吃什么，或者当场拍桌子走人，你都是将自己置于一场无法获胜的战争中。

你自然要尊重孩子的喜好。坚持给孩子吃质地和口味让她作呕的食物并不公平。在任何一餐，餐桌上提供的食物应该是合理的选择，以全麦面包或饼干作为另一个选项，以应对孩子不喜欢主菜的情况。然而，如果孩子常常作呕，这意味着她可能在吃上有不能忍受的压力。也许这时候应该退回去，从最开始的食物开始。允许孩子在你筛选出来的食物中进行选择，这是合理的。

贾森在出生时有心脏杂音。儿科医生告诉他的父母，心脏杂音不需要治疗，孩子长大就会消失。"随着孩子的成长，"医生向他们保证，"这种类型的心脏杂音会在 14 个月之前消失。"

贾森几乎没生病。他在大概 6 个月大的时候除了母乳，开始添加辅食。然而，他的父母很担心，因为他比其他孩子个头小。他们担心如果他长得不够大，心脏杂音不会消失。每次贾森吃完一餐，他们都会强迫他再多吃几勺。但贾森总是把脸转过去，他知道自己已经吃饱了，并不想吃强加到他身上的多余的食物。最终，他的父母不再坚持。

贾森 1 岁体检时，他的儿科医生笑着对他的父母说："虽然他个子小，但是比例很好。贾森在稳步生长，他几乎都能走了，他的发育很好。不要担心他吃饭，让他自己决定吃多少是对的。这是一个很有主见的男孩！"

儿童吃饭习惯的研究结果显示，**孩子生来就有根据能量需求来调整食物摄取的能力。如果家长试着控制孩子的食物摄入或者坚持每餐都清盘，那么他们就是在干扰这个自然的系统。**一个典型的错误控制的例子是，因为孩子没能吃完蔬菜，就以不能吃甜点为惩罚。如果你提供甜点，不要把它看得和西蓝花有什么差异。一顿饭中的每种食物都有同等的价值。可让甜点成为健康餐的一部分，不要将它作为良好行为的奖励。

一个阻止喂食战争发生的方法是让孩子参与到做饭的准备过程中。当你准备餐桌时，让他自己选择餐具，比如，是要红色的还是蓝色的。即使他有自己最爱的盘子或者杯子，他仍然可能用些不同的、"特别的餐具"，来调节一下。在孩子可以拿起的水壶中倒一点牛奶或果汁，让他自己给自己倒一杯饮料。如果大部分喝的都洒在高脚椅的托盘上，也不要担心，你的孩子同样可以享受参与帮助收拾的过程。如果一个孩子不喜欢围嘴，给他用布餐具塞在下巴下面，他可能更有长大的感觉。

记住，当和吃相关时，一个孩子寻求独立的驱动力会强到不可思议。迪茨医生有一个例子：有一个严重脑瘫的患者，无法自主进食。尽管他有这样的缺陷，但是他自主进食的需求如此强烈，以至于不管多饿都拒绝任何人喂他。迪茨医生花了好几周的时间，才摸索出如何帮助他自己吃饭。最终发现，可以将食物切成他可以处理的小块，他动手把每一小口放在勺子上，然后送进嘴里。

"再吃一口"——将食物含在嘴里

大卫，18 个月大，已添加的辅食是种类相对有限的食物，不喜欢吃肉，但长得很好，精力旺盛。他的父母并不担心，他们相信他最终会享受更多样的食物，就像他的哥哥一样。

在朋友举办的烧烤午宴上，有人给了大卫一个汉堡包，他咬了一大口，咀嚼了很长时间。因为不愿吞下讨厌的肉，但又渴望成为一个有礼貌的客人，大卫把汉堡包含在嘴里，拒绝了吞下或把它吐出来的所有建议。在那天晚上睡觉前，他的母亲担心孩子可能会窒息，哄着他、恳求他，但是不得要领。最后，让他的哥哥觉得有趣的是，母亲轻轻地捏了大卫的鼻孔，他立即把嚼过的汉堡包喷在了母亲的身上。

虽然大卫的母亲实际上没有强迫他吃食物，但是她回忆说，她曾警告过他几次"在烧烤会上做个好孩子"。大卫将此解读为吃东西。尽管他母亲是好意，但大卫感到压力，并且用他可能最委婉的方式来抵制：含在嘴里。他会允许他非常不喜欢的食物进他的嘴里，但没有更进一步的吞咽。

幼儿含着嘴里的食物离开桌子，并不少见。一些孩子咀嚼了一会儿，然后吐出食物；一些孩子则可能在嘴里含上几个小时，直到他们看起来像花栗鼠。孩子以这种含着食物的方式，吃下比他想吃的量更多的食物，只是为了满足坚持"再吃一口"的父母。有些孩子是因为不喜欢食物的口味或者质地，或不敢吞下。

"我要自己吃！"

随着孩子的肌肉协调能力稳步进步，幼儿们开始学习自主进食。但是在一段时间内你仍然需要向他们伸出援手，并且在相当长的时间内，都不要指望就餐时他们能做到整洁。但是，**你越早让他们自己吃饭，就算会有点乱糟糟，她就能越早进入发育的下一个阶段——正确使用餐具，告别高脚椅，和家人同坐在餐桌上。**

帮助孩子吃饭并不是用勺子强迫喂孩子。在需要时进行帮助，但是让你的孩子承担起将食物从盘子送到嘴里的任务。最开始的时候，幼儿主要是直接用手来拿东西吃。随着协调能力的进步，她会很开心地学习使用餐具，这时请注意避免锋利的刀具。这时看护者要给孩子正确的工具以完成任务——耐摔的餐具、有吸盘的盘子（使它们不会在餐盘上滑动）、钝边的勺子并且有小手指能轻易抓住的手柄，以及双把手、吸嘴安装牢固的杯子。

一份宝贵的学习经历

孩子第一次接触任何食物都是通过他的感觉。他希望探索食物的质地或者感觉，不光是用舌头，同样也要用手，就像他爱用手指头捏泥巴，让沙子从手指间滑落。让他在宝宝餐椅上玩食物、用食物作画，毕竟在水池中冲洗干净只需要1分钟。这个阶段，和其他阶段一样，在你意识到之前就会结束。

我的孩子需要吃多少

一个幼儿的饮食习惯不可预测。一天他可能狼吞虎咽地吃下足够两个人吃的早餐，但是在后来的某餐，他可能几乎都不动他的盘子。接下来的一天，他可能吃3/4的量加上一些点心。

一个幼儿需要的食物量是可以保持其良好生长速率以及全面健康的量。尽管幼儿每日摄入的平均热量水平大约在1000千卡，但这并不意味着他不需要每日固定数额的卡路里摄入，你也不需要去算他摄入了多少卡路里。实际上，孩子的卡路里需求根据他们的活动水平以及他们的生长速度和代谢水平，差异很大。如果你的孩子吃得不如隔壁邻居家的孩子多，或者看上去吃了人家的两倍多，这是因为他们的需求是不一样的。忍住哄孩子再多吃一口的想法，同样，也不要拒绝孩子再来一小份的要求。

有一个关于"孩子需要自己来做主决定吃什么以及吃多少"的例子。卡西是一个25个月大的女孩，她因为骨骼异常需要多次手术。因为卡西很瘦小，吃饭很挑剔，所以她的母亲带她来找我们。她的母亲希望她在手术后能够恢复体重，所以母亲努力让卡西多吃。我们在一餐中观察到，她的母亲告诉卡西，如果她能将饼干吃完，她就能吃一点糖果，而卡西看着母亲，放下饼干，拒绝再吃。

给幼儿提供的餐量

幼儿的能量需求并不是特别高，下面是喂养孩子的一般原则。

每天，一个1~3岁的孩子需要大约16千卡/厘米身高的热量。这意味着，一个身高约为81厘米的幼儿应该每天平均摄入1300千卡热量。但是这个量因每个孩子的体型和活动量不同而不同。孩子的餐量大约是成人的1/4。

以下是一个平均水平的幼儿餐举例。

✓ 28 克的肉，或者 2~3 汤匙（30~45 毫升）的豆子

✓ 1~2 汤匙（15~30 毫升）的蔬菜

✓ 1~2 汤匙（15~30 毫升）的水果

✓ 1/4 切片面包

在参考表 3-1 建议的平均每日摄取量的基础上，你的孩子需要在获得足够热量的同时，满足所有的蛋白质、维生素和矿物质需求。

表 3-1 不同类别食物幼儿每日摄入份量参考

食物类别	每日食物份量	每日热量	每份相当于
谷物	6 份	250 千卡	面包 1/4~1/2 切片 熟的谷物、大米、意大利面 4 汤匙（60 毫升） 干的谷物 1/4 杯 饼干 1~2 片
蔬菜	2~3 份	75 千卡	熟的蔬菜：每增加 1 岁需要增加 1 汤匙（15 毫升）
水果	2~3 份	75 千卡	熟的或者罐装水果 1/4 杯 新鲜水果 1/2 片 果汁 1/4~1/2 杯
奶制品	2~3 份	300~450 千卡	奶 1/2 杯 奶酪（即 14 克或 2.5 厘米边长的立方块） 酸奶 1/3 杯
蛋白质类：畜肉、鱼、家禽、豆腐	2 份	200 千卡	28 克 [相当于 2 汤匙（30 毫升）肉泥] 鸡蛋 1/2 个（包括蛋黄和蛋白）
豆类：干的大豆、豌豆、小扁豆	2 份	200 千卡	泡过、煮熟的豆类，2 汤匙（1/8 杯，30 毫升）
花生酱（仅限于柔滑型）	—	95 千卡	1 汤匙（15 毫升）花生酱薄薄地抹在面包、烤面包或者饼干上

注：1.食物中"份"是指标准化的一份食物可食部分的数量，用于膳食指南的定向指导。食物份量的确定，主要根据能量或蛋白质含量换算。

2.表中的"杯"是约 240 毫升的测量杯。

用点心来加点油

根据孩子的能量需求，孩子的胃并不能装下足够多的食物，所以两餐之间会饿。许多孩子需要早上和下午的点心，这时家长应该规划好加餐，避免和午饭或者晚饭冲突。加餐应该是健康、营养均衡的食物。

绝大部分生蔬菜对于幼儿来说吃起来都很困难，还有一些蔬菜，比如胡萝卜、整颗的圣女果、整颗的绿豆、芹菜可能导致幼儿窒息的严重危害。但是没有理由不让幼儿去享受精心烹饪且切成他们可以接受的小块蔬菜。任何大块的食物或者一整勺块状的花生酱都是有害的，不应该给4岁以下的孩子吃；同样的建议适用于任何类型的坚果、花生，或者爆米花，因为幼儿没有能力嚼碎食物、安全吞咽。大块的花生酱可能会粘在孩子的腭部，从而导致窒息。

幼儿饮食：均衡营养

你并不需要计算出每顿饭或零食（表3-2）等每种食物确切的每日摄入量。注意遵循这样的理念：提供多样化的饮食，在2周的时间里，各个类别的食物都有充足的量。如果你遵循"给幼儿提供的餐量"里的大原则（表3-1），幼儿就可以得到营养均衡的饮食，包括谷物，蔬菜和水果，肉类、鱼和蛋，奶制品。

很多家长说幼儿不喜欢吃肉，其实常常是因为幼儿还不习惯肉的质地，而家长们担心如果没有肉的话，孩子没有足够的蛋白质摄入。但是他们很少想起，其实还有很多的食物中含有蛋白质，包括奶类、蛋类，甚至一些植物类食物（比如大米、豆类），所以在保证蛋白质的摄取方面，孩子并不需要每天都吃肉。

表3-2　幼儿健康零食

新鲜水果	苹果、香蕉、桃子、油桃、梨（切片）； 樱桃、葡萄、李子（切片或者碾碎，并且去核）； 部分橙子或葡萄柚（切成小片）； 草莓
水果干	苹果、杏、桃子、梨（切碎）； 大枣、李子（去核，切碎）； 葡萄干

续表

蔬菜	胡萝卜、青豆（煮熟，切丁）； 蒸熟的花椰菜、西蓝花； 山药（煮熟，切块）； 豌豆（为安全起见需碾碎，否则孩子可能吸入整颗的豌豆）； 土豆（煮熟，切块）
奶制品	奶酪（奶酪碎或者切块）； 白软干酪； 新鲜或冻酸奶； 牛奶
面包和谷物	全麦面包； 切成小块的百吉饼； 饼干（撒盐饼干、全麦饼干、全谷物饼干）； 干谷物； 椒盐脆饼干； 年糕
肉／蛋白质类	鱼（罐装吞拿鱼、三文鱼、沙丁鱼；白鲑鱼） 花生酱（柔滑、薄薄地抹在面包或者饼干上）

对食物短暂的狂热

　　一个 2 岁的孩子喜欢某一种食物，可能坚持吃同样的食物整整 10 天、20 天，或者 30 天。但是在第 11 天、第 21 天，或者第 31 天，他可能突然就不喜欢这种食物了，并且说："我不要吃它！"根据幼儿的心理，他是对的。在他的想法里，他曾经习惯吃它，但是他现在不想吃了。

将菜单简单化

幼儿喜欢简单的食物。别试图用精心制作的食谱来诱惑挑食的幼儿，还把自己搞得精疲力尽。对孩子来说，很多食物他都是第一次吃。厚重的调味料和酱汁会掩盖食物本来的味道，这可能让孩子不愿意吃这种食物。幼儿对他们知道的东西感到更舒服，包括食物。孩子更愿意保持简单的食谱而不轻易尝试新食物。考虑到宝宝每天需要学习这么多东西，并且仅仅数次尝试后就能掌握许多新技能，你就可能对这种保守倾向表示理解。

如果孩子喜欢，家长即使每天给同样的食物，也没有错误。但如果你将食物多样化，会更容易达到营养均衡。家长可能认为孩子是习惯性动物，因为他们会风雨无阻地拿花生酱和果酱三明治当午饭。往往家长才是建立这个习惯的人。家长要经常试着去引入合理的替代食物，包括轮换的晚餐安排、不同的点心、新的早餐食物。

新的食物：每次加一点

当你引入一种新的食物时，你可能会发现，在孩子习惯这种食物以前，最好只在盘子上孩子最喜欢的食物旁放上不多于 1 茶匙。在每一个年龄段，最好都只给一小份，如果孩子想再来一些，再给一份。堆满食物的盘子可能会吓到孩子。

幼儿的父母要学会不把任何事情当做理所当然，尤其是在吃方面。幼儿们对食物的喜爱和抗拒可谓"臭名昭著"，别把这当作一个问题。相反，应简单化，让孩子从餐桌上的食物进行挑选。如果他总是拒绝某一种特定食物，不发表评论，暂停一段时间，然后再试试。或者当孩子要求吃这种食物且符合你的做饭计划时，再次提供这种食物。

如果孩子连续数日坚持吃同一种食物，而且食物富有营养并且健康，那么给孩子提供它并没有害处。提供小份的其他食物或者新食物时放在孩子最爱吃的食物旁边，孩子迟早会进行尝试。

当家里人坐下来吃热狗午餐的时候，4 岁大的尼科勒并不想吃午餐。她的母亲用箔纸把尼科勒的热狗包起来，放进冰箱。到了 2 小时后的零食时间，尼科勒又取出冷掉的热狗，拒绝了母亲加热热狗的要求，直接开心地吃了起来。

和在餐桌上陷入僵局的差感觉相比，忽略掉一餐的做法要好得多。不管是小孩还是大人，在真正饥饿的时候食物最诱人。

尝试的恐惧

仿佛孩子吃得少、挑食、只吃一种食物这些问题还不够家长忙碌似的，许多父母发现餐桌对面的那个人对食物持有非常保守的态度。你给 2 岁大的孩子做了新的东西，似乎肯定食物的颜色和香味会勾起孩子的食欲。但是孩子叉着胳膊、牙关紧闭、眼睛向前看、跟雕像一样。没有东西可以引诱孩子去吃饭。

关于食物，幼儿知道什么是让他们感到舒服的。不管你如何努力去做，以及你认为做出来的食物有多好看、吃起来有多好吃，孩子们都没有去试试新东西的念头。

此时不要给孩子不必要的关注，让孩子看你吃饭、享受新的食物，孩子会从你的示范中学习。

尝试，尝试，再尝试

一项研究显示，**孩子要在平均尝试 10 次之后，才会接受新的食物**（在那个时候，已经不是新食物了）。一些孩子接受得更早一些，但是很多孩子要多于 10 次。所以，如果一开始你没有成功，不要放弃，继续给小份食物，不要对此大惊小怪。迟早孩子会尝试，并可能将这种食物视为他的常规食物。

将新食物放在喜欢的食物旁

你不能强迫幼儿吃新食物。相反，试着在孩子饿的时候，将一小份新食物放在孩子喜欢的食物旁边。

拒绝食物和进餐"战争"

孩子拒绝食物带来了家长快速的情绪反应，幼儿将此解读为家长的关心。他们喜欢这一家长给予的额外时间和关注。

幼儿常常选择在吃饭时间上演"独立秀"。这对于付出了时间和努力，甚至是发挥了想象力来准备一餐的家长来说，是非常难受的。更糟糕的是，孩子这些闹心的行为常常出现在父母劳累的一天工作之后，或者你被家里其他人的需求缠住时。幼儿们很快就认识到拒绝食物是非常有效地获得关注的方法，这种新习惯很快就养成了。所以，为了维持与孩子的轻松对话，请将关注点放在家庭当日的事务和活动上，而不是幼儿吃或者不吃什么。

不要把液体食物当作正餐

一些幼儿喝奶和果汁太多，以至于在更有营养的正餐和点心时间而毫无胃口。过多的奶量摄入，超过了辅食的量，可能会对健康产生危害，比如严重贫血。 并且，饮用太多果汁的孩子可能出现幼儿腹泻（水果中的果糖和山梨醇不能被很好地消化，可能导致腹泻）。在这种情况下，一个其他方面健康的孩子在一天中会排出大量的半液体状大便，通常含有较大量的未消化食物。这并不是严重的健康问题。在这种情况下，重要的营养成分被机体正常消化吸收了，体重的增长也不受影响。主要的问题是可能发生尿布疹。

奶是必需脂肪、蛋白质、钙类和维生素 A、维生素 D 的重要且经济的来源。但是将每天的奶量限制在 480~720 毫升（2~3 杯中等大小玻璃杯）是可以的。

如果在孩子渴了的时候，给孩子水喝，而不是给果汁，到了吃饭时间孩子的胃口可能会更好。水比含糖的饮料（比如果汁）更加解渴。果汁确实可以提供一些维生素 C，可能是水果中天然含有的，比如柑橘类果汁，也可能是额外添加的，如苹果汁。强化钙的橙汁是钙的好来源。然而，果汁是提供这种营养成分一种相对昂贵的方式。而果汁提供的热量，孩子其实能够从更有营养的其他辅食中获得。

如果你告诉孩子没有果汁，提供水来替代，孩子会喝水，并且不抗议。或者你可以用一两周的时间逐渐减少果汁的量，每次给的果汁量少一些，并且用更多量的水来稀释。

培养良好的就餐习惯

让就餐更愉悦的小窍门

一些家长对给孩子喂饭感到很焦虑，他们感觉必须在吃饭的时候给孩子提供玩具或者放视频等才能使吃饭变得愉悦。食物是营养来源，并非娱乐，你不需要为了让孩子吃饭将就餐区域变成一个主题餐馆。从长远来看，这种方法也是得不偿失的。孩子可能发现，如果没有分散注意力的东西存在的话很难吃饭，也可能学不会社会可接受的行为。

所以在吃饭时间，请将电视关闭，清理掉玩具或者其他分散注意力的东西。就餐时鼓励孩子表达自己的想法，参与到家庭对话中来。

将家庭用餐时间变得特别；坐下来和孩子一起吃；在餐桌前用餐，而不是电视机前；甚至给孩子的点心也应该在特别的地方给他们，而不是边跑边吃。避免在孩子看电视的时候吃点心，这么做会导致后期无意识的过食和体重增长。

以下是保持就餐愉悦的一些小窍门，解决了婴幼儿的父母们常遇到的问题。

✓　在用餐时间保持开心，不要因此而受挫崩溃。如果孩子希望自己吃的话，允许他用手指头给自己喂东西吃。对此，要有预期，会有乱糟糟的场景出现。这时只需等待，直到孩子吃完再收拾。

✓　来一点创造力。如果你将食物做得很有吸引力，孩子更有可能去吃某种食物。为什么不用饼干切割模型将三明治切成不常见的形状呢，或者将香蕉冷冻，然后鼓励孩子蘸着一杯酸奶或者苹果酱吃。

✓　一起准备健康的点心。与孩子共同制作并且分享水果果昔。给孩子切片的香蕉、牛油果或者酸奶。

✓　在就餐时，孩子应该和家人坐在一起吃，而不是分开吃。所有的家人应该坐在餐桌前一起吃饭，相互交谈。这时要保持电视机关闭。

改编自：American Academy of Pediatrics. *"I won't Eat It!"Answers to Your Questions About Feeding Babies and Toddlers.* Birch L, Dietz W, eds. Elk Grove Village, IL: American Academy of Pediatrics; 2009.

避免关于食物的争执

遵循以下原则，你可以帮助维持家庭餐桌前的和谐气氛。

✓　没有食物应该被完全禁止。如果孩子知道家里的某种特定食物他们不能吃，那么这种食物就会变得更有吸引力，在可以得到的时候，更有可能过度食用。避免因为这些食物引起冲突的简单做法就是不让它们出现在家里。那些被认为对孩子健康不利的食物，也不应该放在家里给成人吃。针对策略应是不让这样的食物出现在家里，而不是禁止孩子去吃，同时强调什么食物对于全家来说是健康的。

✓　孩子不应该自由接触食品箱和冰箱，应该由家长来决定孩子吃什么。

✓　给孩子合适的分量，而不是让他们自己喂自己。这样你能掌握分量的大小。

✓　家庭里的每一个人都应该避免将高热量（高脂肪含量）的食物作为常规食物。

✓　不要让步。保持一致很重要。如果幼儿并不想吃你提供的食物，你又给了其他一些东西，那么下次再遇到这种问题，孩子会难对付得多，因为他知道你会让步。孩子的坚持可能变成发脾气，因为他知道他越努力，你就越可能让步。但是适度的发脾气并不会伤害任何人，让他把怒气发泄掉，但是不要屈服让步。

不给糖就捣乱

在家庭特殊场合提供薯片、冰激凌或糖果不会对孩子造成任何伤害，但没有必要诱惑你的孩子。不要在冰箱里放大容器装的冰激凌，也不要在食品柜里放大容器装的饼干和咸点心。无论是购买或者自制，上述零食只在特殊场合提供合适的的分量。然后，当你的孩子问起，你可以诚实地回答："现在家里没有了。"并提供新鲜水果、蔬菜或全谷物饼干来代替。

逐步淘汰奶瓶

一个仍然用奶瓶的幼儿如果知道可以喝奶，那么他可能就不吃正餐。所以鼓励你的孩子用杯子。比如，你给孩子喂水的时候，总是用杯子来装。**奶瓶应该在 12~24 个月之间被逐步淘汰。**

鸭嘴杯可以作为奶瓶和开口杯之间的过渡， 它们可以让倾洒量减少到最小（除非幼儿打开盖子）。当你开始用鸭嘴杯的时候，所有的液体都用它，包括奶，然后在孩子可以掌握鸭嘴杯时，及时换成开口杯（比如双把手的杯子）。但是记住，只有在孩子渴了或者用餐时，才需要用开口杯。如果你让孩子整天抱着杯子，杯子就像安全毯一样，那么最后可能会饮用过量（需要换更多次尿布）。同样，频繁地饮用奶、果汁，或者碳酸饮料，可能导致蛀牙，因为牙齿持续浸渍在甜饮料中，会导致细菌生长。也不要让你的孩子上床时带着杯子或者鸭嘴杯。如果你将孩子的奶量限制在每天 480~720 毫升（2~3 杯），不要担心因此减少了孩子的钙和维生素摄入量。其实孩子可以从平衡饮食的其他奶制品和食物中获得足够的量。

食物安全——食物导致的窒息

对于所有幼儿，食物导致的窒息都是常见的严重危害。小块食物可能很容易卡在喉咙里阻塞气道。4 岁前，他们并不会在咀嚼时进行磨碎。这也是坚硬光滑的食物，比如**坚果、硬糖对于小于 4 岁的孩子来说很危险**的原因，因为他们并没有能力将它们咀嚼好。窒息常常发生在孩子试图同时做多种事情的时候，比如边跑边吃或者边说话边吃。如果孩子喜欢某种食物的味道，他可能会试着将整块食物塞进嘴里，直到两颊塞满，像个花栗鼠。但他并不能移动下颌骨进行咀嚼，也不能很好地吞咽。特别危险的是硬质食物，比如生的胡萝卜和芹菜；有弹性的食物，如煮糯的土豆；圆的、硬的食物；热狗和其他肉，以及厚的黏糊糊的涂抹料，比如花生酱。可以溶解于唾液的食物通常被认为是安全的（如全麦饼、谷物、面食）。

对于食物导致的窒息，可以采取预防性的步骤：

✔ 将食品切成适于幼儿处理的大小。

✔ 不要让孩子边吃边跑步或者边吃边玩耍。

✔ 确保年长的孩子不要把不合适的食物给幼儿。

✔ 永远不要将幼儿独自一人留下吃东西。

✔ 教会孩子先吃完嘴里的东西再说话。

✔ 孩子吃饭时，多注意孩子的举动，因为窒息的孩子可能无法发出任何声音。

对幼儿来说危险的食物

✔ 热狗（除非在切片前将其纵向切成四份）

✔ 硬糖果，包括果冻

✔ 坚果

✔ 大块的花生酱（花生酱可以被薄薄地涂在面包或者饼干上，但是不要直接给幼儿大块的花生酱）

✔ 爆米花

✔ 生吃胡萝卜、芹菜、青豆

✔ 种子（如加工的南瓜子或葵花子）

✔ 整个葡萄、圣女果（请切成 1/4 大小）

✔ 任何大块的食物，如肉类、土豆或生蔬菜和水果

窒息儿童的家庭急救

当一个孩子吞下或吸入物件的时候（通常是食物），阻碍了呼吸，有可能出现窒息而威胁生命安全。这是需要急救的紧急情况。如果孩子窒息，不能呼吸，在你开始急救时，

让人拨打紧急医疗服务（拨打 120）。对于具体和完整的窒息指导，参考附录 F 中的图表。但是如果孩子出现咳嗽、哭，或者能说话，不要做任何处理，而是拨打急救电话（120），或者打给儿科医生。

脂肪是把"双刃剑"

脂肪在生长发育中的重要作用

年幼的孩子需要来自脂肪的热量，以满足生长和大脑发育。这在孩子的极早期尤其重要。即使是成人，我们也需要适量的脂肪来提供能量，保持皮肤健康和富有弹性，帮助伤口愈合，并使头发变粗且有光泽。脂肪可帮助机体吸收对健康必不可少的某些维生素，还给食品添加了风味和令人愉快的口感。

过量摄入脂肪的危害

然而，太多的脂肪可以增加人们患心脏病和其他相关疾病的风险。心脏病是美国和其他发达国家导致死亡的首要原因。从儿童时期起，减少饮食中的过多脂肪，可以降低心脏病风险。

现在营养专家建议在 2 岁后，儿童的饮食应逐渐调整，直到其每日所需热量有 1/3 来自脂肪。这个比例同样适用于成年人，所以将全家人都放在低脂肪的饮食计划中，是相当简单的事情。如果家中有人患有心脏病，那么这样做尤为重要。

和其他家庭成员一样，2 岁以后，你可以将幼儿的奶换成低脂（2%、1%）或脱脂牛奶，帮助孩子培养对低脂肪食物的偏好。当他们快上幼儿园时，开始购买脱脂酸奶。提供适量奶酪，并选择脱脂牛奶制成的奶酪。山羊奶奶酪和酸奶的饱和脂肪含量比大多数牛奶制品要低，比较一下标签。和冰激凌相比，不添加糖的果汁冻、果汁冰棍和脱脂冻酸奶是相对更健康的冷冻零食。

你可以用低脂肪食物替代高脂肪食物（表 3-3），以减少膳食中的脂肪含量（如用烤鱼代替汉堡包），或减少同一种食物中的脂肪含量（如用烤鱼来代替深度油炸裹面的鱼片）。

表 3-3 减少脂肪摄入的食物替代方案

需要避免的食物	可替代的食物
汉堡包、热狗	瘦鸡肉、鱼、蔬菜汉堡

续表

需要避免的食物	可替代的食物
炸薯条、加工的马铃薯块、配黄油或者人工黄油的即食马铃薯	烤马铃薯、自制烤箱炸薯条、配低脂酸奶或脱脂奶的捣碎或荷叶边形的马铃薯
炸鸡或炸鱼、市售的裹面的鸡或鱼的预制品	烤或烧的鸡和鱼
甜甜圈、丹麦酥皮饼、牛角面包、烤蛋糕	全麦面包、百吉饼、英式松饼
巧克力曲奇饼干、糖霜蛋糕、布朗尼	全麦饼干、无脂肪曲奇饼、燕麦红枣饼干
冰激凌、奶昔	果汁冻、冰牛奶、脱脂冻酸奶、果汁冰棍、水果、酸奶奶昔

营养补充剂：把你的钱省下来

在美国，维生素和矿物质缺乏罕见，甚至在那些饮食很不均衡的人群中也是这样。这是因为我们的很多基本食物（面包、谷类、大米、牛奶和人造黄油）强化了维生素或矿物质，或两者同时强化。

很多消费者已经学会了通过食品标签上的标注，来快速计算其营养物质的含量，以确保孩子摄入的维生素和矿物质达到推荐膳食摄入量 (RDAs，recommended dietary allowances)。健康专家常常使用膳食营养素参考摄入量（dietary reference intake）来评估营养摄入，虽然名称变了，但是其数值和旧的推荐膳食摄入量数值接近，并且目的是一样的，即守卫健康。

推荐膳食摄入量设置的参考值远高于我们实际上需要的数额。基于《美国居民膳食指南》(www.cnpp.usda.gov/DietaryGuidelines.htm) 的均衡饮食完全可保证每个年龄组孩子大部分维生素和矿物质的摄入。各类食物（即使很小的部分）均衡摄入的幼儿，总会得到足够的必需营养素。

人体需要维生素将食物转化为能量；矿物质，比如钙，对于制造骨骼和肌肉是必要的。机体对其需要的量很少，可以从正常饮食中获得。

广告和商家的促销活动为加工过的食品和补充剂试着植入这样的想法：孩子的饮食缺乏维生素和矿物质。他们对家庭施加压力，使用营养补充剂来应对营养不足。这些声明不是由卫生专业人员所写，而是由推销产品的广告作家所写。其实，大部分的孩子并不需要大多数维生素或矿物质补充剂。健康人体只保留所需要的水溶性维生素（维生素 C 和 B 族维生素），其余的从尿液中排出。

还有另一个关于补充剂的注意事项（广告不会说）："太多的好东西会变得有害。"例如，脂溶性维生素，如维生素 A 和维生素 D 储存在组织中，摄入剂量过高时，机体蓄积至一定水平对机体产生危害，使人生病。铁、锌和其他矿物质长时间高剂量摄入，在体内积聚，可能会对消化道、肝、心脏、肾脏和其他器官产生不良影响。所以把钱花在大多数营养补充剂（除了维生素 D），对于大多数孩子来说，不仅浪费钱，而且没有用处。

药物并不能弥补不良的饮食习惯。孩子如果营养不良或有和饮食不当相关的问题，需要改变的是饮食习惯或者食物的种类，而不一定是营养补充剂。但患慢性病的孩子在不能保证正常饮食的情况下，或者机体不能吸收某些营养物质，或对某些食物过敏，儿科医生可能会开营养补充剂，以满足其特殊需要。然而，一般情况下，仅仅当儿科医生建议您这样做的时候，再给孩子营养补充剂。

幼儿阶段，家长经常面临的喂养问题 ／

1. 无论我放什么食物在桌上，孩子总说："不要！"

孩子的这种抵抗只是独立性发展的正常迹象。家长可以继续提供常规、健康的饭菜和点心，但是让您的宝宝来选择吃什么和一次吃多少。

2. 幼儿阶段食量是多少？

大多数幼儿每天 3 小餐和 2 次点心即可。美国膳食指南的每日推荐量为约 16 千卡 / 厘米身高，或者平均一天约摄入 1000 千卡热量。但每个孩子胃口不同，同一个孩子每天的食量也不一样。

3. 每餐必须包括每类食物吗？

根据美国农业部饮食指南（the Department of Agriculture dietary guidelines）来决定孩子的饮食，保证 2 周内孩子营养摄入均衡即可。

4. 幼儿阶段需要多少牛奶？

每天 2~3 杯（480 ~ 720 毫升）是差不多的。在孩子渴了的时候提供水，两餐之间不要给孩子过多的牛奶和果汁。

5. 何时减少幼儿脂肪摄入？

孩子 2 岁后，逐步降低脂肪摄入量，直到每日的热量摄入约有 1/3 来自脂肪。这也是适合成人的比例。如果怕孩子肥胖，1 岁时可有意识地限制脂肪热量，但也仅仅在儿科医生建议时才合适。

6. 我的孩子永远无法吃完一盘食物。

建议提供更小的份量。孩子现在的增长比第 1 年慢很多，不需要吃那么多。如果你把太多的食物放在孩子的盘子里，可能会引导他吃下过多的食物。如果你放在他面前的是更小份的食物，他可能不会吃下那么多，如果孩子想要再吃，你可以再给一份。

Chapter 4

第4章

学龄期儿童营养
（3～10岁）

父母的责任是提供食物，孩子来决定是否吃它；贿赂或命令并不管用；让就餐时间成为孩子希望加入的愉快的家庭互动时间；就餐时间应被限制在合理范围。

处在学龄期（3~10 岁）的男孩和女孩，平均每年身高增长 5 厘米多点。相应地，每年体重增加约为 3 千克。不过，这些数字只是个平均数。许多因素，包括遗传、营养和整体健康情况等，都会影响孩子的生长速度。

当劳伦·梅尔发现自己第 N 次叮铃咣当地舞弄起锅碗瓢盆用心准备晚饭的时候，突然想到："这是我的房子，我的家人。我做饭，我说了算。我们应让自己快乐起来。"

她不再问孩子们他们想吃什么。相反，她准备和提供食物，不加评论。让劳伦吃惊的是，她两个 4 岁和 6 岁的孩子很快适应了她新的安排。当他们拒绝盘子里的食物时，他们总是可以用全麦面包和生蔬菜棒填饱肚子，而劳伦也将这些作为正常一餐的一部分。如果孩子们似乎吃得不多，劳伦不再哄骗、央求。她想起她的儿科医生说："对你来说它看起来不太多，但对 4 岁或 6 岁的孩子来说已经足够了。而你会想要被强迫进食吗？"于是，吃饭时的紧张局势得到了缓解，劳伦开始期待着将吃饭时间作为每天的放松、愉悦时间。

选择食物：大人的工作

家庭厨房不是点快餐或对食物讨价还价的地方。和餐厅的厨房一样，只能有一个主厨，并由这一个人做出决策。在非常多的家庭中，父母买食物，决定家里吃什么。因此，虽然孩子们在不同的时候可以选择吃什么，但他们也只能从父母所提供的食物中选择。既然父母决定买什么，因此，父母也决定儿童吃什么。

餐桌也是社交场合，为家庭成员谈论和分享当天的经历提供了重要的机会。即使你的孩子不喜欢提供的食物，你仍然应该期望她和家里的其他人一起坐在餐桌旁，让她自己去吃面包、沙拉和其他任何放在桌子上的食物，但是不能在她拒绝某种食物时又提供另外一种餐桌上没有的食物来替代。之后如果她饿了，可以提供加热的剩菜或另外一种健康食物。一定不要提供孩子原来要求的替代食物。

让孩子成为会思考的消费者

从孩子上学以后，就有可能受到电视广告的轰炸。半数儿童在电视上看到的广告是关于加工食品的，它们中的大部分食物都富含脂肪和糖，但纤维和蛋白质含量却很低。向孩子解释，广告商只是为了让消费者购买产品，即使它可能是不健康的选择。家长需要帮助孩子们学习成为会思考、有判断力的消费者，而不受宣传促销的影响。解释食品预算是如何运作的。最后，请记住，还有一个针对电视的安全防御系统——你可以把它关了，组织其他活动。

超市货架上，在儿童视野水平处，售货员故意堆满了被广告大肆渲染、利润高的物品。因此，在家写出一份购物清单，并根据它来购物是一个好主意。如果你会为了让孩子安静下来，而屈服于孩子对"这种"谷物或"那些"饼干的需求，那么不要带孩子进超市，这样你可以不被打扰地购物。例如，你可以与邻居互相帮助，交换购物和照顾孩子的时间，这样大家都不用担心了。大一点的孩子可能会喜欢在超市里帮忙，可以给他们购物清单，并帮助他们建立比较品牌营养含量和单价的能力，然后选择最值得买的。

让孩子能看到更多健康的食品

虽然孩子有与生俱来的能力根据自身对生长和能量的需求来调节能量摄入，但是他们并非总是能从最健康和最有营养的食物中得到他们需要的能量。多年前，研究儿童食物选择的人士宣称，孩子生来就可以平衡饮食。但是这些孩子仅被允许从已经选择好的一系列食物中进行再次选择，这些食物包括新鲜的、未经加工的，以及没有添加调味料、糖、口味增强剂或者人工色素的。但未给这些孩子提供曲奇、糖果、薯片或其他不健康的食物。

今天，孩子暴露于许多商业食品中，这些食品厂商试图掩盖其食品营养较差的信息，比如通过广告宣称它们"吃着很有趣"。所以，你要形成习惯去记录孩子在家和在学校吃饭的营养摄入值，并与《美国居民膳食指南》作比对。食物标签也是很重要的信息来源，从而获知食物中各种营养素的含量。为了保持健康营养，还需要教育孩子当家长不在旁边时能自己选择健康的食品。

太多孩子吃得不健康

虽然美国人可能享受着全世界最丰富和最经济的食品供应，但政府健康专家的一项调查揭示，在 2~19 岁的儿童和青少年中，其饮食模式令人担忧。很少有儿童和青少年摄入每日推荐量的水果和蔬菜。在水果、全谷物和牛奶摄入方面，2~5 岁的孩子比 12~17 岁的孩子有更好的饮食结构。学龄期儿童和青少年，几乎有一半每天摄入的水果少于一杯，超过 1/4 的孩子每日摄入的蔬菜不超过 1 杯。无论哪个年龄组，所有被调查的年轻人都摄入了太多的脂肪和添加糖。

所以父母要确保为孩子提供健康、均衡的饮食。同时为了保持低脂肪摄入，建议做到以下几点。

✓ 烹饪前去除肉上的所有脂肪。

✓ 使用不需要或很少需要脂肪的烹饪方式，比如炙烤、蒸等方法。

✓ 2 岁以上孩子换成脱脂或低脂的牛奶和奶制品。12~24 个月的孩子可以给低脂牛奶，特别是如果他们的身体质量指数（见第 7 章）大于第 85 百分位，有发展成肥胖者的担忧，或者有心脏病家族史。

所以，请提供大量的蔬菜和水果，以保证家人的纤维和维生素的摄入量。如果孩子不喜欢未经加工的蔬菜和水果，尝试将这些食物更多地纳入他最喜爱的食谱中。例如，你可以将苹果酱混合在华夫饼面糊中，或将蓝莓或香蕉片混合在薄煎饼里。用切碎的蔬菜，如洋葱、胡萝卜、芹菜、蘑菇、西葫芦、南瓜和茄子，来代替意大利面酱里的肉泥或塔可饼的馅料。为了改变常见的零食小吃，让孩子用生果块与切丁的奶酪制作属于他们自己的多彩串串，或提供生蔬菜棒搭配低脂蘸酱。

偶尔吃几餐不健康食物，没什么大不了

当你很努力去保持孩子接触的都是健康食品时，会有一些时候，比如约会玩耍和在别人家过夜时，你的孩子吃了你永远不会在家里提供的食物。更可怕的是，他可能会喜欢吃这些并且告诉你。

放松！偶尔的失误并不会毁坏健康基础。此外，孩子花时间与朋友相处获得的情感益处远大于油腻的或者营养贫乏的几餐可能造成的潜在伤害。

当孩子吃掉了提供给他的食物，并且没有浪费时，请赞美他，即使这不是他常吃的食物，并继续在家里提供健康饭菜。

不要让孩子超重

当你漫步商场或游乐园，可能会注意到很多孩子看上去超重，有可能他们的饮食是基于数量，而不是质量。关于孩子越来越重的原因，并没有什么秘密，主要是因为他们吃得太多，运动太少。

为了满足超重儿童对时尚服装激增的需求，一些主要的连锁零售商已经给儿童服装线增加了新的超大尺码，并且将它们的常规尺寸做得比以往更大。然而，相比于向零售商争

取更大尺寸的衣服，家长们更应该认识到孩子已经超重，应该找出办法帮助他们控制体重。

首先应注意食物的选择和增加运动量，已经证明这样可以控制体重。帮助家人保持身材，并降低日后多种疾病风险的一个方法是遵循《美国居民膳食指南》(www.cnpp. usda.gov/DietaryGuidelines.htm) 的原则。

强调主菜由复杂的碳水化合物组成，如糙米、豆类、全麦面食，正确准备，提供适量的量。这些食物脂肪含量低，是蛋白质和其他营养物质的来源。机体必须努力工作来消化它们，因此孩子们的饱腹感持续时间更长，和高脂肪食物相比，它们更不容易增加体重。再把牛奶换成脱脂牛奶和其他低脂肪奶制品。作为奖励，可给孩子提供冰冻果子露、没有添加糖的冷冻果汁冰棒和脱脂的冷冻酸奶，而不是冰激凌。和孩子一起参加常规的、适度的运动，如步行、骑自行车或游泳。不鼓励孩子吃零食时看电视，因为这会导致暴饮暴食的习惯。

调节体重的关键是使每日摄入的总热量与消耗的能量达到平衡。尽管 10 年前，人们认为，脂肪的摄入量是体重增加重要的决定因素，但最近的数据强调热量的来源并没有摄入的总热量重要，虽然所吃脂肪的种类对于心脏疾病的发生仍然很重要，其中，反式脂肪和饱和脂肪需要关注。目前的推荐是，儿童和青少年应该避免摄入反式脂肪，并且将饱和脂肪提供的热量限制在摄入总热量的 10% 以内。

凯伦通过节食，将衣服的尺码维持在了 6 号（L 号）。凯伦经历了肥胖的儿童和青春期，嘲讽让她感到生活悲惨，所以她下定决心不让女儿艾莉森重蹈覆辙。她自己做饭时，从来不从准备原材料这一步开始，因为家里只有两个人。她发现让艾莉森从超市的冷冻晚餐中进行选择，并且用冷冻、热量控制的饮食来管理她自己的体重，会更简单。她和艾莉森一周也外出就餐几次。在工作一整天后，凯伦经常抱怨说："我太累了，什么都干不了了！"于是，她会从沙拉吧选择绿叶蔬菜，而艾莉森同时会订购比萨饼或双层奶酪三明治。

青春期临近，凯伦对艾莉森明显增重感到震惊，她加倍努力，用无脂肪饼干、低脂冰激凌、冷冻酸奶、无脂肪的配料和其他低脂肪替代品取代艾莉森喜欢的甜点心。在艾莉森的再次体检中，凯伦表达了她的顾虑："我让她只吃无脂肪的食物，但她仍然不能减重。"

儿科医生解释说，无脂肪并不意味着低热量。例如，很多的减脂食物是高糖、高热量的。你可能被超市货架上 100 千卡的零食包装吸引，但请记住在孩子正常需要之外，即使只增加 100 千卡，体重也可能增加。

另外也请记住 100 千卡的苹果比 100 千卡的饼干更有饱腹感。因为选择用更少热量来让孩子产生饱腹感的食物是非常重要的。对于人类来说，吃完一餐后饱腹感的产生由食物的容积决定，而不是由摄入的热量决定的。因为水果和蔬菜有比较高的水分和纤维含量，但它们的热量很少，却占据了胃里很大的体积，就能使孩子吃饭后产生饱腹感。这是鼓励孩子吃水果和蔬菜的另一个原因。相反，因为快餐食品和许多加工食物水分含量低，它们往往在单位体积内含有更多的热量，孩子们为了吃饱，往往吃得更多。此外，水果比果汁更有饱腹感，即橘子或苹果比橘子汁或苹果汁更有饱腹感。

还有哪些食物更容易让孩子产生饱腹感？将瘦蛋白放在餐桌上，比如瘦畜肉、家禽和鱼类（尽管蛋白质也会过量）。因为蛋白质比脂肪或碳水化合物更容易产生饱腹感。

另外，艾莉森的中度体重增加，在青少年中并不少见。让母女保持身材的最佳方式是，均衡饮食，包括大量的新鲜蔬菜、水果和瘦蛋白。通过选择含有类似这些食物的膳食，凯伦发现更容易实现体重管理，因为这些膳食含有更少的碳水化合物，可防止孩子过度食用。

儿科医生建议她试着从准备原材料开始做饭，并让艾莉森参与准备的过程。他指出，新鲜的面食和冷藏蔬菜汁组成的晚餐，并不比变换不同的市售冷冻主食麻烦。还有，市售的预先混合好的多种绿叶蔬菜可以快速做出沙拉。

最后，他建议凯伦和艾莉森控制看电视的时间，保持定期适度的运动来消耗热量。

超重儿童长大后，还会超重吗

只要父母不超重，大多数 3 岁以下的胖孩子很可能越长越瘦，对未来并没有影响。但是，不管多大的孩子，有一个肥胖的家长就会增加儿童成年后肥胖的风险。此外，确实有一些最初几年体重快速增加的孩子将继续成为肥胖的青少年或成年人。减少热量摄入不是降低孩子成年后肥胖概率的合适的方法，因为孩子需要营养均衡。但只要限制含糖饮料、果汁和快餐食品，所有孩子都能从中受益。永远不要限制年幼孩子的饮食，除非有儿科医生密切指导。儿科医生会给出建议来防止或控制超重，主要是改变家庭生活方式，包括合理的饮食和规律的体育活动。

任何有明显体重变化的孩子，不管是变胖还是变瘦，都应该看儿科医生。

饮食以碳水化合物为主的阶段

1 岁以后，孩子每日热量摄入应该一半来自碳水化合物，特别是淀粉类食物，如全麦面包和谷类、豆类和大米、土豆和面食。糖不能作为碳水化合物的主要来源，它们是简单的碳水化合物。

如果儿童从碳水化合物中获取的热量少于 50%，说明他们的餐盘中装了过多的肉、奶酪和其他富含蛋白质及脂肪的食物。童年期太多的脂肪摄入可能增加成年后患上心脏病和其他疾病的风险。

蛋白质：孩子需要多少

蛋白质是生长发育所必需的物质，同时也是维持肌肉、骨骼和软骨、牙齿及机体每个系统的必需物质（见第 8 章）。作为肌肉和骨骼的主要成分，蛋白质提供结构支撑。然而，美国人吃了如此多的蛋白质，以至于我们中的大多数人吃的都比需要的多。蛋白质过剩可能是比蛋白质缺乏更严重的问题。尽管吃足够的蛋白质很重要，但研究人员认为，常年吃太多蛋白质可能和肾脏疾病、骨质疏松症相关。更重要的是，优质（完整）蛋白质的主要来源是动物产品，如肉类和奶制品，有较高的饱和脂肪含量。因此，摄入比人体需求量更多的蛋白质，也可能同时摄入更多的饱和脂肪。

每单位体重，孩子比成年人需要更多的蛋白质，因为除了组织修复，孩子还有生长需求。如表 4-1 所示，除了瘦肉，还有其他健康食物含有优质蛋白质，可以满足孩子对蛋白质的需求。

表 4-1　基于年龄和体重的蛋白质推荐摄入量和推荐食物来源

年龄	儿童体重/千克	蛋白质推荐摄入量/（克/天）	优质蛋白质来源	蛋白质含量/克
1～3 岁	13	16	牛奶（1 杯）	8
			全麦面包（1 片）	3
4～6 岁	20	22	煮熟的鸡蛋（1 个，大的）	6.25
			奶酪、干酪（28 克）	7
7～10 岁	28	28	通心粉和奶酪（1 杯）	17
			玉米松饼（1 个中等大小的）	21
			百吉饼（1 个中等大小的）	7

续表

年龄	儿童体重 / 千克	蛋白质推荐摄入量 /（克／天）	优质蛋白质来源	蛋白质含量 / 克
11~14 岁（男孩）	45	45	金枪鱼沙拉（1/2 杯）	16
			花生酱（1 汤匙 15 毫升）	5
			焗豆（1/2 杯）	9
11~14 岁（女孩）	46	46	鸡胸肉（烤，去皮）（半个）	27
			英式松饼（1 个，中等大小）	5

注：表中的"杯"都是约为 240 毫升的测量杯。

维生素和矿物质

调查显示，大约有 1/4 的美国学龄期儿童被给予维生素和矿物质补充剂，但其实这些产品基本上是没必要的。一个健康的孩子，只要是均衡的饮食，就应该能满足推荐膳食摄入量 (RDAs) 中要求的所有必需维生素和矿物质。没有证据表明，高于推荐膳食摄入量水平是有益于健康的；相反，摄入过量的矿物质、高剂量或大剂量的维生素 A、维生素 D 和维生素 C 是有害的。

如果孩子的饮食一开始就不健康，单纯使用维生素和矿物质补充剂也不会使饮食结构变得健康。因为这些补充剂对那些经常摄入过多的热量、脂肪、糖，且摄入较少纤维素的孩子并没有任何帮助。

在某些情况下，儿科医生可能会开补充剂。例如，母乳喂养的婴儿需要补充维生素 D，从出生后不久开始，有时延续到整个童年；生活在严格素食家庭的儿童，或者有医学问题，如囊性纤维化或有肝脏或胃肠道疾病导致吸收不良的儿童，可能需要补充剂。然而，除非有儿科医生建议，否则不应使用这些产品。

基于大样本学龄期儿童的研究表明，饮食中最经常缺乏的营养素是钙、铁、锌、维生素 A、维生素 C（抗坏血酸）、叶酸、维生素 B_6（也称为吡哆醇）。然而，这些营养素在食物中是如此丰富，孩子只需要摄入极少量的推荐份量就可以得到每日所需量。

容易缺乏的营养物质可以通过食物获得（表 4-2）。

表 4-2 通过正常饮食补充容易缺乏的营养素

全谷类、强化的谷物和面包	6 份	铁、锌、维生素 B_6、叶酸
水果	2 份	维生素 A、维生素 B_6、维生素 C、叶酸
牛奶、奶酪、酸奶等	3 份	钙、锌、维生素 A、维生素 B_6
畜肉、鱼、家禽等	2 份	铁、锌、维生素 B_6
蔬菜（深黄色蔬菜、绿叶蔬菜、土豆）	2 份	维生素 A、维生素 B_6、维生素 C、叶酸

如果孩子挑食，你可能不得不兼顾合理的食物组合以确保维生素和矿物质的摄入量，但这只是一个简单地调整比例的问题（表 4-3），而没有必要花钱买昂贵的商业产品。

表 4-3 可替代的维生素和矿物质来源

维生素 不喜欢蔬菜的孩子，可用右边的食物代替蔬菜中的维生素来源	维生素 A：杏、哈密瓜、芒果、桃子、李子、梅子干、牛奶、鸡蛋 维生素 C：葡萄柚、橘子、哈密瓜、其他瓜类、草莓
钙 不喝奶的孩子，可用右边的食物代替钙来源	部分脱脂和低脂奶酪、酸奶；西蓝花、深绿色蔬菜；鹰嘴豆、小扁豆；罐装的沙丁鱼、三文鱼和其他有骨头的鱼类；强化钙的橙汁。一些儿科医生推荐含有碳酸钙的非处方药抗酸剂
蛋白质 不吃肉的孩子，可用右边的食物代替蛋白质来源	小扁豆、豆腐；豆类和杂粮一起；花生酱；鸡蛋；鱼；坚果；奶制品

学龄儿童对食物的选择和进食习惯表现

学龄早期的儿童可能是一个很讲理的人，幼儿期的大发脾气已经遗忘，而青少年期的叛逆还有很长时间才会到来。大多数这个年龄的儿童准备好尝试多种食物，其胃口因其生长发育和活动水平的不同而不同。幼儿期所建立的每天 3 顿正餐和几次点心的饮食模式，应延续到学龄期。

从 1 岁开始，身体的增长保持稳定，并没有婴儿期和青春期的高速增长。然而，这一时期仍然存在生长的高峰期。很多父母都声称学龄期孩子的生长发育都会经历阶段性的"拉伸"和"巩固"，看上去像是瘦长和矮胖交替。同样，他们的胃口也会变化，他们可能在某个月胃口极好，然后又退回去，仿佛是在做出弥补。

随着青春期的临近，孩子生长加速，体重每年可能会增加 4~4.5 千克。2~18 岁的男孩和女孩的生长指标参考值范围见附录 C。如图所示，青春期前同年龄的小孩身高相差多达 16 厘米，而且这种情况并不罕见。

早餐真的重要吗

早餐是最有可能在日常被放弃的一餐。即使是在管理最好的家庭，早晨的时间都是短暂的。许多孩子，尤其是睡得很晚、用早上多睡来补觉、很难被喊醒的猫头鹰们，在起床和动身去学校的这段短时间内并不想吃东西。但无论如何，早饭预示着更好的开始。

研究也显示，**不吃早饭的儿童会在上学日的前几个小时更难保持清醒，也更难集中注意力；而且吃早饭的孩子能在标准化考试中有更好的表现。**

如果准备早餐的时间捉襟见肘，你可能需要做一些调整。比如尽可能多地将早上的杂务放到前一天晚上完成；提早起床 20 分钟；到了晚上，检查孩子的家庭作业是否完成，书包是否收拾好，放好早上的衣服，做好上学的各项准备；准备好早饭用的餐桌。这样，你所要做的仅仅是加上食物。

佩奇发现不仅早晨很难醒来，而且起床后马上吃东西的想法让她想吐。她只有在自己洗漱好，穿好衣服，喂好猫，上校车的头 10 分钟更新朋友们自前一日下午的生活之后，才想吃东西。她的母亲不再强迫家里人给佩奇喂早饭。作为替代，妈妈会打包好一盒冻奶或强化钙的橙汁以及格兰诺拉棒放到佩奇的背包里，有时她会添加一块水果或奶酪。这样一来，佩奇能在车上吃早餐，并在到学校前吃完。

有些孩子真的无法面对早上第一件事就是吃。如果你的孩子就是其中之一，试着在她刚醒时，给她一小杯 100% 的果汁。等她已经穿好衣服的时候，她或许已经准备好了吃早餐。

如果孩子就是不吃早餐，也并非世界末日。首先，请不要因为这件事对着孩子唠叨或有不必要的担忧，从而使孩子产生对抗，美好的一天从一开始就感觉被打乱。父母可以试着打包好早餐让孩子在汽车上或在点心时间吃。她感觉很饿的时候，她会吃的。同时饮食应强调谷物、低脂乳制品和蛋白质，保持糖和脂肪含量适中（表 4-4）。

表4-4 早餐菜单建议

干麦片和酸奶，配浆果或切片水果
百吉饼或烘烤的英国松饼抹花生酱
配火腿和低脂奶酪的全麦面包三明治
低脂格兰诺拉棒
低脂葡萄干麦麸或者水果燕麦玛芬
绝缘容器装热谷物
全麦松饼涂抹清淡的奶油干酪和草莓
全麦香蕉坚果面包
低脂牛奶或100%果汁；冬日早晨用绝缘容器装热可可

让孩子参与到食物制作过程中

随着独立意识的增强，学龄儿童从完成有价值的工作中获得自我价值感。问题是，对于孩子的年龄来说，有时候很难找到既没有太大危害也不会太复杂的工作。

但是厨房正好是这样一个合适的地方。烹饪很重要，女孩和男孩应该学习如何计划和准备健康的食物。烹饪最好从学龄前儿童可以掌握的简单技能开始，再进阶到更专业的水平。幼儿喜欢撕沙拉叶、搅拌混合物和面团。许多小朋友在观看家长数菜谱里的鸡蛋、几勺、几杯的过程中，学习数字。学龄前儿童和大孩子在监督下享受搭配原料、测量、搅拌和切割的乐趣。

尽管学龄前儿童和幼儿园的孩子有急切的学习和工作欲望，但他们同时也是容易分心的。所以这些孩子通常需要更多的帮助，可将任务拆分成他可胜任的部分。然而，到七八岁的时候，孩子充满热情，可聚焦于相当复杂的任务。独立性和合作性不断增强，他们喜欢你赞赏他们对家庭的贡献。

学校菜单：来自学校餐厅的信息

上学后的较大变化是很多时候孩子都不在家吃饭。不管是吃餐厅里的食物还是自己带午餐，大部分孩子中午都在学校吃，一些孩子还在学校吃早餐。许多学校从幼儿园开始就教授健康的饮食原则。对于那些不想要正餐的人，餐厅通常提供三明治或沙拉。

由于预算有限，许多学校与快餐连锁店有午餐合作。然而，学校管理员可以要求改变标准餐，保持适中的脂肪含量。例如，鸡块和鱼饼可以烘烤而不是油炸；沙拉吧应该提供精选的生蔬菜和低脂肪的调料。

大多数学校定期发送餐厅菜单到家里。有了这些提前得知的信息，你可以在主菜不太健康或孩子不愿意吃的日子里，计划好带什么样的午餐。

学校午餐：你可以改变

学校膳食计划是一个复杂的过程。菜单必须满足大众口味。预算是有限的。以最低成本和准备工作最少为主的食物往往是高脂肪、高糖和高盐食物。根据 1996 年成立的健康儿童学校餐美国倡议，由联邦政府补贴支持的学校午餐菜单必须符合当前的健康指南。当午餐涉及脂肪时，意味着来自脂肪的热量不超过 30%，来自饱和脂肪的热量不超过 10%。这也意味着，参加全国学校午餐计划的学校要采取下列措施来改善菜单：

✓ 添加更多水果、蔬菜和谷物；

✓ 通过使用 5 组中的每一种食物，使饮食均衡；

✓ 通过提供更多素食主菜、减少牛肉和猪肉、减少油炸食品，来减少总脂肪摄入量；

✓ 提供更多民族菜肴来丰富菜单，如意大利面和塔可饼。

为了给学校午餐提供支持，美国农业部建立了营养团队，该项目是为了改善儿童的饮食习惯，提高他们对于食品与健康之间联系的认识。营养团队的目标是根据《美国居民膳食指南》，改善儿童终身饮食习惯和体育锻炼习惯。这个计划需要学校、家长、社区一起努力，持续改进学校餐，促进全国超过 96000 所学校中 5000 万儿童的健康和相关教育。

美国各州和地方政府都在努力促进儿童健康饮食。在许多社区，小学生们不仅正在学习如何烹煮食物，同时也在学习如何做到饮食多样化。很多课程将食物的准备、制作和历史、经济、社会科学、数学课非常有趣地结合起来。

如果你对孩子所在学校食堂的选择不满意，那么可以去参加学校的家长 – 教师组织。大家一起想办法，找出更健康的方案，全国的父母和教师正在这样做。例如，在纽约上城的一个小镇，才上小学的孩子们将社会作业扩大到印度菜，包括用他们自己碾碎的辣味混合物制作素食咖喱。他们学会了烹饪和享受许多健康谷物和豆类（扁豆、鹰嘴豆、干小麦、糙米），这些是印度菜的主要组成部分，但是在学校午餐中不常见。作为改变的一部分，为了庆祝马丁·路德·金（Martin Luther King）纪念日，孩子们混合了黑眼豆、玉米和羽衣甘蓝来炖煮经典食物。他们的热情也使当地的超市储备了谷物和绿色菜，带来了社区饮食的小小革命。

在西弗吉尼亚，州政府出资制作了一本小册子，教给老师们如何在社会学习课上向学生介绍来自世界各地的食物，这本小册子包括了可以用于教室和学校餐厅的菜谱；俄勒冈州低至 5 岁的学生被问到学校应该提供什么样的午餐，结果带来了孩子们吃水果和蔬菜的浪潮。

即使你没有时间和途径帮助改进学校提供的饮食，你仍然可以看到，沙拉吧提供了很好的选择，包括生蔬菜和低脂沙拉汁。同样还可以努力改变自动贩卖机中提供的食物，包括消除高脂肪和无热卡的零食，替代以健康零食，包括更新鲜的水果和低脂奶制品，用白水和 100% 果汁来替代碳酸饮料。

虽然学校管理委员会担心这些改变可能会造成经济损失，但仍然要试着让孩子的学校在自动贩卖机里储备健康食物，你可以提醒孩子去选择更健康的食物（表 4-5）。但通常情况是，提供更健康食物的学校并没有金钱上的损失，甚至收入增加了。

表 4-5　教会孩子对自动贩卖机中的食物做出健康的选择

不选择	建议选择
薯片	烤玉米片
人工调味、调色的玉米和奶酪零食	爆米花
糖果棒	混合了坚果、水果的格兰诺拉棒
甜味水果风味卷	晒干或新鲜的水果
添加糖的水果味饮料、苏打水	水、未添加糖的 100% 水果果汁
全脂牛奶、全脂酸奶	脱脂或低脂牛奶、酸奶
冰激凌	果冻、意大利冰、纯水果冰棍、冻酸奶
奶油夹心三明治曲奇、巧克力曲奇	无花果酱饼干、全麦饼

"其他所有的孩子都有糖果！"

自带午餐给你很多的机会，发展自己的创意。通过让孩子规划营养均衡的一餐，帮助准备食物，使其积极参与到自己的健康饮食规划中。当孩子们帮助准备食物时，他们经常会吃父母做梦也想不到他们会喜欢的菜肴。

许多学校禁止学生们的午餐交易，这样就减少了你的孩子用新鲜水果与别人交换糖果的风险。然而，时不时地你还是会听到："其他所有孩子的午餐盒里都有糖果！""不公平！为什么我总是胡萝卜和水果，而别人是薯片和曲奇？"

这时，你可以重复告诉孩子："糖果、薯片和其他高热量食物只在'有时'是食物。"或者使用其他方法。小学生们喜欢在家长面前炫耀他们学到的知识，家长们可以让孩子来教你他在学校学习到的关于健康饮食的知识，然后结合你知道的，得出一些健康饮食的共同原则。即使是幼儿园孩子，也足以理解为什么新鲜水果和蔬菜比薯片和曲奇更好，为什么糖果和苏打水可以偶尔当做奖励，但不能作为午餐主食。你可以让他自己选定每周"奖励日"，这样孩子就不会有被剥夺感。在其他的日子里，可以在午餐盒中装脱脂的燕麦葡萄干饼干或无花果饼干作为甜点，或一袋烤玉米片配辣酱。

将家里好的做法带到学校

在家里，让孩子们为家庭聚餐准备沙拉。即使是孩子太小不能用锋利的刀时，也可以手撕生菜和其他蔬菜，然后浇上足量的沙拉汁，使配料闪亮，并且碗底不积水。建议孩子在学校的沙拉吧，准备自己的沙拉。

清洁双手，健康就餐

不管是准备食物，还是准备容器之前，都请清洗双手；在午餐打包时，彻底洗净和干燥所有重复使用的容器；请记住，午餐要在无冷藏的情况下放在背包或储物柜里几个小时，所以请选择不需要冷藏的三明治馅，避免可能会变质的肉类或沙拉；将可能被压碎的食物装在塑料容器中；洗好水果、蔬菜，如胡萝卜，剥皮、洗净，裹在保鲜膜或蜡纸里；将吃了一部分的饮料和酸奶等食品丢弃。

置办保温的软包以及不易碎的保温饮料瓶是值得推荐的方法。如果你没有冰袋，要养成冷冻盒装果汁或者塑料瓶装水的习惯。上学前将它们塞进袋子里，到了午饭时间，它们会解冻，同时有助于保持其他食物的凉爽口感。

放学后的点心

厨房里可常备健康零食，如新鲜水果、生蔬菜及蘸汁、烤玉米饼和辣酱、全谷物饼干、椒盐卷饼、低脂酸奶，填补放学后晚饭前的空档。对于父母双方都需要工作，孩子自己负责放学后的零食，甚至晚饭的情况，这一点尤其重要。注意避免供应饼干、蛋糕、冰激凌，以及油腻、高盐零食。如果孩子无人监督，可轻易获得这类食品，体重就可能不好控制。但是，偶尔将这些食品当作奖励，不会对孩子造成任何伤害，且可以提供多个品种。

还有另一个重要的点要牢记心中：如果你倾向于在家里放高糖、高脂肪零食和糖果，你是为了自己还是孩子呢？如果你不愿意将它们从你的储藏室清理掉，请审视你这样做的动机。

水 + 糖 + 食用色素 + 瓶子 = 饮料

功能型运动饮料并不像广告中宣传的那样是必需的，反而增加了机体额外的热量摄入。其实，喝水更经济，同时可以防止脱水并保证机体需要。如果觉得没味儿，建议加一点柠檬切片或酸橙。

理智选择甜点

本书的作者们通常会询问超重儿童的父母孩子们的饮食情况，包括在家里吃什么当甜点。当回答"冰激凌"时，我们会问是否每个夜晚都吃冰激凌，回答常常是："嗯，不是每个晚上，但大多数夜晚是这样。"

我们想告诉父母的是，其实有比冰激凌更健康的选择。冰激凌、蛋糕以及曲奇仅仅在某种特定情况下作为"食品"或是奖励，但孩子们不应该每天都吃。餐后甜点可以是水果、酸奶或其他的健康"甜点"。

此外，不要根据孩子的喜好来准备甜点，也不要用类似的说法哄骗孩子："如果你吃西蓝花，就可以得到曲奇。"

学龄期儿童的运动

小学生应该进行充分的体育锻炼，积极参加各种体育活动。即使进行专门体育训练的学龄儿童，只要按《美国居民膳食指南》的推荐摄入量，也能获得所需的全部营养。只是对于运动量非常大的孩子，可能必须增加分量或额外添加一两份点心。在竞技前的几个小时，可让她进食低脂肪、高碳水化合物的食物，如番茄蔬菜酱意大利面，则会在竞技时感到最舒适，同时有更好的表现。对学龄期运动员，高性能的补充剂，减少身体脂肪或者增加肌肉的体重训练计划，并没有用武之地，别说提高运动成绩，更可能对身体有害。

保持足够的水分摄入

对于活动量较大的儿童来说，除了均衡饮食提供足够的热量以供能和维持生长，还需要足量的水。在炎热潮湿的天气下运动，学龄期运动员特别容易脱水。家长和教练应该密切观察，即使孩子没有感觉到渴，也要确保孩子在训练和比赛前，以及在比赛过程中，饮用足量的水。因为口渴的感觉晚于水丢失，当孩子感到渴的时候，他们可能已经脱水了。水始终是最好的选择，相比之下，运动型饮料除了水，还提供了热量。在运动时，或者炎热的天气下，学龄期儿童应该喝更多的水。请记住，相比青少年和成人，年幼的孩子更难以应对极端温度。

便秘

便秘是童年时期最受关注，也最不容易被家长理解的症状之一。很多人认为只要不是每天排便就是便秘，认为孩子如果不能每天排便就会生病。所谓的"毒素"会从肠道吸收。其实事实并非如此。许多儿童（和成人）每天排便几次，而有些人两三天或更长时间才排便，但大便的性状正常。

真正的便秘是指大直径的硬便，可伴有明显疼痛、直肠出血、大便潴留和失禁。当饮食中缺乏膳食纤维或液体时，可能会出现便秘。当然病毒性疾病后也相当常见，因为生病时孩子对水的摄入可能不够，同时不如平常活动量大。

为了保持大便正常，确保孩子摄入高膳食纤维食物，如水果、蔬菜、全麦面包和谷类。营养专家建议，一个人的每日膳食纤维摄入量应大致遵循"年龄加 5 克"的一般规则。因此，对于 7 岁的孩子来说，一天的膳食纤维摄入量为 7 + 5 = 12 克，同时最多不超过 35 克。燕麦麸皮麦片和爆米花是许多年轻人喜欢吃的很好的膳食纤维来源。一些西梅或一小杯西梅汁可以帮助刺激肠功能。西梅含有天然的泻药，称为靛红，以及大量的可溶性纤维和山梨醇（一种天然存在的不可吸收糖醇），两者都有润肠通便的效果。苹果汁和梨汁也是山梨醇的好来源。然而，煮熟的苹果，如苹果酱，可能导致便秘，所以苹果酱经常被用来缓解儿童腹泻。另外，还需要足量的水增加大便中的含水量，帮助机体保持定期排便。

"不管我说什么，他都不吃东西！"

少数学龄期儿童，看上去似乎什么都不想吃。他们可能毫无胃口，或者可能不喜欢吃饭。但让家长欣慰的是，这些孩子生长发育正常，这说明他们其实能得到足够的食物。有可能只是一日三餐的日常模式让一部分孩子感到不舒服，他们更乐意在一天里吃上几小餐。

对于饭量小的孩子，试图让他每次多吃，减少吃饭的次数并不妥。研究表明，当父母试着让孩子多吃的时候，他们反而吃得更少。这些儿童，如果家长要求他们把关注点放在吃上，会让他们觉得是被迫在吃。另外，不将食物作为正餐而当成不受限制的零食来吃，会养成持续吃东西的坏习惯，食物也可能会变质。

对于饭量小的孩子，可以试着让他在每天三餐和点心时间时，想吃多少吃多少。他可能在吃正餐时比其他家庭成员吃得少，而在点心时间比其他家庭成员吃得多。这样你至少可以保证他摄入的食物种类和量足够，同时维持家庭的就餐时间不变。

可以把孩子不愿意吃的食物隐蔽地混合到其他食物中吗

一些书籍教导家长，如果他们希望孩子们吃某种食物，但是孩子拒绝的话，可以把这些食物巧妙地混合到其他食物中，让孩子不易察觉。比如把食物磨碎，混在意大利面酱中，就不容易辨认不出来；或者放在研磨汤里而显不出来，这样可以保持孩子饮食均衡。你也可以提供花椰菜泥（就好像土豆泥），或者将花椰菜和土豆泥混合。如果孩子喜欢吃寿司，可以尝试裹着蔬菜的寿司，从而让蔬菜进入他的饮食中。

但是，这样做并不能让孩子学会如何进行健康的食物选择。所以试着诚实地面对你给他准备的食物。努力找到一种方法，让他享受食用蔬菜（例如，蘸着低脂沙拉酱的蔬菜），或者试着一次少给一点，但经常给，最终他会去尝试。最近的一项研究显示，如果将被拒绝的蔬菜和甜味水果一起提供给孩子，孩子更有可能去吃曾被他拒绝的蔬菜。

同时，你的孩子可能对某些味道特别敏感。比如，一些蔬菜如西蓝花和花椰菜对于一些儿童来说可能是苦的。也可能像我们所有人，他们只是简单地不喜欢某些食物。一位家长反映，孩子们问她："请问我们什么时候能吃豌豆？"她意识到其实是因为她自己不喜欢豌豆，所以从不给孩子吃。因此，允许每个人有不同的口味，但不能过分。

喂养困难和挑食

儿童对食物的喜好会不停地变来变去，比如，今天他们想要三份菠菜，明天他们就可能根本不吃绿色食物。对于脾气好的孩子，可以试着满足他的突发奇想；而对于挑剔的孩子，喂养就会是一个大挑战。一些挑食的孩子从一开始就喂养困难。对他们来说，挑食是从哭闹和肠绞痛到极端抵抗新食物的进程中的一部分。**有些孩子挑剔，可能因为他们对某些味道和口味异常敏感；而有些孩子利用食物来操纵他们的父母和获得关注。**

食欲和饥饿是两个不同的概念。**饥饿是身体需要进食的信号；而食欲是后天习得的行为，涉及与吃有关的乐趣和其他情绪。饥饿是从出生就出现，随着时间的推移发展出食欲。**

孩子们从观察他们周围所发生的事情，来学习关于吃的积极和消极态度。例如，和在吃完盘子里的所有食物前不允许离开餐桌的孩子相比，从最初的几个月开始就加入轻松家庭聚餐的孩子，更有可能盼望着吃。当父母用食物作为贿赂或奖励措施（"你如果能把饭吃完，就能得到双份甜点"）时，孩子快速学习到他们可以以类似的方式利用食物。他们可能会尝试通过吃或拒绝吃饭来操纵他们的父母。担心女儿会拒绝吃饭的父母，可能会惊讶地发现，孩子只是模仿不停节食的母亲。

在孩子脱离家长的监督，开始有规律地吃饭后，许多与挑食相关的问题开始逐渐消失。例如，一群孩子在一起吃饭，他们倾向于模仿周围朋友们的进食方式。挑食的大孩子可能在学校午餐时没有哭闹，而同父母一起吃饭时有挑食行为。最后，比起进食本身，许多挑食的孩子从寻求关注中得到了更多的乐趣。因此，可以在一顿饭结束时，对于孩子良好的表现给予肯定，拒绝食物和寻求关注应该被无视或者及时终止这顿饭。如果你感觉到孩子挑食已经成为了家庭进餐过程的一部分，可以寻求外界的帮助，建议从与儿科医生的咨询开始。

一些孩子因为医疗问题干扰了正常喂养过程，不能建立进食的乐趣。例如，一个孩子在新生儿时期由于早产或者疾病，需要长期管饲（即胃管喂养），他就可能不喜欢食物在嘴里的感觉。持续性鼻塞是管饲或者过敏常见的并发症，患儿味觉、嗅觉受损，因此并没有太多的进食乐趣。现在，需要特殊喂养的儿童（例如管饲），会被进行适当的口腔刺激（口服，称之为假饲），来帮助他们适应经口喂养。如果你的孩子有医疗相关的喂养困难，儿科医生会建议你去哪里寻求合适的帮助和支持。

在关于如何让孩子更好地进食方面，研究人员一致同意以下几个普遍原则。

第一，父母的责任是提供食物，孩子来决定是否吃它。

第二，贿赂或命令并不管用。这样的行为让孩子对持中立的食物感到抗拒，对并不在意的食物感到很讨厌。孩子的逻辑是这样的："如果他们需要贿赂我来吃这种东西，它肯定是坏东西。"

第三，进餐时间是为了吃和进行社交活动，不是为了玩游戏。让就餐时间成为孩子希望加入的愉快的家庭互动时间。

第四，因为孩子的注意力集中时间有限，所以就餐时间应该被限制在合理范围。

学龄期的营养，家长们经常问到的问题 ╱

1. 当我的孩子在朋友家过夜时，他会吃各种各样我永远不会在家里提供的垃圾食品。我应该担心吗？

不需要担心。如果在家里他的日常饮食是健康的，偶尔吃包括垃圾食品的正餐或零食不会伤害到孩子。

2. 我的孩子比她的同学们个子小得多。她正在稳步生长，但是缓慢。她应该多吃些吗？

每个孩子都有自己的生长速度，这个速度取决于成千上万的遗传和环境因素影响。对于一个学龄期的孩子应该摄入多少热量，并没有固定不变的规则。只要你的孩子吃多种食物，正常生长，没有理由去担心。事实上，让孩子吃得更多可能会起到和你所希望的相反的效果。

3. 我的孩子起床后不想立即吃东西。在这个年龄段应该如何安排孩子的早餐？

早餐很重要。不吃早饭的儿童可能很难保持清醒。修改孩子的早间日程，使其拥有更多的时间；还可以试试用一杯100%的水果果汁来让孩子醒来；或尝试将早餐打包，在去学校的路上吃。

4. 我的孩子拒绝在学校餐厅吃饭，当我看到菜单后明白了为什么。现在有针对学校午餐安排的指南吗？

由联邦政府补贴支持的学校午餐菜单必须符合当前的健康指南。例如，每餐来自脂肪的热量不超过 30%，其中，来自饱和脂肪的热量不超过 10%。学校午餐计划有很多令人兴奋的进展。令人惊讶的是，在学校吃午饭的孩子比自带午餐的孩子摄入了更多关键营养素。

5. 我的儿子真的很喜欢体育运动。他说他可以通过服用维生素和矿物质补充剂提高他的成绩。这些产品并非药品，会对孩子造成伤害吗？

营养补充剂不会帮助孩子提高体育成绩，一些营养补充剂甚至是有害的。学龄期运动员完全可以从正常、均衡的饮食中得到所有需要的营养。

Chapter 5

第 5 章

青少年时期的营养
（11~18 岁）

青春期是身体和情感快速成长的时期，同时，关于饮食，孩子们会有自己的想法，也会听取更多其他人的意见，而不是父母。

在这个生长发育加速的峰值期，孩子可能每年轻松长高约 10 厘米。这种增长和身体内部的变化是平衡的。例如，心脏变成双倍大小，肺容量也一样。类似的变化几乎发生在所有器官。甚至在青春期的高速变化之后，青少年的身体仍然继续保持增长。

玛丽莲·戴维斯，虽然对她的两个处于青春期的孩子感到很自豪，但是一说到他们的饮食，她仍然感到了压力。孩子们都热衷于参加课外活动，包括体育活动和学校社团。由于父母日程繁忙，在工作日孩子们很少在家吃饭。同时，由于朋友的影响，15 岁的女儿已经决定要成为一个素食主义者。玛丽莲很担心女儿会营养不均衡。她 17 岁的儿子在学校足球队，教练给孩子施加了压力，希望他增加体重。玛丽莲感到在食物选择方面，孩子的朋友和教练已经比她更有影响力。

她担心孩子所遇到的压力有些时候会导致他们选择不恰当的食物。焦虑使她失眠，并且导致了她和孩子之间关于应该吃什么的频繁争执。

听起来很熟悉吧？青春期就是身体和情感快速成长的时期，同时，关于饮食，孩子们会有自己的想法，同时也会听取更多其他人的意见，而不是父母。当孩子面对各种各样的食物选择信息，特别是食品公司还付费让他们的产品非常明显地出现在电视和电影中，而你也想给孩子的食物选择提供一些参考意见时，有时你会感到无力，甚至感觉这是一场注定要输掉的战斗。

青春期孩子的生长发育

孩子们的第二个生长发育高峰在其出现性成熟的最初征象（女孩乳房初步发育，男孩睾丸生长）前就开始了，然后加速。女孩大约 12 岁出现生长峰值，这发生在月经周期开始前。男孩生长峰值出现晚一些，大概在 14 岁。当然，这些数字都只是平均水平。性成熟和生长加速也可能提早或者推迟 2 年。

直到青春期前，同样年龄的男孩和女孩个子都差不多。在青春期开始但是在第一次月经（初潮）前，女孩已达到其生长高峰，比同班的男同学平均高将近 4 厘米。尽管男孩青春期到来得比较晚，但他们很快就超越了女孩。14 岁时，男孩和女孩同等高度。生长高峰结束后，男孩平均比女孩高将近 13 厘米。

快速生长的孩子

在青春期生长加速期，孩子的手和脚最先变大，然后双腿变长，所以在生长加速的早期，外形上呈现典型的瘦长、稚拙特征。接着下颌延长，面部特征放大。

因为这个时期身体各部位生长速度不同，所以感觉似乎这个月只长手肘和膝盖，而下个月又只长耳朵和鼻子了。最后才是躯干和胸部开始快速生长，最后身体所有部位生长发育到位。

能量的重要性

每个人都以相当可观的能量用来维持身体的各项重要功能，保持身体健康。人体处于休息状态时对能量的利用用静息代谢速率表示，单位为"千卡"。

在日常情况下，对于正常活跃的青春期孩子，所摄入的能量中，有 1/3~1/2 消耗在了体育活动中。当然，用于体育活动的能量每个人都不同，久坐的孩子少于其摄入能量的一半，而高水平运动员则大于一半。最后，还需要小额的能量用于青春期生长加速。而充足的能量供应是保持这一过程的必要条件。

在青春期，年轻人变得越来越独立于家庭，虽然这很好，但所谓独立实际上还包括了他们的朋友做什么，他们也做什么。一个青少年可能宁愿与一群朋友去吃快餐（如果这就是该群体所做的事情），也不愿意在家庭就餐并与家人礼貌地交谈。

此外，十几岁孩子典型的日程安排包括学校生活和课外活动、体育运动，也许还有一份兼职工作，熬夜或睡得很晚，和朋友交流，一起出去，所以可能不会留很多时间参加家庭用餐。

由于这些原因，很多青少年似乎大部分时候都在匆忙解决吃饭问题。然而，即使孩子在外吃饭多于在家吃饭，你仍然需要鼓励他们获取均衡的营养，进行低脂肪、健康的饮食选择。

青春期饮食模式的改变

在任何年纪和任何文化中，家庭成员一起吃饭都是加强家庭连接的方式。年轻人进入青春期时，基于家庭成员对食物的处理方式，通常已经形成了相当完善的饮食习惯和喜好。然而，随着年龄的增长，青少年和家人的聚餐减少，这个阶段，他们的饮食模式主要受到身边朋友的影响。

青少年能量需求

作为一般规则，中等活动量的男孩每天消耗约 2700 千卡能量，而女孩大概需要

2300 千卡。这只是一个大概数据，因为每个人的能量需求取决于其身高、体形、生长速度和体育活动水平。例如，生长迅速的男孩，参与具有挑战性的田径项目，可能每天燃烧 5000 千卡或更多; 而倾向于久坐不动的女孩可能大约只需要 2000 千卡的热量或更少。与更小的孩子一样，青春期孩子合适的能量需求标准仍然是孩子能保持精力充沛、身体健康，如果孩子仍然在生长，一个令人满意的增长速度也是指导指标。

用于生长的能量

一个青春期孩子需要足够的能量来维持其日常活动和生长发育的需要，包括肌肉、大脑和器官的正常生理活动，额外的体育活动，日常生长发育，性成熟。如果因为没有摄入足够的食物或者过度运动，能量供应不足，生长会受到影响。但是即使是在青春期生长加速峰值期，一个青少年也仅仅每天使用大约 100 千卡的能量来用于生长，这相当于 2 片面包提供的能量。

能量的来源

复合碳水化合物

包括富含淀粉的食物，如面食、面包、麦片、大米、豆类，是健康饮食的基础。青少年和成年人一样，每天的能量应该有 55%~60% 来自复合碳水化合物。这个量中包括了大组分的复合碳水化合物和少量的简单碳水化合物或糖，包括水果和蔬菜中的天然糖类。具体见表 5-1。

表 5-1　常见食品中所含碳水化合物及其提供的能量

食物份量（serving size）	碳水化合物 / 克	能量 / 千卡
谷物类面包		
白面包或者全麦面包（1 片）	12	65
百吉饼（1 个，中等大小）	38	200
有糖霜的玉米片（3/4 杯）	26	110
全麦饼干（2 块）	11	60
英式松饼	27	140
墨西哥薄饼	7	50

续表

食物份量（serving size）	碳水化合物 / 克	能量 / 千卡
烤面饼（1 个）	35	195
水果、果汁		
苹果（1 个，中等大小）	21	80
香蕉（1 个，中等大小）	27	105
新鲜橙汁（1/2 杯）	13	55
葡萄干（约 42.5 克）	10	40
意大利面食（煮熟，沥水）（1 杯）		
通心粉	39	190
鸡蛋面条	37	200
意大利面条	39	190
大米（1 杯）		
糙米或者强化白米	25	115
蔬菜和豆类		
煮熟的黑豆（1/2 杯）	20	115
煮熟的黑眼豆（1/2 杯）	18	95
生胡萝卜(1 根，中等大小)	7	30
生芹菜（1 根）		5
煮玉米（1 个）	19	85
煮熟的红豆（1/2 杯）	20	110
烤土豆(1 个，中等大小)	50	220
法式植物油油炸土豆（冷冻）（10 片）	20	160
低脂酸奶（约 230 克）		
原味	16	145
水果风味	43	230

脂肪

每天所需总能量中最多 30% 来自于脂肪，这其中不超过 1/3（即为每天所需总能量的 10%）来自于饱和脂肪（即在室温下会变成固体的脂肪，大部分的肉和乳制品中的脂肪是饱和脂肪）。

另一种脂肪，被称为反式脂肪，已经受到了很多的关注。和饱和脂肪一样，它们可以提高孩子的低密度脂蛋白（"坏的"）胆固醇水平，并降低高密度脂蛋白（"好的"）胆固醇水平。**反式脂肪广泛存在于食物中，如薯条、比萨面团、糕点和人造奶油。如果青少年摄入了很多这类脂肪，可能会增加患心脏病的风险。**2006 年美国食品药品监督管理局要求食物的营养成分表应增补反式脂肪含量。自那时以来，虽然未能完全消除反式脂肪，但有大幅下降。

蛋白质

虽然蛋白质是重要的，但不应该超过每日摄入总能量的 10%~12%。

一份是多少？（推荐膳食量和食物标签中"份"的概念）

一份食物是多少，对于青少年来说，和成年人一样（见表 5-2）（推荐的日常食物份数的更多信息，请查阅《美国居民膳食指南》www.cnpp.usda.gov/DietaryGuidelines.htm）。

表 5-2　青少年食物份量（Serving size）举例

面包	1 片
干麦片	1/2 杯
麦片（煮过）	1/2 杯
面食、米饭（煮过）	1/2 杯
蔬菜（煮过）	1/2 杯
水果	1 中等片（例如 1 个苹果或梨）
牛奶、酸奶	1 杯
奶酪	约 40 克
肉类、禽类、鱼	60~80 克（约扑克牌的大小）

注：表中所有的"杯"都是约 240 毫升的测量杯。

媒体对青春期孩子饮食选择的影响

由于儿童和青少年经常接触到各类食物促销广告，所以广告对他们的食物选择倾向影响很大。例如，一个广告可能建议，吃某些零食或饮用"正确"的碳酸饮料会帮助孩子们更好地适应集体，度过快乐时光。但需要明白的是，广告是被设计来卖产品的，令人难忘，但不能作为青少年的健康饮食指导。

青少年杂志中的营养建议一般是合理的。但是在某些情况下，它也可能会受到广告商的影响，常常关注于节食、增加肌肉，或使一个少年对异性更具吸引力。

当孩子进入青春期，请家长继续告知孩子，广告只有一个设计目的，即劝说消费者购买产品。教给孩子读懂广告和商品的言外之意，比如去读产品标签，找出那些广告没有说的事情。

食品厂商通过哪些途径影响青少年对食物的选择

电视广告是食品厂商用来刺激消费的显而易见的办法，同时他们还采用了其他影响年轻消费者食物选择的相对隐蔽的方法。

食品公司花费了大量的预算，将他们的产品和商标明显地植入到电影和电视中。无论是演员或运动员饮用标签非常显眼的饮料，还是厨房桌子上全方位展示的一瓶芥末，都是对产品的有意植入。当一个孩子看电视节目或者看见他的体育偶像在荧幕上吃某种食品，比如高脂肪薯条、高糖早餐谷物，或者喝能量饮料，他就可能用零花钱去购买，或者在下次去超市的时候，试着说服家长将这种食品或饮料放入购物车。

广告商总是寻找新的途径来接触到年轻消费者和他们的父母。产品植入可能不像一个30秒或60秒的电视广告那样"硬销"，但他们同样是广告。研究显示，他们可以影响儿童和青少年的思考和食物选择，有时还会带来严重的后果。为什么儿童肥胖更常见，虽然有很多原因，但电视广告和植入式广告绝对不可忽视。

在快餐店也能有健康和不健康的食物选择

青少年们喜欢聚集的快餐店不光提供高脂肪的汉堡和油炸食品，其实同时也提供健康食品：

✓ 用鸡肉卷替代炸鸡三明治；

✓ 选择瘦身汉堡，而不是特别的超大尺寸、富含脂肪配料的汉堡；

✓ 用烤马铃薯代替高脂肪的法式炸薯条；

✓ 选择沙拉吧的主菜沙拉，配低脂肪酱料；

✓ 选择无脂肪的冻酸奶，配新鲜水果，代替冰激凌圣代或者一大块派；

✓ 用水或低脂肪奶昔代替碳酸饮料或常规奶昔。

然而，需要注意的是，快餐店提供的食物仍然具有不健康的特点：

✓ 食物的脂肪和碳水化合物含量高；

✓ 分量大，可能一餐所提供的能量就能达到青少年全日所需量；

✓ 一些食物中的钠含量可能比青少年一天的需要量更多；

✓ 一大杯汽水可能包含 17 茶匙（85 毫升）的糖。

青少年就算不吃其他食物，也会吃比萨。幸运的是，如果比萨上点缀的是蔬菜，比如番茄酱、蘑菇、茄子、辣椒，而不是高脂肪的配料，比如香肠、奶酪，比萨就可以成为复杂碳水化合物、蔬菜、蛋白质和少量脂肪的健康均衡饮食。

青少年实际上吃的是什么

美国的学校，通常从幼儿园开始就教孩子们有关营养的知识，根据不同年级来传授相应内容，同时**根据《美国居民膳食指南》（Dietary Guidelines for Americans）、美国心脏协会（American Heart Association）、国家癌症研究所（National Cancer Institute）和其他机构的要求，特别强调了水果、蔬菜的重要性，还包括了复合碳水化合物如粗粮和全麦食物、低脂肪奶制品和蛋白质、膳食纤维等的选择**。根据政府新的膳食指南，许多学校午餐项目已经调整为更加健康和多样的菜单。

调查显示，不良的饮食模式可能对当前的体重、形体和未来健康产生不利影响。研究者将青少年的食物摄入和政府的推荐进行了比较，发现整体上青春期男孩比同龄女孩的饮食更健康。例如，男孩至少满足建议的最低标准，包括谷物、蔬菜和肉，虽然他们的选择往往是高脂肪含量的。相反，女孩在任何食物组都未达到最低要求。随着年龄增长，男孩和女孩摄入了更多的蔬菜和肉，蔬菜的增加抵消了水果的减少。然而，青少年的蔬菜摄入种类中，近 1/4 是法式炸薯条，这类食物脂肪含量高但营养价值有限；深绿色和深黄色蔬菜的摄入量与推荐的水平相比很低。

特别令人不安的是十几岁的女孩摄入了非常少的奶制品。根据每日推荐摄入奶量，大约5名女孩中只有1名摄入了所推荐的4~5份奶制品。谷物和水果组的情况也并没有好多少。蔬菜和肉的摄入量要好一些，但是仍远远低于推荐量。研究人员提示，十几岁女孩的低能量摄入反映出这一年龄组典型的对身材的关注高于其他一切（包括健康）。

研究人员警告，没有达到推荐食物摄入量的青少年，其摄入的必需维生素、矿物质，包括维生素 B_6、叶酸、钙、铁和锌远低于膳食参考摄入量（推荐膳食摄入量,RDAs），而且他们的饮食中膳食纤维也太少。无一例外，在任何食物组未满足最低要求的青少年，都摄入了过多的添加糖。在所有的年龄组，孩子们都摄入了比推荐量更多的脂肪（推荐摄入脂肪提供的热量不多于总摄入热量的30%。），事实是其热量的40%从脂肪和添加糖中获得，谷物、水果和低脂肪奶制品食物又未达到推荐量。尽管十几岁的男孩没有依照指南来吃，但他们的饮食仍然更加健康，而来自少数民族和低收入家庭的孩子，他们的饮食模式最不健康。

青少年们往往对能量、脂肪和胆固醇方面的知识很有见识。然而，除了学校的营养课程，很多人会从电视节目、脱口秀和网络上获得相关信息。这些信息来源往往倾向于传递无数的耸人听闻的故事，比如关于快速减肥项目和膳食补充剂以"保证"燃烧脂肪。令人担忧的是，这些年轻人可能在看电视的时候不吃饭，却倾向于吃零食。对于一些青少年来说，家庭餐桌可能只存在于电视情景喜剧中。然而，**只要有可能，就应鼓励家庭聚餐，并以此建立健康饮食模式。**

虽然健康饮食会对青少年未来的身体健康产生重要影响，比如预防癌症、心脏疾病和其他严重疾病，但是青少年们并不放在心上。他们所认为的健康饮食的重要性主要包括：合理的饮食可以提高竞技成绩；可以让外表更有吸引力（虽然青少年们所认为的构成吸引力的因素可能与我们成人不一样）。**不管是女孩还是男孩，我们都应该培养他们通过健康饮食和锻炼来保持健康与强壮的兴趣。**

青少年发育所需要的营养素

铁

青少年血容量增加，以满足机体对氧气需求的增加。氧气由红细胞中的富铁血红蛋白携带。这个时期的女孩对于铁的每天推荐摄入量是15毫克，对于参加大量田径运动的女孩，一些专家推荐每天可达25毫克。这个时期的男孩对于铁的每天推荐摄入量为12毫克。跑步很多的男、女运动员需要更多的铁。

缺铁意味着血红蛋白水平降低，可能导致贫血、疲惫、乏力，感染概率增加，也可出现其他症状。大多数人知道铁在青春期女孩的饮食中很重要，以弥补月经血损失的铁。我们的身体从旧的血细胞回收铁，因此，男性不需要像女性那样需要摄入更多的铁。然而，虽然男孩一般血红蛋白水平高于女孩，但仍然可能出现缺铁，所以他们仍然需要从饮食中获取足够的铁。一个男孩或女孩可能实际上缺铁但是还没有导致贫血。铁也是大脑维持功能的关键。

膳食中有两种不同类型的铁。血红蛋白铁是从动物，如肉类、鱼和贝类及家禽食品中发现的；非血红蛋白铁来自植物，其良好来源是深绿色蔬菜、豆制品和干果。铁强化面包和谷类食品也是铁的重要来源。铁锅可能对铁摄入量的贡献很小。

根据食物组分，我们的身体只吸收摄入铁的 5%~20%。不管血红蛋白铁是如何制备和提供的，只有约 20% 能被人体吸收；非血红蛋白铁的吸收要差一些。为了提高吸收率，我们可以进食富含非血红蛋白铁的食物，如豆类及强化铁的面包和谷物，同时进食含有血红蛋白铁的食物或者富含维生素 C 的食物。这些食物包括柑橘类水果和蔬菜，如花椰菜、西蓝花、西红柿和土豆。肉中含有一种物质，虽然尚未被分离并鉴定，众所周知它可以促进非血红蛋白铁的吸收。因此，将少量的肉和含铁丰富的豆类一起烹饪，可以增加铁的吸收。

若同时进食茶、麸皮和牛奶，则这些食物中的单宁、植酸盐和钙混合在一起，可阻碍非血红蛋白铁的吸收，阻碍程度高达 50%。如果孩子被诊断出患有缺铁性贫血，或者如果你担心孩子铁的摄入量不足，建议仅在点心时间给她茶饮料和牛奶。而在吃饭时，提供富含维生素 C 的水果和蔬菜或一杯橘子汁，以帮助她吸收更多的铁。

瘦肉、禽类和鱼是铁的优质来源。其他的来源包括豆制品，如豆腐、豆浆、鹰嘴豆、扁豆和白豆。如果你在铸铁锅煮酸性食物，如番茄酱或咖喱，锅中的铁会浸出一些进入食物，从而提供很少量的膳食铁。但是，这样做的同时其他一些维生素可能会丢失。

钙

在青少年时期，良好的钙供应是很重要的。对于生长中的儿童，40%~45% 的成年峰值骨量是在十几岁的时候建立的，而钙是骨骼的主要组成部分。美国国家科学院（the National Academy of Sciences）推荐青少年每日钙的推荐摄入量为 1300 毫克。从牛奶、酸奶和奶酪组每日吃上 4 份，再加上良好的绿色蔬菜摄入，青少年应该很容易就能达到这一水平。奶和由强化奶制作的奶制品，可能是钙的最佳来源，因为它们含有维生素 D，有助于钙的吸收。

青春期骨骼健康情况决定成年后骨骼状态

骨骼中的大部分钙在青春期和成年早期沉积下来。在此之后，骨骼中的钙可以转换或丢失，但是不会增加。因此，在青少年时期，良好的钙摄入对于将来降低骨质疏松和致残骨折的风险是非常关键的。

大约在30岁以后，女性和男性的骨含量稳步下降，妇女在绝经后骨量丢失急剧加速。成年早期更多的峰值骨量将减少骨质疏松症或脆弱骨的发生。对于有骨质疏松症家族史的人来说，更加重要。

和男性相比，女性发生骨质疏松的风险更高。南欧和亚洲女性比非洲和地中海人后裔女性发生骨质疏松症的风险更高。其他因素似乎也参与其中，包括吸烟、细长身材、白皙的皮肤和家族史。**所有的女性，不管是否存在危险因素，应该尽量维持骨骼健康，这可以通过摄入足够的钙、维生素 D，以及保持规律、适度、负重锻炼来达到。**

每日钙和维生素 D 的推荐摄入量

医学会（Institute of Medicine）最近的一项研究重新推荐了儿童及成人钙和维生素 D 的摄入量。在表5–3中，以3个数值（包括适宜摄入量、推荐摄入量、摄入上限）表示机体对钙和维生素 D 的需求。因为婴儿并不能参与临床试验，所以此处的数值是基于使婴儿血液中达到合适的维生素 D 水平所需要的人乳（钙的来源）量或直接需要摄入的维生素 D 的摄入量而得出的，并以"适宜摄入量"表示。对于1~18岁的孩子，每日钙和维生素 D 的需要量以表中第3列数值即推荐摄入量表示，这一摄入量可以满足97.5% 的人口的需求。第4列的数值为摄入上限，这些值是安全的"高限"。这个"高限"并不应该被当做追求的目标，而是需要当成安全提示。这些营养素摄入过度将引起新的健康问题，比如肾结石、肾和组织损害。

表 5–3　不同年龄孩子推荐每日钙和维生素 D 摄入量

钙 / 毫克			
年龄	适宜摄入量	推荐摄入量	摄入上限
0~6 月	200	—	1000
6~12 月	260	—	1500
1~3 岁	—	700	2500
4~8 岁	—	1000	2500
9~18 岁	—	1300	3000

续表

维生素 D/ 国际单位			
年龄	适宜摄入量	推荐摄入量	摄入上限
0~6 月	400	—	1000
6~12 月	400	—	1500
1~3 岁	—	600	2500
4~8 岁	—	600	3000
9~18 岁	—	600	4000

注：改编自 National Academies Press. http://www.iom.edu/Reports/2010/Dietary-Reference-Intakes-For-Calcium-Vitamin-D.aspx.Accessed June 30,2011.

钙的来源

很多青少年，特别是在意体重的女孩，刻意回避富含钙的乳制品，因为他们害怕摄入脂肪，但其实低脂奶和脱脂奶随处可见，这些并不会增加肥胖的风险。低脂奶和脱脂奶减少或消除了脂肪，但并没有带走钙，所以这些乳制品的含钙量和全脂奶一样。

不喝奶的女孩容易出现骨质疏松。对骨形成方面造成的严重后果会在这些女性到达40岁之前就出现。实际上，不能获得足够钙的女性在青春期更易于发生骨折和应力性骨折，骨损伤后愈合也较慢。

让青春期的女孩摄入足量的钙和维生素 D 是非常重要的。体育教练、舞蹈老师，以及父母，有责任帮助女运动员和年轻演员摄入健康、均衡的饮食。一般青春期的孩子都很难想象自己在中年及以后的样子，因此，描绘"明天"的健康状态不可能有说服力。更好的做法是强调均衡营养（包括摄入足量钙）对于目前来说可以让身体达到最佳的状态。

豆腐也是钙的极好来源。深绿色绿叶蔬菜如羽衣甘蓝和芜菁叶等蔬菜热量低，在相同重量下含有和一些奶制品同样多的钙。钙的摄入量应限于大约 500 毫克 / 次，额外的钙可能不会被机体吸收。强化钙的橙汁是一个好选择，因为果汁中的维生素 C 会促进钙的吸收。维生素 D 也是钙吸收所需要的。当皮肤暴露在阳光下，身体可以制造维生素 D。**钙的膳食来源包括强化的牛奶、谷物、鸡蛋和黄油。青春期女孩，如果不喝牛奶且没有足够的钙摄入，应当每日补充 400 国际单位维生素 D。**注意避免将铁和奶制品或钙剂同时服用。

维生素D和阳光照射

鸡蛋、黄油、三文鱼和鲱鱼是维生素D的优质来源。但不同于其他的维生素，在阳光中紫外线的一点点帮助下，维生素D也可以由人体制造。当孩子暴露在阳光下时，紫外线帮助孩子在皮肤中合成维生素D。在阳光下产生足量的维生素D并不需要太长的时间。

然而，并不是所有的儿童和青少年都能获得足够的阳光，尤其是在每年的特定时期或美国北部地区。密集的云层和严重的空气污染会减少到达皮肤的紫外线的量。此外，孩子自己的皮肤特性会影响个体制造维生素D的能力。尤其是皮肤色素是一个重要的考虑因素：深色皮肤的人制造的维生素D要比那些浅色皮肤的人少。

防晒霜可以降低孩子以后患皮肤癌的风险，但是它同时也会减弱阳光对身体的积极影响。和儿科医生谈一谈，找到短时间阳光照射和防晒霜使用之间的平衡。

锻炼能使骨骼更健康

体育活动，尤其是力量训练和负重锻炼，有利于骨骼生长。而体育活动加上均衡饮食，不仅可增强骨强度，也可刺激具有保护骨骼作用的激素的产生，还能产生促进骨骼生长和修复的电活动。运动也能促进血液和营养物质流向骨内。

叶酸盐

所有青少年都应该食用大量绿叶蔬菜、水果和强化谷类来获得一定量的叶酸盐（另一种形式是叶酸），我们的身体需要叶酸来合成细胞中的DNA和RNA，并生成健康的红细胞。妊娠妇女的低叶酸水平可能会导致孩子脊柱和神经系统的严重出生缺陷，因此叶酸对于青春期女孩和年轻妇女尤其重要。在备孕时，确保体内有足够水平的叶酸。任何计划怀孕的适龄女性都应该在孕前补充维生素，以获得足够的叶酸水平。

膳食纤维

青春期孩子每天所摄入的2000千卡热量中应包含2杯（约450克）水果和2.5杯（约510克）蔬菜。当然，根据他们个人的能量需求，摄入量或多或少会有不同。这些水果和蔬菜将为他们提供足量维生素A、维生素C、维生素E和其他抗癌物质，以及增强肠道蠕动以预防便秘的膳食纤维。

膳食纤维的优质来源是豆类、各种水果和燕麦产品。常规膳食纤维摄入量可能有助于预防中年及以后的许多疾病，包括癌症和心脏病。和儿科医生谈谈孩子应该摄入多少膳食纤维。一般情况下，将孩子的年龄加 5~10，大概就是膳食纤维摄入量的目标值，以"克"为单位。因此，一个 15 岁的孩子每天需要摄入 20~25 克膳食纤维。

磷

磷是骨形成所需的另一种矿物质。对 9~18 岁的孩子，磷的每日推荐膳食摄入量是1200 毫克。磷存在于大多数富含蛋白质的食物中，如肉、蛋和豆类，并且含钙的食物中也含有磷。事实上，磷是如此丰富，大多数人对磷的摄入比钙多。此外，我们的身体吸收磷比吸收钙更容易：吸收约 70% 的磷时，只吸收了 30%~40% 的钙。

锌

锌存在于肉、鱼、家禽、乳制品，以及贝壳类食物、粗粮、干豆类和坚果中，是众多机体功能正常发挥的必要条件，也包括伤口愈合和性成熟。锌（与铬）是胰岛素作用的一个因子。青少年锌的推荐膳食摄入量为每日 15 毫克。当锌存在于蛋白质中或与蛋白质混合摄入时，更容易被吸收。在所有的年龄段，身体需要锌和铁的量类似。

其他必需的维生素和矿物质

为了维持酶系统和物质代谢过程的正常进行，我们还需要很少量的铜、硒、碘、铬、锰和钼。按"推荐膳食摄入量"进行均衡饮食，若"推荐膳食摄入量"中没有涉及的物质种类，则按已知的安全值摄入。只有在特殊情况下，比如孩子有慢性疾病或有特殊饮食需要，儿科医生会开具处方建议孩子服用维生素或矿物质的补充剂。尽管如此，请记住复合维生素并不会对孩子身体造成伤害，可能也是确保孩子获得足量维生素 D 和叶酸的好办法。**但是补充剂远不是食物的代替品，过量摄入维生素补充剂也会有害。**

正常的饮食和坚持锻炼是保持健康的诀窍

斯科特 15 岁的时候才刚开始青春期的发育，而他的大多数同学已经开始一段时间了。斯科特意识到自己个头小，发育相对较慢，他被健美杂志里的饮食和锻炼计划所吸引。他请教运动营养学家来推荐蛋白质补充剂。

"不要浪费你的钱，"营养学家告诉斯科特，"许多男人认为补充剂会帮助大家增加肌肉，更快成熟。相信我，它们没有帮助并且可能伤害你。保持正常的饮食和坚持锻炼，这才是提高肌肉量和保持健康水平的最好方法。"

青少年运动员愿意努力训练，甚至一次训练几小时，但是他们中的很多人认为存在某套神奇的方法能帮助他们占据竞争优势，而这套方法通常包括调整饮食。

其实并没有提高运动能力的营养魔法诀窍。均衡摄取下列 5 个食物组的食物就可以满足一个年轻运动员生长和运动所需要的营养。每日摄入量至少应包括：

- ✓ 来自谷物组的 6 份食物；
- ✓ 来自肉类和豆类组的 2 份食物；
- ✓ 来自蔬菜组的 3 份食物；
- ✓ 来自水果组的 2 份食物；
- ✓ 来自乳制品组的 4 份食物。

注：一份指每种食物通常建议的食用量。

运动补充剂

在竞争激烈的青少年体育界，特别是在高中阶段，许多十几岁的运动员都在寻找某种优势，以让他们能够更快更强。这促使他们中的一些人去寻求膳食补充剂，因为厂商承诺服用了这些膳食补充剂会有更强的力量和耐力，但常常这些产品提供的只有潜在的健康风险。

这些所谓的提高体育成绩的药丸、粉末和饮料，在药店、酒吧、健身房和健康食品商店随处可见。这些产品的广告也出现在健康杂志上。

但因为它们是补充剂，而不是药物，所以美国食品药品监督管理局并不要求测试其安全性或有效性，产品的声明也没有被严格监管。

虽然这些产品有许多的声明，但是很少有科学研究方面的支持。实际上，几乎没有在青少年运动中进行过相关研究就发表了这些声明。比如，一个深受欢迎的叫做肌酸的补充剂产品，厂家声称这种产品可以帮助高强度肌肉活动的短时间爆发。但是研究显示这种产品只让运动成绩提高了 3%~5%。这一点的成绩提高与运动员正常的生长发育相比，是微不足道的。

还有一些产品与严重的健康问题相关，如降低身高，引起痤疮和秃发。

除了安全性问题，还存在其他问题。当你阅读包装上的活性成分时，你希望它们是准确的。但是当独立实验室对这些补充剂进行评估时，他们发现有些产品并未提供包装标签所承诺的成分。让事情更复杂的是，某些补充剂可能含有小剂量的兴奋剂，可能会让运动员违禁物质测试呈现阳性。

消费者也不应该忽视这些产品的花费，它们可比食物同样数量的营养物贵得多，如蛋白质和碳水化合物。

一些具有较高风险的补充剂是非法的，特别是合成类固醇，它们是合成的激素。正如你在下文中"合成类固醇和其他性能增强剂"看到的，尽管这些产品非法，一些高中生，甚至初中生，仍然在使用合成类固醇。它们与严重的肝脏疾病、心脏病、行为变化（如显著的情绪波动）以及许多其他副作用相关；还可能干扰性激素和性功能，并可能损害性器官。其中的一些改变可能不可逆。

难怪美国儿科学会不鼓励使用营养补充剂。改善运动表现的最好和最安全的方法是在正确监督管理下的日常运动和良好的营养。

合成类固醇和其他性能增强剂

运动员可能会试图使用补充剂来改善运动表现。昂贵的营养品，如能量棒和奶昔深受欢迎，但并没有显示出切实有效的作用。氨基酸制剂，例如精氨酸和鸟氨酸，也未证明其价值；另外一种产品色氨酸，由于毒性严重，还被美国食品药品监督管理局（FDA）所禁止。合成类固醇可以刺激肌肉发育，但是危害健康，并且是非法的。

✓ 在男孩中，这些合成的类固醇会损害睾丸，导致乳房生长，并且出现发育迟缓；在女孩中，合成类固醇可能促使男性外观性发育，包括性器官的异常发育。

✓ 类固醇可改变血液胆固醇水平，并可能增加男孩和女孩的心脏病风险。

✓ 对人格有很大的影响。

✓ 长期使用与严重的肝脏疾病，包括癌症有关。

虽然其不良反应广为人知，但合成类固醇仍然非法存在于中学生中。请确保孩子知道这些非法药物的危害，并与孩子的教练一起寻找增强实力的健康替代方式，从而帮助孩子在竞争中获得优势。

男孩生长发育的 3 个阶段

男孩的生长遵循独立的 3 个阶段，与性成熟时间直接相关，而与身高无关。首先，快速长高。然后，长高一年后，达到肌肉发育高峰。这时，胡子和胸毛已经开始生长。最后，发展力量和耐力。一个瘦瘦的、晚熟的孩子通过服用营养补充剂是不会变成真正的男子汉的。

　　一个男孩处于发育阶段时，他应该能够通过具有良好规划、有监管的力量训练计划和饮食获得更多肌肉。事实上，青春期前的力量训练可以明显增强其力量，并且看上去是安全的。

碳水化合物

　　一个运动员，每日所需能量的 50%~55% 应来自碳水化合物。实际上可通过下面的方式来实现：一个每天消耗 2500 千卡的年轻运动员平均需要 1250 千卡的能量来自碳水化合物，相当于约 312 克的碳水化合物类食物，或 6~11 份。

碳水化合物负荷

　　对于短暂、强烈的运动，如冲刺或举重，运动员从作为糖原储存在肌肉和肝脏中的葡萄糖获得能量。对于更长时间的耐力运动，首先从糖原获得能量，然后才从身体脂肪获得能量。一些运动员尝试使用一种称为"碳水化合物负荷"的技术，为了在重大比赛之前提高他们的糖原储备。其做法是在活动前一天摄入尽可能多的碳水化合物，同时减少训练。碳水化合物负荷还需要额外的水和果汁，因为糖原储存时需要额外的水。

　　虽然碳水化合物负荷可以帮助运动员维持持续 90 分钟或更长时间的耐力运动，但不推荐在较短的比赛或高中运动员中使用。青少年运动员应该用碳水化合物满足其至少一半的日常能量需求。

　　训练后碳水化合物类零食或饮料有助于补充肌肉中的糖原，下一顿饭的碳水化合物会有助于保持肌肉训练。

蛋白质

　　蛋白质是身体成长、能量和组织修复必不可少的。运动性能取决于肌肉力量，肌肉由蛋白质组成。虽然那些参与力量和耐力训练的运动员可能需要更多的蛋白质，但是想简单地通过吃很多蛋白质类食物增加肌肉的想法是错误的。运动可增加肌肉量，而不是膳食中的蛋白质。

青少年在不同的发展阶段需要的蛋白质各不相同。一般来说，男孩和女孩 11~14 岁之间每日每千克体重需要 1 克的蛋白质。因此，一个青春期孩子，体重约 50 千克，每天需要约 50 克蛋白质。年龄 15~18 岁之间，蛋白质推荐膳食摄入量略有下降。每克蛋白质类食物提供 4 千卡的能量（碳水化合物一样），蛋白质应按每日所需总能量的 10%~12% 供给（表 5-4）。

表 5-4　大多数青少年爱吃的食物的蛋白质含量和提供的能量

食物份（Portion size）	蛋白质含量 / 克	平均供能 / 千卡
百吉饼（1 个，中等大小）	7	200
全麦面包（1 片）	3	60~65
美式加工干酪（约 30 克）	6	105
奶酪汉堡（含 120 克肉饼）	30	525
瘦畜肉、鱼或家禽（约 90 克）	22	180/120/140
牛奶（2% 减脂牛奶、1% 低脂牛奶）或脱脂牛奶	8	120/100/85
花生酱（1 汤匙，15 毫升）	5	95
比萨饼、奶酪（1 片）	15	290
塔可饼	9	195
低脂酸奶、咖啡酸奶或香草酸奶（约 240 毫升）	8	195

一般来说，90 克的畜肉、鱼或者禽类中含有大约 22 克蛋白质。一杯约 240 毫升的牛奶中含有大约 8 克蛋白质。因此，**一个中等个头的青少年一天喝 3 杯奶，就不需要吃大量的肉来满足每日的蛋白质需求。**

动物食物来源的蛋白质被称为完全蛋白质或高质量蛋白质，因为它包含了人体需要的必需氨基酸。植物蛋白被称为不完全蛋白质，因为除了大豆，它们中某一个或多个必需氨基酸含量低。然而，你不必一定要吃动物产品获得高质量蛋白质。素食者为了满足机体的蛋白质需求，要对植物性食物配对以达到互补。这种搭配食物的方式被称为蛋白质互补。谷物和豆类、豆子和玉米饼、花生酱三明治和小麦面包、黑眼豌豆和米饭都是蛋白质互补的好例子。你也可以通过添加少量动物源性蛋白，以弥补一些植物性食物的不足，如意大利面配奶酪或牛奶配谷物。

水

水是人体中含量最高的物质，离开了水，许多产能过程都不能进行。每个细胞都沐浴在水中，水将营养运送到全身。水可以帮助调节体温，还可以排出能量代谢产生的废物。

水是通过出汗、排尿和呼吸蒸发的形式而丢失的。在运动中，随着运动员呼吸增快和出汗，水分的丢失速度也增加。

补充液体和电解质

如果活动持续时间超过 1 小时或天气炎热潮湿，运动员可能需要补充的不仅仅是水，也包括电解质——钠、钾和氯——这些有助于调节体液平衡。在这些情况下，运动型饮料可适当饮用。然而，如果运动员参加的是不太剧烈或者短时间的活动，应该喝凉水，果汁或者市售的运动型饮料是没有必要的。永远不要食用盐片，它们可能会对人体产生危害。

隐藏的咖啡因

焦虑、睡不着的青少年可能不知道在一天中消耗了多少咖啡因。咖啡因明显的来源包括可乐、咖啡、茶和能量饮料。但是还有一些隐藏的来源，包括非处方头痛制剂以及某些类型的碳酸饮料。表 5-5 包括了常见的咖啡因产品及咖啡因含量。

表 5-5　常见的咖啡因产品及咖啡因含量

能量饮料含量示例[a][每份（240 毫升）]		
产品名称	热量 / 千卡	咖啡因 / 毫克
Java Monster	100	是[b]
Java Monster Lo-Ball	50	是
Monster Energy	100	是
Monster Low Carb	10	是
红牛	106	77
无糖红牛	9.6	77

产品名称	热量 / 千卡	咖啡因 / 毫克
Power Trip Original Blue	100	105
Power Trip "0"	5	105
Power Trip The Extreme	110	110
Rockstar（原味）	140	80
Rockstar（无糖）	10	80
Full throttle	110	是

a 以上饮料选择的依据为编写报道时最常见的产品。

b 如果所列出的为"是"而不是具体的质量，是因为营养含量标签中未列出具体量。

注：American Academy of Pediactircs Committee on Nutrition, Council on Sports Medicine and Fitness. Sports drinks and energy drinks for children and adolescents: are they appropriate？ *Pediatrics*. 2011;127(6):1182-1189.

　　如果在炎热的天气或温暖的室内区域运动，则机体会损失更多的水。一个失水过多的运动员，体温调节能力会下降，有中暑衰竭和机体重要功能停止而威胁生命的风险。在体重作为影响因素的青少年运动比赛中，比如体操、举重和摔跤，他们可能会因来自教练、父母或自身的压力而为比赛"改变体重"。摔跤手特别容易受此影响，因为他们经常在某个重量级别训练，而在另一个较低的级别比赛。运动员为达到所需体重的常见做法包括限制性节食（例如连续几天只吃香蕉或橘子）、不喝水和穿着保暖衣物的高强度锻炼。这样的做法是危险的——可能导致大学摔跤手死亡。

　　有进食障碍或慢性疾病史的儿童，如糖尿病、囊性纤维化或镰状细胞贫血，应特别注意体液流失。这些青少年有时无法识别来自大脑渴觉中枢的信号，或者其肾脏对血液和体盐变化发出的信号没有回应，并且他们可能在自己感到口渴前已经迅速脱水了。

　　口渴并不是需要水分的可靠指表。事实上，当孩子感到口渴时，她可能已经严重脱水。

　　孩子们有更大的体表面积，这意味着他们在炎热的天气热得更快。此外，他们出汗不多，也不觉得口渴，即使有点脱水。运动期间脱水的常见症状包括运动能力下降、显著的口渴、疲劳、恶心、头痛、痉挛、头晕和虚弱。定期参加激烈活动的儿童和青少年应该在活动之前和之后称量体重，从而明白他们失去了多少水分。参加比赛或练习的年轻运动员应该定期休息一下去喝水，无论他们是否感觉口渴。当在炎热的天气踢足球时，青春期男孩通常损失超过 950 毫升液体，而再小一点的孩子可能失去 400~950 毫升。运动员应该在开始剧烈运动之前喝 360~480 毫升水，对于体重小于 40 千克的运动员，每 20 分钟补充 150 毫升（体重超过 40 千克，补充 270 毫升）。

经前综合征和糖果

一些青春期女孩每次月经前的几天特别想吃甜食。这种渴望类似于遇到压力时或者试图戒烟时对碳水化合物类食物的渴望。研究者发现有严重经前症状的妇女如果在月经前的几天晚餐进食高碳水化合物和低蛋白类食物，她们会感觉更快乐和平静。与没有饮食调整的女性相比，她们的忧郁、紧张和困扰更少，也更平静和警觉。

研究者发现 5- 羟色胺可以解释这一现象。5- 羟色胺是一种大脑中与情绪和食欲有关的化学物质。5- 羟色胺由饮食摄入控制：碳水化合物可促使其大量释放，而蛋白质对此没有任何影响。尼古丁和碳水化合物一样，可增加大脑中的 5- 羟色胺，而尼古丁戒断具有相反的效果。

如果孩子在月经期间异乎寻常的紧张或落泪，那么试着在她的正餐和零食中加入更多的复合碳水化合物，比如面食和谷物，她可能会感觉更好。她还应该相应减少动物类蛋白质的摄入，并且避免单糖的摄入，比如糖果和甜点，它们通常还包含大量脂肪。用这种方式，她可以改善心情，维持均衡饮食，同时避免摄入过多的空卡路里。经前综合征可以通过每天服用 3 次每次 400 毫克的钙来减缓症状。一些数据还表明，镁（每次 250 毫克，每日 1~2 次）可能会缓解经前综合征。

青少年的不安和咖啡因

听见了女儿房间的哭泣声，罗宾敲门，推开门后发现 17 岁的杰西卡以胎儿的姿势蜷缩在床上。"我非常不舒服，妈妈，" 杰西卡号啕大哭，"我的心脏跳得太快，我有时没有办法呼吸！"

对于罗宾（一个受过训练的护士）来说，女儿看起来非常紧张，但不是病了。她的体温和脸色都正常，没有胸痛。当杰西卡提到她有数次反酸烧心，并且没有办法睡觉时，罗宾根据情况作了判断。

杰西卡每周见朋友 3~4 次，每次会在镇上新开的咖啡吧喝冰拿铁咖啡。尽管她母亲建议喝果汁来替代，但是她经常在下午喝一杯可乐来振作一下。当她在早上上课期间感到昏昏欲睡时，她会喝一瓶新出的含咖啡因的碳酸饮料，这是她和同学们在电视广告中看到的。同时，为了缓解经痛，当常用的止痛药用完的时候，罗宾会给杰西卡一些含有咖啡因的非处方治疗头痛的药片（还有一些缓解"痉挛"的疗法）。

罗宾认为杰西卡的问题可能是由太多的咖啡因引起的。咖啡因是一种强烈的兴奋剂，可导致心脏加速、引起胃部不适，以及杰西卡所知道的——防止嗜睡。它可能给人带来焦虑感，以至于呼吸困难。杰西卡是一个苗条的女孩，高162.5厘米，体重50千克。粗略统计其最近的食物摄入表明，她每天摄入的咖啡因足以让一个魁梧的男人感到焦虑不安。

杰西卡承诺会减少冰拿铁咖啡的摄入，只点无咖啡的饮料；她还同意将碳酸饮料改为果汁和矿泉水；最后，她计划早起一刻钟，这样她就有时间吃早饭了。

咖啡因——一种对中枢神经系统起作用的兴奋剂，可以阻止昏昏欲睡的感觉，让你保持警觉。但摄入太多可引起心悸（这种感觉就像赛跑时心脏的剧烈跳动）、烧心、失眠以及紧张、焦虑的感觉。咖啡因对机体产生的影响与摄入的剂量和使用者的体型大小有关。一些人对咖啡因更敏感，而另一些人由于常规使用对其已经耐受。一个紧张、焦虑的青少年应该用1周左右的时间，减少可乐和其他碳酸饮料、咖啡和茶，包括冰冻饮料的摄入。脱咖啡因的咖啡和茶也可能含有大量的咖啡因。

当必须使用止痛药物时，检查其标签确保它不含咖啡因。如果孩子仍然被经前综合征症状所困扰，尤其是心悸，要和儿科医生谈一谈。

咖啡因戒断性头痛

一个习惯了咖啡因的青少年，在减少咖啡因摄入的一两天内，会出现咖啡因戒断性头痛，以及怠惰、疲劳、嗜睡的感觉。一些人抱怨周末头痛，其实当一个人每周工作日饮用咖啡因饮料，星期六睡得晚因而错过了常规时间的"剂量"时就会出现这样的头痛。一旦摄入咖啡因的习惯被打破，咖啡因戒断性头痛会在一两个星期内消失。

是什么促成了一个素食主义者

素食主义者的素食程度不同，正如他们选择素食生活方式的原因各不相同。部分或半素食主义者不会拒绝所有的动物产品。他们可能吃鸡肉或鱼肉，吃鸡蛋和奶制品，但不吃其他肉。有一些素食主义者吃鱼肉，但是不吃家禽。蛋奶素食者吃鸡蛋和奶制品，但是不吃所有的肉类——他们避免吃"有脸的食物"；乳品素食者不吃鸡蛋。全素食者遵循严格的饮食，排除了所有来自动物的食物，包括蛋和奶制品。果食者只吃水果、坚果和种子、蜂蜜、全谷物，以及橄榄油。

时尚和饮食

青少年关于食物的观念可能是基于对环境的关心、对动物屠杀的人道主义观点，以及饮食和健康之间的关系等。在多种情况下，这种观点是经过深思熟虑的，应该得到尊重。有时，应该认识到青少年会把食物问题当做所有家庭问题的象征。

只要青少年继续保持均衡饮食，父母可以不用特别关注这些时尚的食物观念。对许多人有吸引力的素食饮食被广泛接受，几乎没有人认为这是一种时尚。在青少年中，拒绝肉类最常见的原因是动物虐待。保持适当营养平衡的长期素食者，典型的西方高脂肪、低纤维饮食相关疾病的发病率会较低，比如高血压、高胆固醇血症，以及一些癌症的发生率较低，并且其体重通常比肉食者更接近健康理想状态，便秘和其他肠道功能性问题也较少。然而，从本来就不健康的饮食中消除动物产品不会成为健康的素食主义者。

更严格的饮食增加了营养缺乏的风险。部分素食者通常可以保持营养均衡。然而，需要注意的是，复合碳水化合物是其构成饮食的主体。一些人对奶制品太过依赖，最终饮食中的脂肪和热量含量过高。所有的素食者都应该学习将两种或者更多种食物组合，例如豆类和玉米，以确保他们获得必需氨基酸。

那些坚持严格素食的人必须找到维生素 D 的替代来源，维生素 D 对骨骼健康非常重要；在所有细胞中都需要维生素 B_{12}，尤其是健康的血液。人类可以从阳光照射中生成一些维生素 D，但不能吸收少数植物食物中存在的少量维生素 B_{12}。各个年龄段的全素食主义者可摄入豆浆或市售强化谷物。如果未食用奶制品，素食者也可能缺乏钙。你的儿科医生或营养师可能建议给予补充剂来确保孩子摄入了足量的维生素、钙、铁和锌。

任何打算减肥节食的青少年应先跟一名儿科医生交流一下，儿科医生可能会推荐营养方面的书籍或转诊给营养顾问。当采用素食饮食时，青春期孩子不吃什么、吃什么，你一样要注意。

形象和进食障碍

青少年有时发展出基于扭曲的身体形象的食物观念，以及想要重新塑形的过度关注。饮食时尚在青春期期间很常见，而且通常会很快过去。然而，进食障碍是与健康风险和严重情绪障碍有关的严重问题。这些疾病通常发生于女孩，但在男孩中也会出现，而且不容易被发现，因为有进食障碍的青少年可能保持正常体重或穿笨重的衣服来伪装体重下降。进食障碍的主要类型包括自我饥饿、贪吃、暴饮暴食和导泻。

患有进食障碍的青少年迫切需要专业帮助。如果你的孩子有不寻常的体重降低或增加，似乎沉迷于准备食物或节食，或是强迫性连续锻炼数小时，那么和你的儿科医生交谈。

食物和青少年痤疮

超过 80% 的青少年患有痤疮，所以如果孩子处在青春期，只长了几个痘痘，那她是少数的幸运儿。与大多数人所认为的相反，痤疮不是由巧克力、油炸食品、糖果或青少年常规饮食引起的，既不是便秘的结果，也不是性行为或性行为缺乏的标志。相反，它是因某些激素水平升高引起的，这些激素刺激皮脂腺，增加皮脂的产生，皮脂是油性分泌物，可润滑和保护皮肤。皮脂与脱落的细胞和其他碎片，阻塞皮肤毛囊后，可能会引发感染。皮脂的增加可以早在其他青春期特征出现之前的 2 年发生，并且 9 岁的男孩和女孩就可以出现皮肤鼓包和粗大的毛孔，尤其是在皮脂腺丰富的部位，例如鼻子周围和面部中间。

痤疮经常在家族中聚集出现。大多数病例是轻度的，如果不去管它们，通常不会留下永久性瘢痕。非处方的包含过氧化苯甲酰的乳液有助于防止轻微痘痘和轻至中度痤疮。儿科医生或皮肤科医生对于严重或持续性痤疮可开具治疗药物。偶尔，一些患有严重或持续性痤疮的女孩激素水平失衡，雄性激素过剩。

虽然饮食和痤疮之间的联系没有被证明，如果孩子相信它们会引发痘痘，避免巧克力和含糖或脂肪的食物也没有问题。事实上，也许对他们的健康更有益处。青春期是一个天生充满压力的时期，如果压力引发孩子发生痤疮，缓解压力也可以帮助他减少痤疮暴发。一些女孩在月经之前和经期出现更多的痘痘，这是由激素水平变化引起的。

油性霜和乳液可以阻塞皮肤毛囊，促进皮脂堆积，所以青少年应避免油性皮肤，不用护发化妆品，并使用无香味的水基产品。

痤疮触发器

几乎没有科学证据表明食物对痤疮的影响，包括巧克力。然而，一些可能与年轻妇女月经前期或其他压力因素相关的饮食变化，可能引起较多的痤疮。有些人在摄入高碘的食物时发生痤疮，而很多时候促发痤疮的碘含量是正常膳食水平。海鲜产品和碘盐中的碘含量并不足以引发皮肤问题，但是痤疮与海带中的高碘含量相关，运动型饮料中有时候会有这种海草提取物。

一些药物会诱发痤疮。青少年使用某些激素、抗癫痫药物，或者锂制剂时，应该和儿科医生讨论这些药物对于皮肤的影响。

维生素丸和痤疮

对于一个十几岁正在治疗痤疮的青少年，维生素补充剂不仅不必要，还可能是危险的。某些治疗痤疮的处方来源于维生素 A。这种脂溶性维生素储存在体内，如果摄入过多，可累积至毒性水平。当一个青少年正在服用维生素 A 补充剂，同时接受口服痤疮治疗，你应该跟儿科医生谈一谈，确保孩子没有摄入致毒剂量的维生素 A。维生素 A 中毒可能会导致头痛，进一步则出现皮肤和头发问题，严重时出现肝脏和神经损伤。

不是巧克力的错，是压力

处于压力之下的人通常想吃巧克力和糖果。而在吃糖果后，他们出现痤疮的暴发，然后错误地将糖果与痤疮暴发联系起来，忽视了作为罪魁祸首的压力。

酒精和青少年

许多年轻人在青春期早期就开始接触酒精。总体来看，女孩比男孩接触酒精和药物的年龄更早。如果没有酒，可以防止美国年轻人之间的许多悲剧，包括车祸、溺水、致命的坠落、杀人和自杀。酒精放松了束缚，增加了可能导致意外怀孕和性传播疾病的不负责任的性行为的风险。而酒精与咖啡因结合特别危险。饮酒者没有意识到他们醉到何种程度，向危险行为和过度酒精摄入进一步沦陷。

许多青少年在最初的尝试后不会继续喝酒。然而对于继续饮酒者，风险是很大的。青少年，特别是女性，整体上比成年人体重更轻，因此醉得更快。另外，一些青少年成为酗酒者的风险高于其他人。事实上，家族史是青少年中药物和酒精成瘾的主要危险因素。遗传和心理因素如抑郁和焦虑会使易感青少年依赖酒精，而导致酒精依赖的时间比成年人短得多。混合饮料和啤酒也会添加额外的热量摄入，从而在腰腹部沉积脂肪。

斯特恩医生的巧克力哲学

"人生没有球芽甘蓝，还值得活下去，但没有巧克力，那就是另一回事了。"

吸烟和青少年

尽管有大量证据表明香烟是有害的，但这并不能阻止多数青少年继续吸烟。

特别是女孩，他们把吸烟作为控制体重的方法。然而，他们不知道的是，吸烟可部分抑制雌激素，造成脂肪沉积。因此，吸烟女性倾向于在腹部蓄积脂肪，而不是像男性那样脂肪蓄积在大腿和臀部。所以，虽然女孩子抽烟可使体重下降，但是机体脂肪重新分配，让她变得大腹便便。

父母可能纠结于以下选择：是否可以在家庭环境中的某些特殊场合允许孩子尝试啤酒和葡萄酒，同时也逐渐让孩子熟悉酒精，还是应该完全禁止孩子接触酒精，直到他们到合法的饮酒年龄。

美国儿科学会警告说，除了处方药，儿童和青少年不应使用酒精、尼古丁或任何药物。美国儿科学会促请那些饮酒的父母注意安全，适度饮酒，并保持不让儿童接触酒精。但是美国儿科学会也承认一些父母可能接受孩子在宗教仪式中在监督下饮用葡萄酒。美国儿科学会支持对学校和学校相关活动中的酒精、烟草和所有药物实行零容忍政策。这项禁令应该平等地延伸到学生和工作人员中。对于因违反酒精和药物法律而被定罪的未成年人，驾驶执照应自动吊销（或不让其申请驾照）。在年轻人到达饮酒法定年龄后，可以在家里开始有控制地饮酒。

让家长担心的青少年食物问题 ╱

1. 我的儿子想要在他高中运动会尝试"碳水化合物负荷"。他被选定参加 4 人接力赛，也可能参加跳远比赛。"碳水化合物负荷"真的像别人说的那么好吗？

虽然碳水化合物负荷可以帮助成熟的运动员参加持续 90 分钟或更长时间的耐力运动，但是不建议短期活动的运动员或参加高中运动会的青少年使用。

2. 我的女儿经常抱怨她在周末睡得很晚后持续的、钝性头痛。是因为她睡得太多了吗？

您的女儿可能出现了咖啡因戒断性头痛。当一个人习惯用咖啡因饮料开始一天，因为前天晚上睡得晚，错过了第二天的常规"剂量"时，这种症状就出现了。如果她戒断咖啡因（如可乐、咖啡）一两个星期，且没有睡过头，可能会解除其咖啡因依赖，摆脱头痛。

3. 我的女儿有痤疮，是因为她超重，且一直偷吃巧克力棒和炸薯条吗？

你的女儿吃什么对痤疮没有影响，但压力和激素会对痤疮产生影响。她应该与其儿科医生关于体重控制和痤疮治疗谈谈。额外的治疗建议可能来自皮肤科医生。一个同样重要的问题是，她偷吃食物。根据我们的经验，偷吃食物可能是饮食障碍的前兆，至少表明存在食物冲突。

4. 我担心我的女儿正在往骨质疏松发展，因为她不喝牛奶。她说牛奶中含有太多的卡路里。如何能让她摄入更多的钙？

提供低脂和脱脂牛奶、酸奶和其他乳制品。这些与全脂乳含有一样多的钙。除了乳制品以外，还有其他获得钙的方法。注意其他严格过度的食物或营养限制。

5. 我们不断听到青少年醉驾受伤。如果父母教导青少年在家里负责任地喝酒，难道不能防止这些悲剧吗？

只有一个方法被认为可以减少青少年酒精相关事故，就是禁酒。美国在所有州都提高法定饮酒年龄后，事故率下降。不要允许你的孩子在他达到法定年龄之前喝酒，并教他永远不要酒后开车。

6. 我的儿子看起来面色苍白，是因为他不吃红肉吗？

适当平衡的素食饮食可以提供大量的铁，而且不含红肉中的饱和脂肪。如果你怀疑你的儿子贫血，请预约儿科医生就诊。

Chapter 6

第 6 章

我的孩子超重吗

超重除了会造成健康问题，同样也会产生心理和社会问题，特别是如果他们的超重延续到了成年。

在美国，2~19 岁的孩子中有 17％是肥胖的，并且几乎同样数量的孩子是超重的。1980~1994 年期间，6~17 岁儿童和青少年的肥胖比例翻了一番。然而，在 1999~2008 年间，没有进一步的统计学数据显示这一比例的显著增加。

如果孩子有出色的天赋、外表、智力或运动能力，大多数父母都很高兴。但是，体型并不是越大越好。他们希望自己的孩子融入人群，既不比同龄人矮小很多，块头也不大得多。

密歇根大学 C.S. Mott 儿童医院 2008 年的一项调查发现，儿童肥胖是美国父母最关心的健康问题。虽然儿童肥胖增加的速度已经减缓，但儿童和青少年体重过重仍然是一个严重的问题，特别是超过 70％的肥胖儿童至少存在一项额外的心脏病风险因素，比如升高的血压或胆固醇，而 30％的肥胖儿童具有 2 个或更多的风险因素。儿童肥胖也和 2 型糖尿病相关，同样增加了睡眠呼吸暂停、肝脏疾病以及骨科疾病的患病风险。此外，对于超重的儿童和青少年来说，活动更困难。如果孩子在 8 岁以前超重，并且伴随成长而无法减肥时，他们更有可能成为严重超重的成年人。**尽管肥胖问题变得如此常见，但超重或肥胖的儿童却遭受欺凌、取笑和其他形式的歧视。**预防儿童超重和肥胖将促进健康，改善孩子的社交和生活质量。

父母面临的挑战是如何防止孩子体重增长过快，以及如果孩子已经超重，该怎么办。许多家长对孩子的体重问题感到自责或有负罪感，但是肥胖的流行源于我们所吃食物和我们所进行的活动的诸多变化，例如快餐食用量增加、电视观看时间延长。正如本章将指出的，家庭可以通过调整食物、体育活动和电视时间来预防或治疗孩子的肥胖症。

对信息和技能的需求让父母越来越需专业人士的帮助。比如比尔和朱迪带着他们 8 岁的女儿利蒂希娅，到儿科医生的办公室进行评估。利蒂希娅身高为 1.22 米，这很正常，但是其体重为 34 千克，她比 95％的同年龄女孩更重。利蒂希娅总是很壮实，在过去几个月她变得明显超重。她的父母是中等身材，坚持利蒂希娅"几乎没有吃东西"。他们担心腺体问题可能是导致女儿体重增加的原因。

距离利蒂希娅上一次体检有一年半的时间了，除了可能的超重问题，她的健康没什么问题。利蒂希娅家 12 个月前搬到了这个社区，他们刚刚找到了一个儿科医生。据比尔和朱迪描述，其体重增加就是在这段时间开始的。利蒂希娅的前儿科医生的医疗记录支持了他们的这一说法。

利蒂希娅没有可能导致学龄儿童体重过重的罕见医疗问题的迹象。她的儿科医生经过仔细探查，发现了问题的根源。利蒂希娅对搬家不高兴，交朋友比较慢，也不参与运动，没有什么爱好，所有的业余时间都花在看电视上。虽然家里不允许她在两餐之间吃零食，她可以自由使用冰箱，可以喝果汁。吃饭时，她吃的水果和蔬菜相对较少，她的父母试图避免建立关于食物的规则，因为他们认为这些可能会使她更加不开心。缺乏体育活动和看电视的时候吃零食也是其体重增加的原因。

虽然利蒂希娅的父母知道她有调整适应问题，但他们没有将这种问题与过度体重增加相关联。他们看到她在吃饭时吃得不多，但他们不知道她的果汁摄入量对其体重增加和食欲降低的影响。利蒂希娅没有腺体问题，她不需要正式的减肥计划；她只需要离开电视，减少果汁摄入，培养其运动兴趣，帮助她结交朋友。

根据儿科医生的建议，比尔和朱迪为利蒂希娅在当地游泳俱乐部报了课后游泳班。这对父母制定了新的规则，当利蒂希娅感到口渴的时候，应该喝水，而不是果汁。利蒂希娅初期对此有一些抵触抱怨，然后利蒂希娅开始喝冰水，这让她的父母很意外。他们给利蒂希娅请了一个新的保姆，带着利蒂希娅往返于游泳俱乐部，并且确保其零食只包括水果、生蔬菜、低脂肪蘸料和酸奶。利蒂希娅仍在成长，但是因为锻炼和更健康的饮食，健康苗条的她脱颖而出。她发现一个她擅长的活动，可帮助她建立自信。她从游泳的同学中交到朋友，逐渐摆脱孤独。

为什么孩子超重

有很多原因让孩子变得超重。在大多数情况下，超重是很多因素的综合作用，例如遗传因素和促进肥胖的环境因素。超重趋势可能发生在一些家庭。许多孩子没有得到足够的体育活动。许多年轻人养成了不健康的饮食模式，这些往往反映了他们在家的饮食习惯。医学问题比如激素分泌失调罕见，在100例儿童肥胖症中不到1例。有罕见疾病的儿童，比如库欣综合征、Prader-Willi综合征、特纳综合征或其他代谢或遗传性疾病患者通常身材矮小，并且除了超重之外，还可能具有言语、听觉、视觉和发育问题。这些病症通常在孩子很小的时候会被诊断出来。虽然可能性很小，但是如果怀疑孩子患有这种类型的疾病，儿科医生会进行体格和诊断性检查。

虽然体重问题在家族中出现，但并不代表所有具有肥胖家族史的儿童都会超重。如果父母的体重是正常的，1~3岁之间略超重的孩子后来超重的风险也不会增加。然而，如果孩子的父母、兄弟和姐妹超重，孩子自己具有更高的超重的风险。不光遗传因素发挥作用，共同的不健康的饮食和缺少活动的环境同样也影响体重。例如，一些孩子吃得过多，因为他们的父母习惯性吃得过多，在不知不觉中鼓励孩子也这么做。

连续看电视数小时、缺乏体育活动，比如利蒂希娅，在儿童肥胖不断加重的趋势中是一个重要的因素。看着电视吃零食，再加上推销零食和碳酸饮料的商业广告，让这一问题更加突出。

如果孩子边看电视边吃饭，他们往往会摄入更多的脂肪和盐，以及更少的水果和蔬菜。每天看电视超过 5 个小时的儿童，超重的可能性是看电视 2 个小时或更少的人的 4.5 倍。在自己房间放有电视的儿童看电视的机会更多、时间更长，更可能变得超重。如果你的孩子花了太多的时间在电视机前，那么把它关掉。仅在零食时间吃零食，比如户外游戏后，而不是作为看电视的"伴侣"；当孩子口渴的时候，给她水，而不是果汁。

迪茨博士的热力学第一定律

除了看电视，儿童干其他任何事情都能消耗更多热量。

卡路里差额

家长们常常问什么改变导致了肥胖的流行。答案是："几乎所有事情！"食物变得触手可及，家里家外可以吃到更多的食物，而食物含有更多的卡路里。孩子在屏幕前的娱乐时间更多，越来越少的孩子步行上学，安全户外活动的机会越来越少。

容易获得食物，当然是导致肥胖的一个主要因素。当孩子摄入的卡路里比身体使用的更多时，结果是身体内有了更多的脂肪。最近的一项研究表明，在 1994~1998 年和 1999 ~ 2002 年的国家监测之间，美国青少年获得的额外体重来自每日额外摄入的 110~165 千卡（这相当于一小份的炸薯条，或者约 350 毫升的罐装碳酸饮料）。

比如 4 岁的梅利莎的案例，她明显超重，与其苗条的母亲形成鲜明对比。当儿科医生提问他们吃什么时，母亲花了一段时间才想起，每天早上当她开车送梅利莎去学前班的时候，都发生了什么。每周五天，他们经过卖快餐的汽车餐厅，母亲会买一杯咖啡，梅利莎会有一杯热巧克力加奶油顶。这些不多的额外卡路里足以让梅丽莎增加额外的体重。

超重可导致心理和社会问题

儿童超重除了会造成相关的健康问题，同样也会产生心理和社会问题，特别是如果他们的超重延续到了成年。一些研究表明，**小至 6 岁的儿童就会将超重和负面形象联系在一起**。比如，当孩子被要求对其他孩子的图画进行排序时，超重儿童的作品比那些有各种身体障碍的人的作品更不被人喜欢。超重儿童在团队活动时更不可能被选中，交朋友也更困难。因为超重儿童比同龄人块大，人们往往高估他们的年龄，并期望他们达到和取得不合理的高标准的行为和成就。为了避免遭受耻笑，一些超重的儿童会转而与较小的孩子交朋友。同样，超重的孩子经常找不到适合并且喜欢的衣服。最终，一些超重的青少年可能会形成扭曲的身体形象，使他们处于进食障碍的风险之中。

研究显示，**超重减少了被高排名大学录取的机会，降低了求职者对未来雇主的吸引力。超重代表了较低的社会和经济水平，对女性而言，找到伴侣的可能性更小。**
关于体重的负面认知会直接和间接地传递给儿童。因此，超重的后果被带到下一代。

互联网也可能有所"贡献"，特别是如果孩子们在玩食品"广告游戏"。这些是伪装成游戏的食物的广告。这些游戏和其他互联网战略被越来越多地用于向儿童推销食物。

儿童对体重的看法受到父母和同龄人的影响。当吉姆和琳达带他们11岁的儿子埃文，来看医生。医生要求父母用10点量表给孩子的体重问题打分。父亲吉姆是一位身材苗条的跑步者，他非常焦虑，吉姆给了他10分。但是当琳达被要求做同样的打分时，她只给了2分。虽然埃文之前并没有因为体重问题而感到困扰，但父亲的关注让它变成了一个问题。而他母亲显而易见的缺乏关注发送给埃文一个混乱的信号。他是一个容易相处的男孩，他想要让他的父母都开心，他不知道如何做。

他们的儿科医生向这个家庭展示了埃文在体重和生长图表上的排名。他解释说，伴随着青春期前的激素变化，男孩儿们增长几千克体重并不少见，就像埃文一样。

在大多数情况下，当他们进入青春加速生长期，男孩们会减掉这部分额外的重量。埃文并非严重超重；然而，一个促进健康饮食和身体健康的项目，能够预防他变得超重。儿科医生告诉家人，只有家里的每个人都同意一个共同的目标和实施办法，这样的计划才能成功。

与男孩相比，青春期是女孩发生超重的危险期。在青春期，男孩肌肉质量增加，身体脂肪随生长加速而减少。而女孩肌肉质量和身体脂肪随着生长加速而增加。青春期较早的女孩日后有更高的肥胖风险。

父母在改变膳食、零食或体育活动前，并不需要与较小的孩子谈判。但是，对于埃文来说，做出这些改变，重要的是他的父母要对采取的措施达成一致意见。如果孩子们问为什么事情发生了变化，父母可以解释，改变是为了使每个人更健康。对于年龄较大的儿童，特别是青少年，找出超重孩子如何理解自己的体重和他是否想就此做一些事情是必要的。

一个体重管理项目，如果只有父母或者只有孩子感觉到问题而需要采取行动，那么从最开始这一项目就是失败的。如果家人没有达成共识的话，当一方拥护减重，而另一方反对，冲突和愤恨可能会占据上风。

父母喂饭会导致孩子摄入过多而超重

当罗恩到斯特恩博士的办公室进行 3 岁体检时，很明显他是超重的。斯特恩博士询问他很苗条的母亲，典型的一天中他都吃些什么。她回答道："他不吃任何东西，我必须喂他。"

"你是说你亲手喂一个 3 岁的孩子吗？"

"是的，我必须喂他，如果我不喂，他就不吃。"

罗恩的母亲并没有感觉到她的儿子超重了。她所知道的是，当她觉得他应该吃饭（以及他应该吃多少）时，他并没有吃。然而，当斯特恩博士向她展示罗恩的生长曲线和体重指数（BMI）的计算（大于第 95 百分位）时，她很惊讶，但是最终相信他是超重的。斯特恩博士向她解释说，他的胃口应该是其摄入量的标准，如果他某一顿并不饿，他只应该吃下他所选择的那部分食物。

我的孩子超重吗

儿科医生使用标准生长曲线（参见附录 C）和体重指数（BMI）（参见附录 D）评价儿童的生长发育情况。生长曲线显示孩子是否处于其年龄的正常身高和体重范围内。体重或身高高于第 85 百分位或低于第 5 百分位的孩子应该由医生来决定是否需要进一步的检查。儿科医生也会观察孩子体重的波动，这可能意味着某些事情可能导致他们增重。

体重指数是孩子的体重相对于身高的计算值。体重指数超过第 85 百分位数意味着超重，而体重指数在第 95 个百分位数以上的儿童被视为肥胖，这会增加他们患慢性疾病的风险，比如心脏病和糖尿病。体重指数是第 95 百分位的 120% 则视为严重肥胖。如果孩子体重指数在第 85~95 百分位数之间，她多出来的体重可能是脂肪或肌肉。生长曲线和体重指数只是反映了部分情况，因为它们都不能测量身体的脂肪含量。特别是体格强健的儿童和青少年，在拥有不同寻常的肌肉或消瘦的体格时，可具有高体重指数，却没有过多的脂肪也不肥胖。在一些治疗肥胖的诊所中，多达 10%~15% 的儿童属于这一类。

同时，非洲裔美国人和白人儿童之间会存在小的区别；在同样的体重指数下，非洲裔美国儿童和青少年会有更多的肌肉和骨质量，更少的脂肪。然而，几乎所有体重指数在第95个百分位以上的孩子，都有过多的身体脂肪，这与他们的种族和肌肉量无关。

有些家长很疑惑，仅仅5%的人体重指数是大于第95个百分位的，那为何17%的2~19岁的人是肥胖的。因为体重指数曲线是以1988年之前出生的儿童和青少年研究为基础的，那时候没有那么多的年轻人肥胖。在那个时候，只有5%的儿童和青少年是肥胖的。

如果你的孩子超重是因为其体型增大，向她确认其额外的重量并不是脂肪，鼓励她积极锻炼，保持其肌肉量。

此外，积极与儿科医生和孩子讨论其体重问题。为了防止出现关于体型的焦虑，家长和孩子需要接受孩子的体型。家庭的其他成员也可能有类似的体型。

如果你不适当地仅仅关注体重，并且为了孩子减肥而胡搅蛮缠，她可能会发展出扭曲的身体形象，有发生进食障碍的风险。据估计，70%~80%的女孩认为自己太胖，无论她们是不是真的胖。

专家警告对身体形象的错误认知可能会部分加速当前的肥胖流行，因为不适当的节食后体重反弹增加。

选择快乐

许多青少年，特别是女孩，当他们意识到他们永远不会拥有超级模特那样的身材或者像电影明星那样获得上千万美元的合同，她们会非常不快乐。

帮助你的女儿学会做自己。告诉她真正的美丽不是肤浅的，帮助她发展其技能和才能，强调她积极向上的性格。给她树立德才兼备的女性偶像角色，还有那些在知识和人道主义领域取得成绩的女性，或者养育健康平衡发展孩子的女性，而不是那些用其外貌获得肤浅成功的人。

如何使用生长曲线

例如，当一个孩子的身高为第50百分位，这意味着在这个年龄，50%的孩子比他高，50%比他矮。如果孩子的体重是第10百分位，这意味着90%的孩子比他重，只有10%的孩子比他轻。尽管体重和身高的百分位的变化有时候令人担忧，但有时候并非如此。比如，在9~15个月的时候，孩子开始站起来走路，这时他们的体重百分位可能会有些许降低。只要他们的身高百分位是正常的，就没有理由去担心。

肌肉 VS 脂肪

斯特恩博士的一个青少年病人是一名活跃的排球队员。在她 13 岁体检时，体重指数在第 90 百分位。在 13 岁、14 岁两次体检间，她的训练强度非常大，饮食也根据教练的建议进行了改变。在 14 岁的时候，她的体重指数仍然在第 90 百分位，但是她的腰围减少了约 5 厘米，在胃的位置差不多一样。她的肌肉含量增加了，脂肪减少了。

体重指数计算公式

使用以下公式计算孩子的体重指数，或者访问 www.cdc.gov：

A＝孩子的体重（千克）

B＝[孩子的身高（米）]^2

BMI＝A/B

例 1：过多的增重

男孩

出生体重：3.6 千克

出生身长：53 厘米

出生健康状态：健康

目前年龄：11 岁

目前身高：145 厘米

目前体重：53 千克

目前 BMI：25.2

父母

母亲：身高 157 厘米；体重 54 千克；BMI＝21.9

父亲：身高 173 厘米；体重 79 千克；BMI＝26.4

　　这个男孩出生时有正常的体重和身长，他的父母比一般平均身高要稍微矮一些。尽管孩子的身高和体重在一段时间内是在正常范围内，但是后来他的体重开始增加，很快就超过了其身高相对应的正常体重范围。他的儿科医生发现他每天要喝两份碳酸饮料，花了很多时间玩电子游戏。家里人担心他的体重，所以他们一致同意停止购买碳酸饮料；他口渴的时候，提供凉的、口感好的水；找到好玩的体育活动来减少他对着屏幕的时间。

　　参见图 6-1、图 6-2 的生长和体重指数图表。

例 2：正常的大个头

　　男孩

　　出生体重：2.9 千克

　　出生身长：43 厘米

　　出生健康状态：健康

　　目前年龄 :7 岁

　　目前身高：129 厘米

　　目前体重：34 千克

　　目前 BMI：20.4

　　父母

　　母亲：身高 168 厘米；体重 67.5 千克；BMI=23.9

　　父亲：身高 191 厘米；体重 110 千克；BMI=30.2

　　这个男孩的父母都是大个头并且肌肉发达。他的父亲在高中和大学时都是足球运动员，尽管他现在是肥胖的（体重指数大于 30）。在回顾这个男孩的生长历史时，发现他开始出现其基因趋势，生长出大个头。相对于身高，他是超重的，但是儿科医生认为他肌肉多，几乎没有过多的脂肪。所以，父母没有理由担心他的个头。

　　参见图 6-3、图 6-4 的生长和体重指数图表。

图 6-1 2~20 岁的男孩身高和体重对年龄的百分比

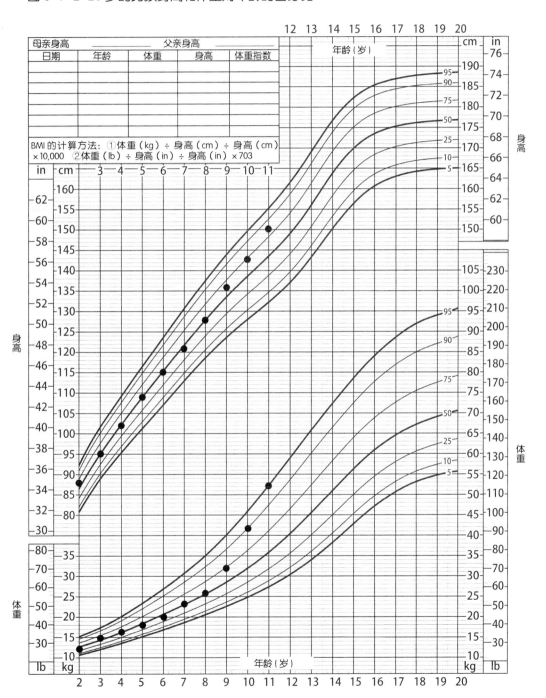

来源：美国国家卫生统计中心（NCHS）联合美国国家慢性病预防与健康促进中心（CDC）共同制作（2000）
http://www.cdc.gov/growthcharts

图 6-2　2~20 岁的男孩体重指数对年龄的百分比

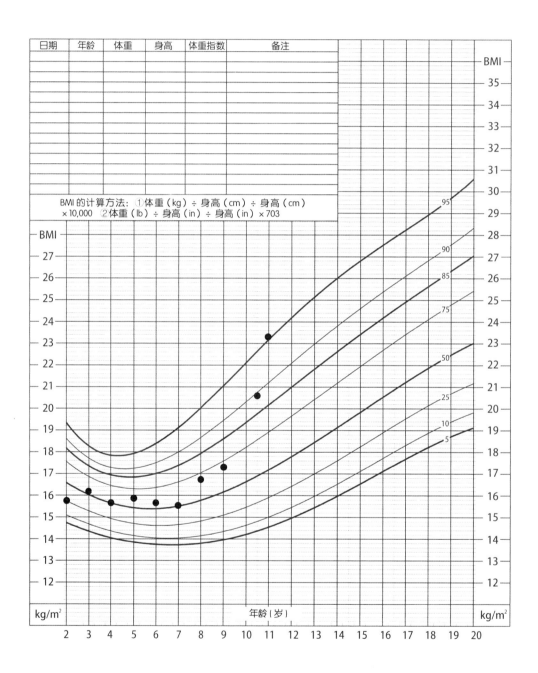

来源：美国国家卫生统计中心（NCHS）联合美国国家慢性病预防与健康促进中心（CDC）共同制作（2000）
http://www.cdc.gov/growthcharts

图 6-3　2~20 岁的男孩身高和体重对年龄的百分比

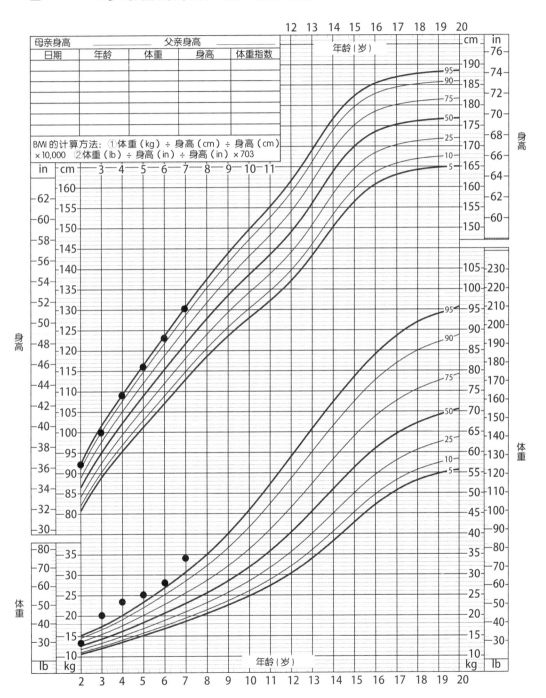

来源：美国国家卫生统计中心（NCHS）联合美国国家慢性病预防与健康促进中心（CDC）共同制作（2000）
http://www.cdc.gov/growthcharts

图 6–4　2~20 岁的男孩体重指数对年龄的百分比

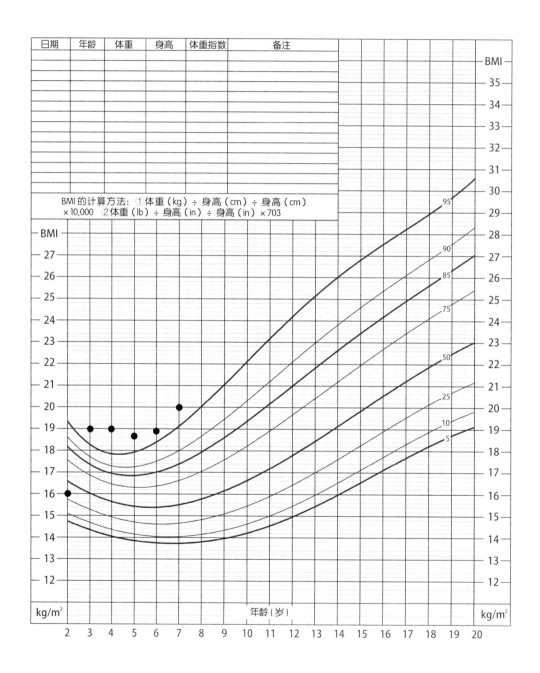

来源：美国国家卫生统计中心（NCHS）联合美国国家慢性病预防与健康促进中心（CDC）共同制作（2000）
http://www.cdc.gov/growthcharts

寻求改变使减重更有效

如果你的儿科医生建议给孩子制订体重管理计划，那么重要的是找到最好的方式来帮助孩子学习管理体重，预防可能会带入成年期的问题。

让整个家庭都参与体重管理可以鼓励健康的习惯，而不仅仅是孩子独自去应对。孩子是快速学习者，榜样是他们最好的学习方式。如果你吃多种多样的食物，积极参加体育运动，你会教给孩子健康的习惯，并受益一生。你如何管理需要做出的变化，很大程度上取决于你孩子年龄。例如，一个 6 岁的孩子，并不需要长篇大论的解释，直接根据孩子最大获益做出改变即可。但是，对于一个 10 岁的孩子，如果他能够明白进行改变的原因，他可能会更加合作："今晚我们吃火鸡，而不是汉堡，因为火鸡的脂肪少，对我们有好处""你今天在生日聚会上吃了蛋糕，有好多的卡路里，所以我们晚上吃水果来当点心，水果中没有脂肪，并且含有丰富的纤维和维生素。"

尽管青少年需要指引，但是他们可能很抗拒被告知该去做什么。主动给出建议可能是自找麻烦；相反，要谨慎选择时机。如果你十几岁的女儿哭泣说："我很胖！"这是你的机会，问："有什么事困扰你吗？有什么我能帮助你吗？"但尽量不要显得过分着急，否则机会的窗口可能被砰地关闭。为了成功管理孩子的体重，你可帮助孩子做出行为改变和设定目标。这里提供了一些其他有用的提示。

父母要做一个引导者，而不是独裁者

给孩子提供丰富的健康食物，帮助孩子学习如何明智地选择吃什么和吃多少。你越强迫孩子吃某种特定食物，她越有可能反抗。如果家里没有食物，孩子也更容易说"不"。然而，如果家里有食物，特别是如果孩子可以看到它，但不允许吃它，那么这种食物会变得更有诱惑力。当下次孩子可以吃这种食物的时候，更有可能吃得更多。要打破这一循环，只在家里存放足够孩子吃的食物的量。当它被吃完时，它不是一个禁果，而是根本就没有，孩子饿了会吃其他东西。

不要限制孩子的热量摄入

你的孩子永远不需要限制热量的饮食，除非儿科医生认为你的孩子需要制定并且密切监督热量的摄入。限制儿童吃什么可能会剥夺他们必需的营养素，干扰生长和发育。

简单的碳水化合物会导致过多的体重增加

因为这些物质的单糖含量和其他成分，所以即使是低脂肪食物也可能含有很高的热量。虽然你不应该计算孩子摄入的每一份热量，也不应该限制热量的摄入，但是允许孩子无限制地吃"瘦身"食物同样可以导致体重增加。

选择容易让孩子产生饱腹感的食物

人饭后的饱腹感取决于胃中的食物体积，而不是从食物中摄入的热量。 因为水果和蔬菜有很高的水分含量，其单位体积中的热量低，但占据了胃里的很大空间，孩子在吃完后容易感觉饱。这种效果是鼓励孩子吃水果和蔬菜的另一个原因。另外，因为快餐和许多加工食品水分含量低，并且含有高的脂肪和热量，所以孩子需要吃更多的这种食物才能感到饱。一片水果，比如橙子或者苹果，比橙汁或苹果汁更容易产生饱腹感。

让蛋白质对饱腹感做出贡献

另一种让孩子感到饱的办法是，在他们的饭菜中加入优质瘦蛋白，如瘦肉、家禽或鱼。与脂肪或碳水化合物相比，蛋白质在产生饱腹感方面更重要。的确，大多数孩子喜欢碳水化合物，像通心粉和奶酪、土豆和面包。当孩子舍弃更健康的选择时，很容易转向这些食物。但如果你知道你所提供的食物是好的选择，它们将为孩子提供足够的碳水化合物以满足孩子的营养需求。

监测家庭饮食中的脂肪含量

减少家庭饮食中的脂肪含量可能是防止儿童体重增加过多的重要步骤。在任何情况下，为了长期健康，2岁以上的儿童每日所需的热量30%来自于脂肪，其中1/3或更少（10%的热量）为饱和脂肪。简单地减少脂肪摄入的方法包括提供低脂或无脂乳制品、瘦肉和无皮家禽、鱼或偶尔的素食餐，以及低脂或无脂肪的面包和谷物。如果您计划进行大的膳食改变，您可以从注册营养师的建议中获益；请儿科医生转诊。

允许偶尔奖励

偶尔奖励冰激凌、薯片、糖果等类似的东西对孩子没有害处。如前所述，彻底禁止这些食物可能会使它们看上去具有过度的吸引力，孩子也渴望得到更多。尽管没有食物应该被禁止，因为任何食物都可以变成健康饮食的一部分，只是确保孩子们知道这些食物只是在特殊的场合才吃。如果家里有零食和甜食，大多数孩子会想吃。如果家里有冰激凌或其他零食，不要买最大号的，因为它们会更吸引你将其全部吃掉。现成的零食应该是水果和蔬菜。

避免诱惑

自由食用曲奇、糖果和其他加工食物将会损害孩子为节制食物摄入做出的努力。购买或做你在特殊的事件或场合所需要的食物，但不要把这些食物放在手边。在孩子们长大到能够做出正确的选择之前，他们不应该自由支配自己找到的东西，不应该随意吃储物柜或冰箱里的食物，需要事先得到允许。但是，不应该限制他们饮水。

限制外卖和快餐

外卖和快餐脂肪含量高且份量过大。因此，这些食物含有大量的热量，而通常水果或者蔬菜的热量并不多。因为人们会根据所吃食物的体积来判断自己是否吃饱，而并非依据热量的摄入是否足够，所以快餐往往导致人们摄入了过多的热量。

尽可能在家准备食物，并让孩子参与其中

在自己的厨房，使用健康的原材料准备食物，更容易控制脂肪含量和食物的份量。如果孩子帮忙购买和准备食物，他们可能更喜欢吃自己准备的食物。但是如果你经常在外就餐，或者边走边吃，而不是坐下来和家里人一起享受放松的一餐，那么孩子吃水果和蔬菜的可能性会更小。

外面的餐馆，通常提供的是大份量的食物，可供的选择也并不总是最好的。当你在外吃饭的时候，大家可共同分享一份主菜，用绿色蔬菜代替炸薯条，点低脂肪和低热量的食物，如用烤鸡肉三明治来代替汉堡包。提前规划和冷冻健康餐不仅可以减少经济开支，还可以避免在忙不过来的时候依靠餐馆和外卖食物。

掌握食物份量

控制体重的关键之一是注意食物的份量。以下信息（摘自美国膳食协会）可以帮助你确定典型的食物份量：

✓ 3 盎司（约 85 克）的肉是一副牌的大小。

✓ 两汤匙（30 毫升）花生酱是一个乒乓球的大小。

✓ 1.5 盎司（约 42.5 克）的奶酪大小等于 3 个多米诺骨牌。

✓ 半杯蔬菜相当于灯泡的大小。

✓ 一杯意大利面相当于网球的大小。

✓ 一半的中等贝果大约相当于冰球的大小。

让孩子喝水或低脂或脱脂牛奶，而不是果汁、饮料

加糖饮料，如碳酸饮料或者非 100% 果汁的水果饮料，是额外热量的常见来源。例如，这些饮料占一个 2~5 岁孩子日平均摄入热量的 7%，占 6~7 岁孩子日平均摄入热量的 9%，占 12~19 岁孩子日平均摄入热量的 13%。另外，吃一片水果是比喝果汁更好的选择。此外，随着软饮料饮用量的增加，牛奶的饮用量在减少。

这种转变是具有双重危险的——从牛奶中摄入的钙和维生素 D 越来越少，更多的热量从甜饮料中获得。解决方法很容易，孩子口渴时让他喝水，吃饭时给他低脂或脱脂牛奶。水不导致体重增加，并且相对于果汁或者软饮料来说，水对孩子的牙齿更好。

应该鼓励超重的孩子节食吗

这就像让幼儿在他们不想吃饭的时候去吃饭一样，会适得其反（事实上，他们可能吃得更少）。最近的一项研究表明，父母的压力对超重的青少年可能没有任何帮助。研究显示，**那些督促青少年节食的父母们，使孩子 5 年后超重的可能性更大。换句话说，父母越试图严格控制孩子的饮食，孩子吃得越不合适。**
儿童（特别是幼儿）和青少年都会自然经历食欲减退和食欲旺盛的周期循环。
实际上，适合小孩子的食物份量通常小于父母所认为的量，节食肯定不是必要的。家长总是试图让孩子吃得更多，因为他们认为孩子应该吃这么多，这样当然会导致过多热量的摄入。其实家长可以采取一种替代方案，为整个家庭制订一个计划，比如吃更多的水果和蔬菜，减少零食，跟家人一起用餐，关闭电视，增加体育活动。

确保每日摄入足量奶

确保青春期的孩子每日摄入 720 毫升减脂、低脂或脱脂牛奶，或其他相当的乳制品。

牛奶和乳制品是钙和维生素 D 的最佳来源，对于强健的骨骼、牙齿和健康的身体是

必需的。女孩尤其需要钙，但是她们可能会钙摄入不足，除非说服她们摄入好的钙质来源并不会导致体重的增加。

鼓励孩子慢慢吃饭

如果孩子用合适的速度吃饭，而不是赶着吃饭，他可以更好地判断自己是否吃饱了。

在指定区域吃饭，并保持安静

只允许在指定区域吃饭，如餐厅或厨房。保持进餐时间安静，不准看电视等分散注意力的活动。规律提供三餐和零食，但要保持灵活。

让孩子参与购买食物

与孩子同去杂货店购物是一个传授营养课程的机会，比如对比加糖和非糖谷物标签上每份的热量、钠含量、价格。让你的孩子帮助你制订饮食计划，并一起做购物清单。如果孩子每次和你一起去市场都想要一样东西，只要他选择的食物是健康的，就没有关系。一些市场有免费糖果的结账款台，当与孩子一起购物时，避开展示糖果的结账款台。

灵活的体重管理方法

当孩子变得越来越独立，再加上家庭和学校作息时间表的改变，新的问题会出现。在初始治疗计划开始后发生的任何变化，都将需要重新考虑您当前的体重管理方法。

健康零食的选择

记住，作为父母，由你决定提供什么食物和什么时候提供食物。而孩子决定是否吃和吃多少。孩子想吃零食时这就是为什么你应该提供健康的选择。孩子想吃零食时，让你的孩子在一个苹果和爆米花之间选择，而不是在一个苹果和巧克力包裹的曲奇中进行选择。当你的孩子被给予的是健康的选择时，你才能创造出终身的健康饮食氛围。最重要的是，不要问你的孩子她想要吃什么，除非你为此做了准备。关于营养均衡和适合年龄的食物份量的更多信息，请查看《美国居民膳食指南》（www.cnpp.usda.gov/DietaryGuidelines.htm）。

面对小孩的非健康零食选择时，父母的决定要始终如一。结账时小孩要糖果，你如果不是每次都拒绝的话，会不经意地强化这种行为。当你允许派对或其他特殊场合的奖励时，请明确说明这些是例外。

在进行任何更改时，向孩子说明这种改变是永久的，而不只是权宜之计。健康的饮食和体育活动应该成为你的生活方式，而不只是为了解决体重问题。

2~7 岁的超重孩子最重要的是维持体重稳定而非减肥

超重儿童 2~7 岁时的目标是维持体重稳定，而不是减肥。对于一个超重但是其他方面都健康的孩子，更重要的是养成健康的饮食和活动习惯。如果超重的孩子在其生长时保持体重，她的体重和身高会回到正常比例，体重指数将下降。

如果饮食和活动的变化是逐渐进行的，会更容易被接受。每周只尝试 1~2 种改变，并坚持。这里有一些做出小变化的例子，经过时间的推移，最终引起大的变化。

对于 2 岁以上的儿童，可以从全脂奶转为减脂(2%)、低脂(1%)或无脂(脱脂)牛奶，也可以给他们吃减脂奶酪和脱脂酸奶。**虽然对于 2 岁以下的儿童不应该限制脂肪的摄入，但是如果 12~24 个月大的孩子超重或有超重的风险，或你有高胆固醇或心脏病的家族史，那么选择低脂肪饮食可能是适当的。在限制孩子饮食中的脂肪之前，请咨询医生。**

✓ 家庭成员晚餐后散步。

✓ 手头存有无盐的椒盐脆饼作为小吃。

✓ 从全脂的面包涂抹酱，比如美乃滋和蘸料，转换为减脂或无脂品种。用减脂的涂抹酱制作三明治。

✓ 用低脂三明治肉类，比如火鸡腊肠或者火鸡火腿代替牛肉和猪肉制品。意大利面酱、辣椒和炸玉米饼、砂锅炖菜中，使用火鸡绞肉代替牛肉。

✓ 提供无脂肪或者无添加糖的冰冻果汁或者水果条，代替冰激凌。冰冻酸奶，即使作为低脂肪或无脂肪的甜点推出，也可能含有较高的糖分，因此热量很高。

✓ 以低脂爆米花作为孩子放学后的零食，而不是曲奇。

✓ 天然低脂曲奇，如香草薄饼、格雷厄姆饼干（全麦饼干）和薄脆姜饼，都是给饼干爱好者的良好选择。但如果你的孩子有自己特别喜欢、非吃不可的饼干，那可找到或做一种低脂肪的版本。

✓ 通过使用脱脂肉汤或减少蔬菜调味料的使用，可使肉汁和酱汁几乎不含脂肪。

✓ 尝试儿童可以吃的素食食谱，比如做意大利面时使用蔬菜代替肉来做酱汁，再配以减脂奶酪。

获取专家帮助，进行体重管理

如果你发现独自改变家庭的饮食习惯太难，你可以从外界获得帮助。从你的儿科医生开始，他可以将你转介给注册营养师，他们专门从事儿童营养方面的工作，并且可以根据你家庭的生活方式和喜好来制订计划。然而，如果需要更大的努力或儿科医生警告你的孩子必须减肥否则健康将受到威胁时，那么你就需要考虑正式的治疗计划。一个大学附属医学中心应该可以帮助你找到适合孩子的儿童体重控制计划。联系体重控制信息网络可得到更多信息（877/946-4627；win@info.niddk.nih.gov；www.win.niddk.nih.gov）。

如果更保守的疗法不成功，一些儿童可能需要转诊到儿童肥胖中心，比如：出现睡眠呼吸暂停（在睡眠期间呼吸中断）、肝脏疾病、2 型糖尿病或由于肥胖导致的一些骨科问题的儿童；2 岁以下的孩子，其 BMI 超过第 95 百分位的 1.2 倍；2 岁以上的孩子，其体重指数高于第 97 百分位数。

如果你的孩子没有准备好做出改变，或你的家庭没有下定决心帮助他，那么这个体重计划就是在浪费时间，甚至是有害的。**一个失败的体重控制计划可能会进一步降低孩子的低自尊，并阻碍其今后在体重控制方面的努力。**此外，如果孩子抑郁或有进食障碍（见第 10 章），除了体重控制，她需要心理评估和治疗。一个抑郁、超重的孩子可能有睡眠障碍：绝望和悲伤的感觉，以及食欲的变化。治疗师可能会在体重管理计划之前或同时推荐父母进行咨询。

对于年龄较大的孩子，外界的帮助可能是必要的。以莉兹为例，每次母亲小心翼翼地谈到莉兹的体重增加时，15 岁的她泪如雨下。莉兹知道自己有问题，但母亲主动提供的建议对她来说更像是对她个性的批评。母女的冲突经常以提高嗓门和摔门结束。莉兹的母亲退后一步，做了一个明智的决定，带她去见儿科医生。儿科医生让莉兹感到舒服。听了两方的陈述，儿科医生发现母亲和女儿意见一致。她将莉兹和母亲转诊给专门治疗青少年超重的营养师，建议莉兹进行体重管理计划 3 个月后，打电话预约随诊。

减肥计划

一般来说，商业性质的减肥计划并不是依照儿童或者青少年来制订的。然而，一些新的方案确实能解决儿童的超重问题。当你评价一项减肥计划时，可按照以下清单审核。

1. 是否拥有众多的健康专家团队？最佳的减肥项目包括一名或者更多的注册营养师或

有资质的营养师、运动生理学家、儿科医生或家庭医生、精神病医生或心理学家。

2. 是否强调行为改变？ 这包括如何以合适的份量选择健康食物，或者如何在限制久坐行为的同时增加锻炼。

3. 是否包括医疗评估？ 在你的孩子参加减肥计划之前，她的体重、生长和一般健康情况应由儿科医生审查。另外，在项目进行的过程中，应该有保健医生对孩子的体重、生长和一般健康情况进行规律的监测。

4. 是否包括整个家庭，而不仅仅是超重儿童？ 最有效的减肥计划是以家庭为基础，侧重于食物和活动环境，而不仅仅是超重的孩子。

5. 是否适合孩子的年龄和能力？ 例如，一个适合 8~12 岁孩子的计划，与 13~18 岁的计划是不同的。

6. 是否包括维持项目？ 支持和转诊资源对于加强行为和处理导致超重的潜在问题至关重要。

许多营地为年轻人提供体重控制计划。这样的地方的一个优点是所有的露营者都超重，所以被戏弄或耻笑的恐惧更少。但是像市场上的其他减肥计划一样，他们也有高的反弹率。如果你选择营地的减肥计划,应确保家庭环境也要改变,这样孩子回家后不会出现与以前同样的不健康问题。

活动起来

现在超重的孩子越来越多，不仅因为其饮食的改变，而且因为他们活动得更少了。一项调查发现，4~12 年级，每天参加 20 分钟高强度活动或 30 分钟任何体育活动的孩子不足 25%。

这些都是令人不安的统计数据，特别是考虑到锻炼对孩子现在和未来幸福的重要性。正如某些食物会降低特定疾病的风险，特定类型的体育活动也可以降低一些疾病的风险。例如，任何种类的高强度运动有助于降低心脏病和高血压的风险，而诸如跑步或跳跃类的负重活动可降低骨质疏松的风险。

当体重管理是孩子的目标时，记住食物摄入和体育活动是能量平衡公式的两边。当摄入的热量超过体育活动消耗的热量，儿童体重增加；当摄入的热量少于活动燃烧掉的热量时，体重下降。然而，当孩子变得超重以后，尽管体育锻炼仍然是整个体重管理计划的重要部分，但他可能发现很难单独通过体育运动来减重。

那么，你的孩子应该有什么样的活跃度呢？ 2008 年，美国卫生和人类服务部的一份报告"美国人体育活动指南"回答了这个问题。该研究建议 6 岁及以上的儿童每天做 60

分钟或以上的中度或者高强度的体育运动。更具体地说，该指南指出儿童需要以下类型的体育活动作为他们每天 60 分钟运动的一部分。

1. 有氧运动。大多数儿童的日常体育活动应该是中度或高强度的有氧活动，这意味着他们应该进行一些使用机体大肌肉群的活动，比如游泳、远足、跳舞、骑自行车、滑旱冰和快走，以及踢足球和打篮球。儿童每周至少 3 天参与高强度运动。

2. 肌肉加强(或抵抗性)体育活动(例如俯卧撑、爬树、在操场上的设备上活动、拔河)，应每周至少 3 天。

3. 骨骼加强运动，如跑步、跳绳和跳房子，以及体操和网球等运动，应该每周最少 2 次。骨骼加强运动对于儿童和青少年尤其重要，因为骨骼最快速的生长期发生在青春期前和青春期；孩子们在青少年期结束时，达到骨量的峰值。

虽然每天 60 分钟是目标，但该指南指出人们可以以 10 分钟为周期，将锻炼时间贯穿全天。一般来说，儿童体育活动比成人更多样化，但是小量的运动是可以累加的。

无论儿童是否超重，对家长的挑战是，如何给孩子提供机会以达到新的指南的要求，尤其是青少年。预算问题迫使许多学校限制体育教育，但儿童不应只依靠有组织的运动来锻炼。非组织性的户外运动是很好的能量释放方式。然而，住在市区和郊区的家长常常对孩子在没有成人监管下玩耍感到担心。如果你的社区在附近没有游乐场，父母可能需要寻找孩子可以自由安全玩耍的场地。

这里有一些建议，可以让孩子变得更活跃。

父母要成为榜样

如果孩子看见你很活跃，并且很享受，他们很可能也变得活跃起来，并且将这种活跃性保持到成年。

家庭事务

对于 10 岁以下的孩子，如果父母超重，那么他们成年后超重的风险，是父母体重正常同龄孩子的 2 倍。

多步行

如果你住的离学校很近，鼓励孩子和朋友一起走着去学校，或和他们一起走。一个称为安全上学路线的计划鼓励幼儿园至 8 年级的儿童，以及整个社区，步行或骑自行车上学，同时促进沿线的安全措施（有关更多信息，请参见 www.saferoutesinfo.org）。另外，召集全体家庭成员晚饭后散步。当你和孩子一起去购物的时候，你可以在离商店较远的地方停车步行过去，爬一两层楼而不是乘坐扶梯或者电梯。即使是这些很小的改变，日积月累也会形成大的改变，不要试图一夜之间革命性地改变你的生活方式。

家庭锻炼的好处

斯特恩博士有一位同事，因为不能让他的孩子去散步而感到很沮丧。他的儿子是一名高中足球运动员，因为膝盖受伤而退出比赛。骨科医生希望他走走路，这不仅是物理治疗项目的一部分，同样也可防止他在康复过程中发胖。斯特恩博士建议他的同事和儿子一起走路。等斯特恩博士再遇到她的同事时，他感谢了她。"当我建议我们一起走路时，不但我的儿子看上去很高兴，而且在散步的时候，我们有了这么长时间以来最棒的一些谈话。"

限制久坐的活动

美国儿科协会建议每天的屏幕时间，包括看电视和录像，或者使用电脑（除了写作业）、发送信息、玩电子游戏（仅选择非暴力游戏）等，不要超过 1~2 个小时。

帮助孩子找到喜欢的体育活动

找出孩子喜欢做的活动。对他的需求保持敏感；超重儿童经常对参与运动感到难为情。寻找孩子喜欢的活动，不会令他尴尬或感觉太难，他更有可能长期坚持。

鼓励你的孩子参与适合其年龄的活动。虽然举重或 3 英里（约 4.8 千米）慢跑可能不适合 7~8 岁的孩子，其实还有很多其他活动，比如骑自行车或游泳，这些是更好的选择。如果你的孩子并不是很活跃，要慢慢开始，让活动变得有趣。同样，要确保你的孩子没有过度活动；如果体育活动导致身体疼痛，他应该尝试一些不那么激烈的活动。

提供玩具和装备，让孩子动起来

例如，送网球或骑马课程作为礼物，连同适当的装备一起送给他。幼儿应该能玩到球、跳绳和类似的玩具。

将活动作为奖励，而不是食物

例如，将打保龄球作为奖励，而不是留在家里做热巧克力圣代。

推动学校重视体育教育

虽然许多学校减少体育教育以满足联邦政府的"一个都不能少"法案，但一些州近期有了一些恢复。如果你在这些州或者社区居住，要确保孩子的学校有一个体育教育项目。如果你的孩子在学校已经有了这样一个项目，确保它是有质量保证的，由体育老师进行教学，确保孩子在课堂上的大部分时间都在运动。同样推动午餐和自动售货机的健康选择。参与家长教师组织或学校健康委员会，以确保学校提供多样、健康和低脂肪的食物选择。

自愿帮助学校或社区体育计划

如果你参与学校的课外活动，那么你的孩子更有可能参与其中。

计划运动聚会

例如，邀请邻居家的孩子到后院进行呼啦圈比赛。

周末家人一起去郊游

检查自行车和设计远足路径，做好准备，然后周末带家人去郊游。

让孩子去清理汽车

当然这样做并不是让孩子去洗车。

走着去商场

但要远离美食广场！或收集对儿童友好的锻炼 DVD，并与孩子一起锻炼。

建议选择的体育运动项目

团队运动如足球、篮球、橄榄球、冰球、长曲棍球和足球都是孩子极佳的能量出口。对于不喜欢团队运动的孩子，游泳、滑冰、舞蹈班、体操、包括全身运动的电子游戏、武术，都是优秀备选项目。

家庭参与体重管理计划

如果父母超重，那么孩子的体重问题不太可能得到成功解决，除非这个家庭的生活方式和饮食习惯同时被改变。这是家长应当参与到孩子体重控制计划中的另一个原因。如果孩子是唯一需要改变饮食和锻炼习惯的家庭成员，他可能会感到愤怒，并可能出现体重反弹。另外，如果苗条的兄弟姐妹觉得因为一个超重成员而他们的食物和运动都受到限制，他们可能会变得不安。父母要鼓励孩子们公开表达自己的感受，并真实和公正地回答他们的反对意见。最重要的是，防止家庭成员针对体重的破坏性讽刺和嘲笑是至关重要的，并阻止他人破坏为了控制体重而做出的认真的努力。

如果所有的看护人员，包括保姆、照顾儿童的工作人员、祖父母等都清楚地知道减肥计划，接受其帮助超重孩子努力减肥的职责，同时尊重孩子不断增强的独立性，那么，长期的成功是更有可能的。

学校和社区的作用

肥胖流行不是由于儿童有意识地决定增加体重造成的，也不是由于父母过量喂养孩子或阻止他们活动造成的。缺乏时间使我们更加依赖快餐或加工食品。蔓延的郊区街道没有人行道，减少了孩子走路去上学的机会。对社区安全的担忧减少了孩子们在外面嬉戏的机会。学校餐厅常常卖有吸引力的高热量食物，赚取钱财支付一些费用。

虽然关于食物和电视时间的家庭规则是必不可少的，但必须作出努力以使学校和社区成为更健康的儿童活动场所。其中一些变化可能来自积极的家长教师组织，推动学校在自助餐厅和自动售货机提供更健康的食物选择，恢复体育课程，或保持开放，这样社区里的人可以在放学后使用健身房。尽量使新学校和公园离家不远，孩子们可以步行到那里，可鼓励孩子进行更积极的锻炼。和孩子一起走路去学校可谓一箭双雕，不仅对你和孩子的身体健康有益处，同时也是一次特殊的谈话时间。

行为改变

表6-1为行为改变提供了指导和建议，帮助你和孩子逐渐朝着成功控制体重迈进。

表 6-1　行为改变策略

改变的策略	具体的行为改变举例
评估起点 　确定你的孩子在体重控制中的起点。 　找出家庭和学校中可能增加孩子摄入额外热量或不活动的常规日程、习惯和线索。	找到可能使你的孩子维持健康体重变得更加困难的常规日程和行为。 　例如，你或你的家人是否 　✓　在厨房橱柜和冰箱里存有热量丰富、高脂肪的食物？ 　✓　进餐时在孩子的盘子上放置太多的食物？ 　✓　经常在外吃饭？ 　✓　不太鼓励孩子积极锻炼？ 　✓　允许在家里长时间观看电视？ 　✓　期望孩子吃完盘子里的所有东西？
决定目标 　和孩子制订目标，帮助她吃得更健康，锻炼更多。 　开始制定具体方法，以帮助她摄入较少的热量并增加她的活动水平。目标应该是可衡量的。如果目标不能量化，衡量就无从谈起。	与孩子一起确定目标，并使其具体化，例如： 　✓　确保家里没有高热量的零食和含糖饮料；吃零食时，尽量食用水果和蔬菜。 　✓　限制孩子餐盘子上的食物份量，并使用更小的盘子使同样的食物份量看上去更大。 　✓　限制孩子每周在外面吃饭的次数，特别是在快餐店。每周出去吃晚饭不超过一次。 　✓　帮助孩子注册一个活跃有趣的运动项目。 　✓　整个家庭一起运动。 　✓　限制孩子（和整个家庭）看电视的时间，让电视远离卧室。用餐期间关闭电视。
监督行为 　观察孩子在行为改变过程中的进步，并对他做得如何进行反馈。也可以进行必要的调整，共同解决问题。	✓　记录孩子积极锻炼的天数。 　✓　确保他在家每天有机会获得水果和蔬菜。 　✓　关注孩子有没有完成你设定的其他目标。谈谈你们每个人如何维持或改善其进步的。

续表

改变的策略	具体的行为改变举例
监督行为 观察孩子在行为改变过程中的进步，并对他做得如何进行反馈。也可以进行必要的调整，共同解决问题。	✓ 让他每次实施1~2个新目标。 ✓ 鼓励他针对具体的行为做出承诺（"我会将水果和蔬菜作为我的课后小吃""我不会喝任何甜的饮料""我每天会进行一些类型的体育运动"……）。 ✓ 重申父母自己对某些策略的承诺（"我会每周3天把孩子送到学校""我保证从不在吃饭时看电视"……）。 ✓ 与孩子一起识别和解决阻碍策略成功的障碍，例如当他感到压力时就去吃东西，来自其他家庭成员的干扰，热爱美食的亲戚，学校餐厅提供的高脂膳食，邻里安全问题让你的孩子不能在外面进行锻炼。
对改变进行奖励 当孩子做出改变时，对其成功进行奖励。这些奖励应当是经常性的，应在他们的成功行为出现时立刻奖励。注意，应使这些奖励的大小或价值与孩子的成就大小相一致。	✓ 赞美和关注是优秀的奖励措施。要把赞美与具体的行为联系到一起（"我为你吃胡萝卜而不是薯条感到自豪"）。 ✓ 作为奖励，选择一个你可以与孩子一起参与的活动，如步行、滑冰、骑自行车、在公园里玩，或买一双新的运动鞋给她。 ✓ 给孩子额外的特权作为奖励。 ✓ 不要以昂贵的礼物或食物作为奖励。
使用你的育儿技能 努力提升自己的育儿技能。 和孩子进行清晰的沟通，告诉孩子你对他的期望，并以身作则。	✓ 制定整个家庭的规则。 ✓ 设置支持孩子健康的限制。 ✓ 所有家庭成员都需要保持一致。
使用你的育儿技能 努力提升自己的育儿技能。 和孩子进行清晰的沟通，告诉孩子你对他的期望，并以身作则。	✓ 与你的孩子每天谈论他的行为，并对其进步表现出兴趣。 ✓ 你希望孩子模仿的行为，父母要以身作则。 ✓ 每日进行审查和反馈。贴纸图表非常适合幼儿。

注：Adapted form Dietz WH,Robinson TN.Clinical practice.Overweight children and adolescents.N EnglJ Med.2005;352:2100-2109.

家长经常提出的儿童体重问题 ╱

1. 那些真正超重的孩子通常有腺体问题，是吗？

与超重相关的医学问题很罕见，在 100 例超重儿童中不到 1 例。许多因素，比如吃得过多、不爱活动，以及父母行为，都导致了美国儿童超重的流行。

2. 我觉得我 12 岁的儿子越来越矮胖，需要节食。他的母亲说我在小题大做。

对于一个男孩来说，青春期前的激素水平改变导致体重增加、看上去矮胖，并不少见。在大多数情况下，额外的体重会在青少年生长加速期间下降。为了平息争论，可咨询你的儿科医生，看看你的儿子是否符合标准生长曲线。如果需要减重，这还可帮助你计划体重控制策略。观察他的饮食和活动习惯，比如是否电视看得更多？他是否在外和朋友一起吃饭呢？你可以跟着孩子一起进食健康饮食和运动，以控制自己的体重，保持健康。非常重要的是，你和他的母亲必须针对适当的策略达成一致意见，否则你的孩子对于自己的体重信息会感到混乱、迷惑。

3. 我的女儿和我都认为她需要减肥。我刚刚开始低热量的饮食，如果她同样这样做，会让事情变得简单，是吗？

你的孩子不应该采用限制热量的饮食，除非儿科医生认为需要制定并且严密监控其饮食热量。限制孩子的热量摄入会剥夺他们重要的营养成分，阻碍他们的成长和发展。然而，增加体育活动、更多的水果和蔬菜、良好的蛋白来源、更少的甜点会让每个人受益。

第 7 章

生长发育监测

　　你和儿科医生之所以要跟踪孩子的身高和体重变化，因为比起任何一次单一的测量结果，身高和体重在一段时间内出现的原因不明的重大变化或者在应该改变的范围内没有改变更为重要。

从出生后的第一个常规体检开始，您的儿科医生追踪孩子的体重和身长。头两年，她的头围被常规测量，以跟踪其生长发育。从 2 岁开始，儿科医生将开始测量孩子的身高，并计算其体重指数（BMI）。慢性疾病可能会减缓其生长发育。这样的疾病有时会悄然发生，没有明显的症状。这是常规检查对孩子健康很重要的原因之一。

跟踪孩子的成长

你和儿科医生之所以要跟踪孩子的身高和体重变化，因为**比起任何一次单一的测量结果，身高和体重在一段时间内出现的原因不明的重大变化或者没有改变更为重要**。急剧的生长加速出现在生后第一年，以及青春期的开始。一个健康的婴儿在 4 个月大的时候，可以达到其出生体重的 2 倍，第一个生日时达到其出生体重的 3 倍。头 12 个月的快速增长之后，紧随其后的是增长速度相对放缓，再加上第 2 年孩子食欲明显下降，这一系列的转变可能令家长感到不安，至少面对第一个孩子时会这样。因为孩子趋向于波峰式生长，所以身长明显增加之后可能会有一段时间增长速度减慢了一点，而体重追上来，或者与此相反。其食欲因增长速度和所需能量的不同而变化。在整个童年，这种胃口大开和胃口降低的循环在一定程度上来回重复。体重增加是连续的，但并不稳定。食欲的正常波动不会影响到孩子的整体生长速度。

除了这些周期变化之外，婴幼儿期身高和体重的其他变化也可能是完全正常的。例如，在健康怀孕后，如果一个孩子出生时个头大，但其父母个头小，那么她生命第一年的生长速度可能会比较慢，直到符合其遗传规律。同样，如果一个孩子出生时个头小，但父母个头很大，她很可能在生命的头一年生长更快，直至达到与其遗传规律吻合。然而，在 1 岁以下的婴儿中，体重增加或生长速度明显下降，有时表明喂养或者发育出现了问题，或者是疾病所致，比如发育停滞（FTT）。这是一种潜在的严重情况，其原因通常难以查明。如果宝宝落后于同年龄婴儿身高和体重的第 5 百分位，儿科医生可能要怀疑其出现FTT。然而即使没有 FTT，也有一些家长担心，因为他们的孩子太瘦了（即使超重是现代更常见的问题）。

母乳喂养宝宝生长较慢

从大约 3 月龄起，纯母乳喂养的宝宝体重增长可能落后于配方奶喂养的婴儿。然而，只要宝宝身长稳步增长，你就不必担心母乳喂养和奶瓶喂养的宝宝之间这样的生长差异。

年长一些的孩子如何呢？如果年长的孩子身高增长缓慢，而体重持续增加，那么她需要看儿科医生。最后一个激动人心的生长高峰出现在青春期，男孩每年长高多达 10 厘米，女孩似乎一夜之间成长成熟。如果你的女儿在 13 岁时没有出现青春期的迹象（比如乳房变大、阴毛长出、月经初潮），或者你的儿子 14 岁没有相应的青春期迹象（比如阴毛和身体毛发的生长、性器官的增大），请咨询儿科医生。

体重指数对孩子意味着什么？

在较低的一端，体重指数小于第 5 百分位被认为体重偏轻。而在另一端，BMI 在第 95 百分位或以上的儿童被认为出现慢性健康问题的风险更高，如糖尿病或心脏病。

体重指数小于 5% = 体重偏轻

体重指数 5% ~85% = 正常体重

体重指数 85% ~95% = 超重

体重指数大于 95% = 肥胖

什么是体重指数？什么是百分位？

体重指数（BMI）是一个公式，用来计算儿童体重和身高的关系。使用以下公式，或者登陆 www.cdc.gov 来计算孩子的体重指数：

$A=$ 孩子的体重（千克）

$B=[$ 孩子的身高（米）$]^2$

用 A 除以 B 得到孩子的体重指数。

例如，假设您的女儿 12 岁。她身高 157 厘米，体重 70 千克。她的 $BMI=70/1.57^2=28.4$。从图 7-1 中可以看出，你女儿的 BMI 大于同年龄的第 95 百分位。

现在，百分位这个词的意思是什么呢？你会发现这个词在本章和其他地方会被数次提及。百分位数可以应用于许多方面，比如身高、体重、头围、血压或者其他的测量。BMI 的计算提示你的孩子与其他孩子比较所处的排名。例如，如果你孩子的身高在同年龄的孩子中处于第 30 百分位，这意味着和她同年龄的孩子 70% 比她高，30% 比她矮。如我们所讨论的，BMI 百分位数对于确定某人是否体重偏轻、正常、超重或肥胖都很重要。BMI 低于第 5 百分位被认为体重偏轻，第 5~85 百分位之间为正常体重，第 85 百分位或更高则超重，大于第 95 百分位表示该孩子有患如前所述慢性疾病的风险。然而，对于一个特定孩子的骨骼结构和肌肉质量来说，即使她被归为超重范围，她也没有太多的体脂肪。同样，一些小于第 5 百分位数的儿童，即体重偏轻的百分位数，他们可能具有足够的体脂肪，但骨骼或肌肉的质量较少。

图 7-1　2~20 岁的女孩体重指数对年龄的百分比

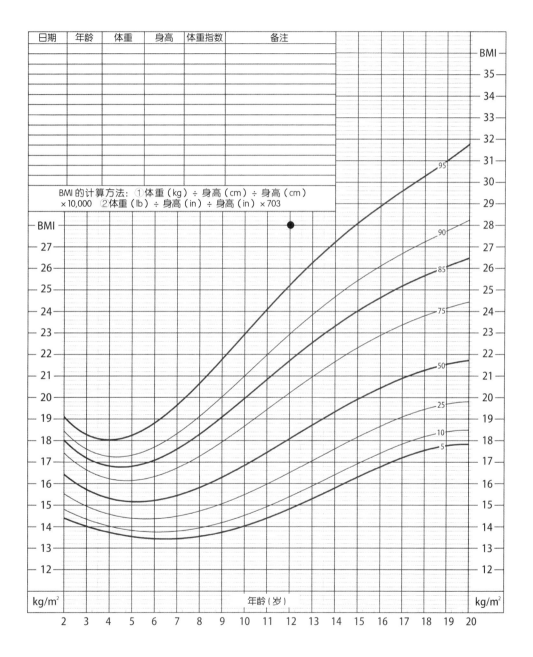

来源：美国国家卫生统计中心（NCHS）联合美国国家慢性病预防与健康促进中心（CDC）共同制作（2000）
http://www.cdc.gov/growthcharts

父母关心孩子的体重，带孩子去看儿科医生对其进行评估，是正确的。在大多数情况下，孩子的体重在正常范围内，而且其生长正常。但是，如果增长速度突然变化，无论是增长还是下降，这可能说明有发育问题。

15 岁的桑迪就是这样的情况。她的父母，莎伦和比尔，都注意到他们从前健康的青少年似乎很疲劳，经常抱怨生气，出现腹胀、痉挛性腹泻。有一天莎伦惊讶地发现，桑迪的牛仔裤和裙子对她来说突然太大了。起初，他们只是将这些变化归因于她令人难以置信的繁忙的日程表和不规律的饮食习惯。但是当桑迪告诉他们，在过去的两个月里，她已经减轻了 4.5 千克，他们和儿科医生进行了预约，他们的儿科医生已经对桑迪的生长发育情况进行了多年的测量。

医生再次仔细测量了桑迪的身高和体重。当医生经过测量证实桑迪体重减轻，而且她的 BMI 已经从第 40 百分位下降到了第 5 百分位，莎伦和比尔很震惊。看了更多的专科医生后，桑迪被诊断为克罗恩病，即肠道的炎症性疾病。因为这种慢性疾病干扰了机体对营养的吸收，它可以导致完全发育的青少年体重下降，对于儿童来说会阻碍其生长和体重增加。在病情严重的病例中，一个儿童可能变得营养不良。桑迪接受了系统的门诊治疗以稳定病情。克罗恩病是一种终身疾病，必要时桑迪需要接受营养和医学治疗。她的父母一发现不对劲就咨询他们的儿科医生，这是非常明智的。正因为这样，避免了桑迪病情的严重。

用生长曲线判断孩子生长发育情况

正常儿童有各种不同的体型，高矮也不同，他们的生长速度和体重增加的差异也很大。例如，一组 8 岁的儿童，可能在体重上有 10 千克以上的差异，身高有 20 厘米的差异，只要自身的身高和体重是成比例的，那么他们就可能被认为是正常的。儿科医生使用标准生长曲线（见附录 C）来评估儿童生长发育是否属于正常范围内，并且在一段时间内追踪其生长速度。附录 C 中的另一套生长曲线（0~2 岁）是由世界卫生组织制定的，经过了美国疾控中心的批准，由美国儿科学会推荐给 2 岁以下的儿童使用。通常情况下，出生后至 3 岁期间，儿科医生会在规律的体检中给孩子测量称重，3 岁以后，每年 1 次。身高和体重在曲线上的标示展示了孩子的生长模式。

然而，单独的体重或身高并不代表全部，如之前所述，一个儿童的体重和身高的关系才是重要的（参见附录 D）。之前说过，BMI 小于第 5 百分位则异常低，需要医生的评估，反过来，BMI 大于第 95 百分位则过高，也需要评估。

基因的力量有多大

身高和体重有家族特点。实际上，看看父母，你就能粗略知道他们的孩子可能会有多高了。下面是一种预测儿童成年时可能性身高的方法：将父母的身高加起来（厘米），除以 2。如果是男孩的话，就加上约 6 厘米；如果是女孩的话就减掉约 6 厘米。尽管这只是一个粗略的估计，但是它提供了倾向性意见，即父母越高，孩子可能也越高；反之，父母矮，孩子也可能矮。

在 11 岁的时候，埃里克约 147 厘米高，仅仅 31.5 千克。他的 BMI 是 14.6，位于同年龄男孩的第 5 百分位。他的父母，保罗和辛迪，注意到埃里克比他的同学们要瘦多了，随着他长大，他越来越瘦。保罗和辛迪并不担心埃里克的饮食习惯，他看上去很健康，精力充沛，但是埃里克每次体检时，他们都要向儿科医生提出关于体重的问题。儿科医生确认埃里克的身高为平均水平，但比同年龄的大多数男孩偏瘦，根据生长曲线，其 BMI 落在第 5 百分位之内。然而，儿科医生向他们保证埃里克是个健康的男孩。对其家族史的调查显示，在大学期间，保罗的体重从没有超过 67.5 千克，尽管他的身高有约 188 厘米。他的 BMI 在大学期间是 19.3，处于健康成人的低限。在后来的几十年中他长了一些体重，但是他为依然能穿下 15 年前结婚时的西服而感到自豪。儿科医生建议他们不要再担心埃里克的体重。瘦，她说"是在基因中的"，埃里克的体格是瘦但结实，和他的爸爸一样。这个视角给了家庭成员一颗定心丸，他们也不再对埃里克的体重感到焦虑。

如同埃里克的瘦体型来源于他的父母，一个儿童的身材也常常反映了他们父母的身材。双胞胎的研究确认了基因的关联，但是环境可以起到很重要的影响作用。一个儿童如果他的父母、兄弟姐妹、甚至祖父母都比较瘦，那么他可能会有偏瘦的基因遗传。但是如果他的饮食中包含了大量的高脂肪高热量的食物，将大部分时间花在看电视或者玩游戏上，其环境的作用可能超过了基因的力量，他有变得超重的风险。

当百分位交叉

在生长曲线上对孩子的身高、体重及体重指数的增长进行比较，提供了儿童的大体健康状况。但是，即使孩子的生长速度在头几年是稳定的，百分位交叉在头几年也是非常常见的，他们的身体需要调整到基因所决定的百分位。

尽管青春期生长加速，百分位可能再次发生变化，在幼儿期之后，百分位向上或者向下的交叉可能提示问题的存在。体重指数百分位持续上升的儿童可能会变得超重。另外，那些百分位下降的可能也需要关注，因为这可能是慢性疾病酝酿的唯一信号。

领养儿童的生长问题

偶尔，因为没有得到充分的照顾和营养，从其他国家领养的儿童可能有生长慢和发育延迟的问题。这些儿童可能需要特殊的帮助和更多的热量以达到其年龄水平。领养机构可以将其父母和有类似情况的支持团体进行联系。儿科医生可以为你提供建议，在需要的情况下提供专家转诊。

儿童异乎寻常的矮或高

我们的社会给身高设定了什么样的价值呢？考虑到一旦孩子到了上学年龄，父母常常担心，其他方面很健康的儿子看上去比与同龄的其他男孩矮得多，但是如果他是异乎寻常的高的话，父母的担心则要少得多。矮小的女孩往往很少引起关注。但是在大多数情况下，个头矮的孩子只是遵循了他们的遗传模式。

孩子们因为缺乏生长激素（由垂体产生）而不能长高的情况是罕见的。但是如果孩子的身高明显超出了正常范围，父母就应该咨询儿科医生，以便他进行评估，大多数时候可能是排除疾病。如果你对生长激素治疗有疑问，可和儿科内分泌专家进行交流，他们是专门研究儿童激素功能的医生，能准确地判断你的孩子是否可以从生长激素注射中受益。如果您不确定或觉得您没有足够的信息，请寻求第二个意见。生长激素治疗有风险和副作用，每年花费数千美元。许多健康保险计划不支付这种治疗，除非患有真正的激素缺乏症。如果你的孩子有明显的激素缺乏症，并且医生给孩子开了生长激素，那么治疗应尽早开始，因为同年长儿相比，较小孩子的治疗效果更好。

人类生长激素治疗的长期风险尚不清楚。生长激素治疗的一个目的是提高孩子的自我形象，使他能够融入其同龄人，然而，多年注射生长激素也许只能强化许多孩子的消极的自我形象。

一个孩子身高较矮，还有其他原因吗？有些孩子出生时因为宫内发育迟缓，出生时个头小，后期也未追赶上来。他们被称为小于胎龄儿。宝宝异常小的原因很多，包括胎盘供血减少、子宫内感染或极度早产。对于这些孩子，他们的小个头是产前导致的，他们不应该被过度喂养。虽然在这样的情况下，很多人包括大多数儿科医生并不推荐生长激素治疗，但是如果你有其他想法，你可以咨询儿科内分泌专家。

另外，当一个孩子异常高大的时候，可能是一个罕见的原因导致的，即垂体瘤释放了过多的生长激素，这刺激了生长，特别是颌骨、四肢长骨的生长。不成比例的身高不能被逆转，但是可以通过手术、药物或放射治疗进行调整。

虽然基因影响孩子的成长潜力，但是足月妊娠后，且没有医学问题的情况下，出生时婴儿的大小与成年后的大小没有或者仅有很小的关系。如前所述，大多数孩子在头 12 个月内快速成长并迅速增重。然而，到 1 岁左右孩子的生长速度放缓，胃口下降以代偿能量需求的减少，父母对此会很吃惊。这个时期，许多儿科医生称之为放缓式生长，是正常发育的一部分。当这种食欲下降发生时，孩子的父母通常会担心孩子没有吃到足够的食物。记住，只要孩子稳步生长和增重，即使是逐渐的，父母没有任何理由担心。强迫她吃东西不会增强她的食欲或者促进她生长，反而可能会引起她的反抗。下面是一些孩子及其生长模式的例子，向我们显示出不同的生长速度意味着什么。

例 1：放缓式生长

女孩

出生体重：约 3.2 千克

出生身长：48 厘米

出生时健康状态：优秀

目前年龄：2 岁

目前身高：80 厘米

目前体重：9.5 千克

目前 BMI：14.8

父母

母亲：155 厘米，45 千克；BMI=18.7

父亲：168 厘米；65 千克；BMI=23

虽然女孩的体重在 24 个月时落后于正常范围，但是和她的身长是成比例的，小于第 5 百分位。因为她的父母身材均矮小，这是一种正常的发育调节。2 岁时她的 BMI 在正常范围内（图 7–2）。

图 7-2 0~24 个月的女孩身长和体重对年龄的百分比

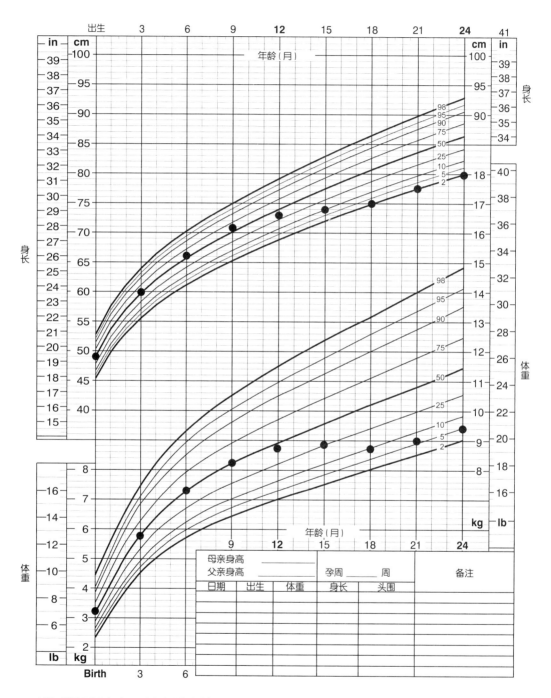

来源：世界卫生组织（WHO）儿童生长曲线标准
http://www.who.int/childgrowth/en

例 2：高且瘦

女孩

出生体重：约 3.5 千克

出生身长：56 厘米

出生时健康状态：优秀

目前年龄：3 岁

目前身高：99 厘米

目前体重：13.5 千克

目前 BMI：13.8

父母

母亲：180 厘米，67.5 千克；BMI=20.9

父亲：195.6 厘米；90 千克；BMI=23.5

这个女孩出生时就很高，一直在身高和体重的正常范围之外（图 7-3、图 7-4）。因为她的父母体型都是高且瘦，因此她可能也会变得比同龄的大多数儿童更高更瘦。

例 3：无法解释的变化

男孩

出生体重：3.6 千克

出生身长：52 厘米

出生时健康状态：优秀

目前年龄：12 岁

目前身高：142 厘米

目前体重：33 千克

目前 BMI：16.4

图 7-3　2~20 岁的女孩身高和体重对年龄的百分比

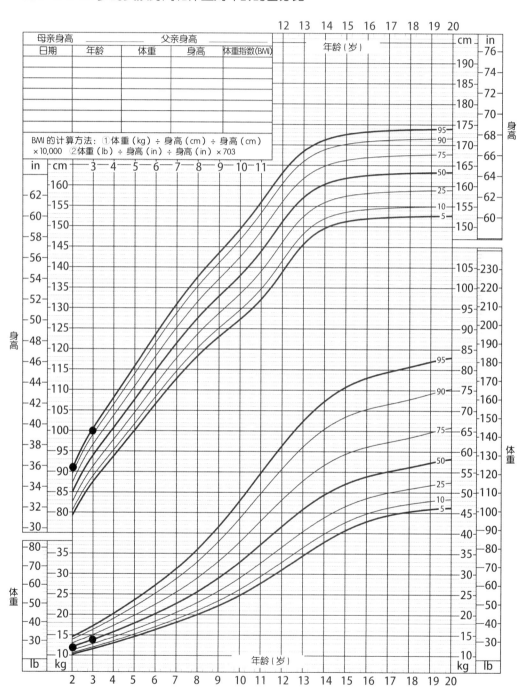

图7-4 2~20 岁的女孩体重指数对年龄的百分比

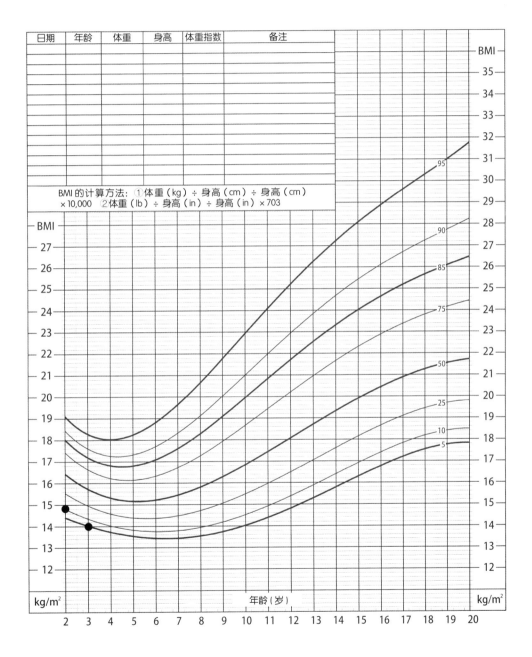

来源：美国国家卫生统计中心（NCHS）联合美国国家慢性病预防与健康促进中心（CDC）共同制作（2000）
http://www.cdc.gov/growthcharts

父母

母亲：178 厘米，65 千克；BMI=20.5

父亲：183 厘米；65 千克；BMI=19.4

这个青少年男孩每年都在生长，但是其生长速度有一个轻微的下降（图 7-5、图 7-6）。不幸的是，这一段时间很多家长忽视了每年体检的必要性；在最初的 5~6 年里，疫苗程序决定了多次体检。在此之后，父母很容易忘记每年的体检实际上有多么重要。

孩子生长放缓的原因有很多，比如激素原因、肠道疾病等，重要的是早期发现，必要时进行干预。

例 4：早产

女孩

出生体重：2.4 千克

出生身长：48 厘米

出生时健康状态：优秀

目前年龄：2 岁

目前身高：80 厘米

目前体重：9.5 千克

目前 BMI：14.8

父母

母亲：155 厘米，45 千克；BMI=18.7

父亲：168 厘米；65 千克；BMI=23

因为这个女孩早产了 8 周，刚开始时个头小，但是她的身长和体重是成比例的。如果你考虑她是早产，在生长曲线上往回追溯 8 周，矫正之后，就恰好落在正常的身高和体重范围内了。和大多数的早产儿一样，她的生长和体重增加在她的第一个生日时进入正常范围。她的 BMI 目前也同样在正常范围内（图 7-7）。

图 7-5　2~20 岁的男孩身高和体重对年龄的百分比

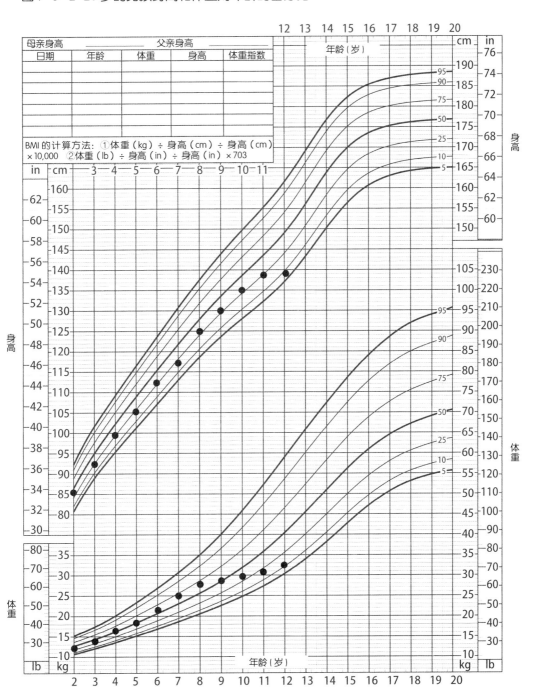

来源：美国国家卫生统计中心（NCHS）联合美国国家慢性病预防与健康促进中心（CDC）共同制作（2000）
http://www.cdc.gov/growthcharts

图 7-6 2~20 岁的男孩体重指数对年龄的百分比

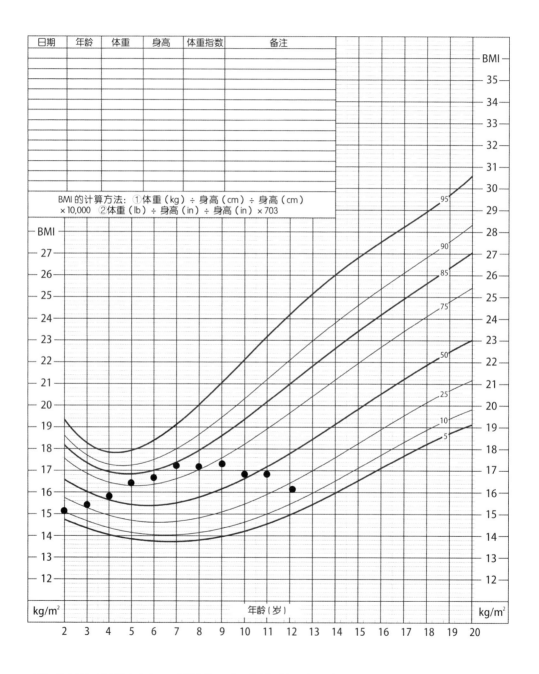

来源：美国国家卫生统计中心（NCHS）联合美国国家慢性病预防与健康促进中心（CDC）共同制作（2000）
http://www.cdc.gov/growthcharts

图 7-7 0~24 个月的女孩身长和体重对年龄的百分比

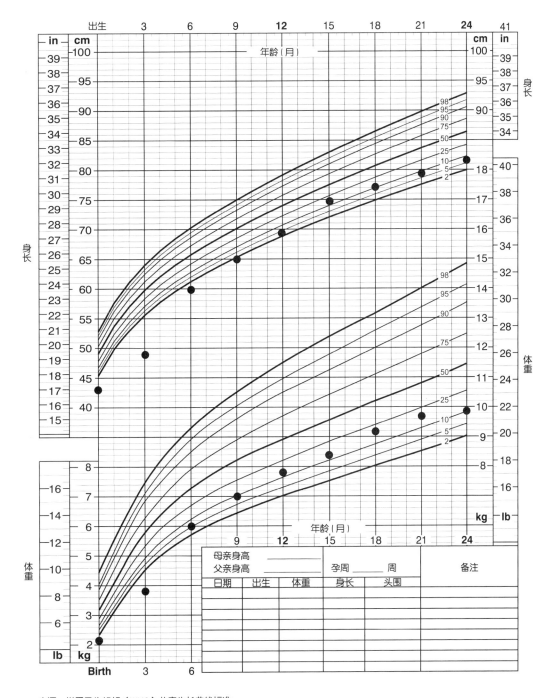

来源：世界卫生组织（WHO）儿童生长曲线标准
http://www.who.int/childgrowth/en

家长经常提出的关于身高和体重问题 ╱

1. 我的孩子明显比同年级的其他孩子都要高，这是正常的吗？

我的孩子明显比同年级的其他孩子都要高。大多数人说他很幸运这么高，而不是矮，但是我在担心他不同寻常的高个子是否是身体出现问题的信号。如果你对孩子的生长有任何担心，向你的儿科医生进行咨询，他会对孩子进行任何必要的检查。在大多数情况下，没有什么需要担心的。当儿科医生评估孩子的身高和体重时，他可能更关心孩子一种大的可以解释的变化或者一段时间内没有变化。这比任何单独的测量更有意义。

2. 我的女儿是早产，虽然最终其发育追赶上来了，但是和她班级的其他孩子相比，她的个头还是很小，生长激素治疗会让她的个头赶上来吗？

对于一个极度早产的儿童来说，个子小可能是正常的。重要的是帮助她了解其身高对于她来说是正常的，并且帮助她欣然接受自己。在这样的情况下，虽然一般不推荐使用生长激素，但是可以就此和儿科医生讨论，咨询儿童内分泌专家。

3. 我的宝宝什么时候体重倍增呢？

一个健康的婴儿 4 个月大的时候体重倍增，1 岁时的体重是出生体重的 3 倍。然而，这些仅仅是参考。每个孩子都有自己的生长速度，并不需要和同龄的其他孩子一模一样。

4. 我如何知道孩子的发育情况是否合适呢？

在每次检查中，出生后即开始第一次检查，儿科医生会测量孩子的身高、体重，并将这些值和标准生长曲线进行比较。在头 2 年，儿科医生还会测量孩子的头围，以追踪其生长和发育情况。

第8章

健康的餐盘计划

膳食指导仅仅是指导而已，不是处方，没有必要每天都那么精确地吃到各种食物。当然，各种食物可以在 1~2 周的时间内平均分配，以保证各种营养素和热量的健康摄入。

在吃饭之前，考虑一下你的碗里、盘子里或杯子里应该出现什么。这是"我的餐盘计划"中非常重要的信息，是新的健康饮食的图标。这对于平衡热量也很重要，即在享受美食的同时，摄入更少的高热量食物。在为孩子购买食物时，注意食品标签上标注的食用份量和标识，来决定购买数量。利用这些信息来制订一个健康的饮食计划。把"我的餐盘计划"作为饮食指导计划张贴在冰箱门上是一个好主意。

多年来，各种各样的工具被创造出来，为美国人应该吃什么样的食物和吃多少提供指导。图 8-1"我的餐盘计划"强调了几个基本原则，比如避免饮食过量。**建立健康的餐盘计划，让水果和蔬菜占到饮食的一半；主菜和配菜吃红色、橙色和深绿色的蔬菜，比如番茄、红薯和西蓝花；把水果、蔬菜或无盐坚果作为零食。**你还应该把奶换为脱脂或低脂牛奶（脂肪含量 1%）。选择富含蛋白质的食物，比如豆类食物，这是纤维素和蛋白质的一种天然来源，还要有少量的精瘦肉和家禽肉。同时，保证摄入的谷物类食物中至少有半数来自全谷物食物，可以选择 100% 全谷物的麦片、面包、饼干、米饭和意大利面。

尽管孩子可能非常不喜欢某一类食物中的一种或几种，但是从中找到他愿意吃的食物以获得其营养是非常重要的。如果孩子坚决地拒绝这一类别中的所有食物（当然，这很少发生，可以说从来没有发生过），请儿科医生推荐一位营养学家，来给孩子提供应对任何营养缺乏的替代品。

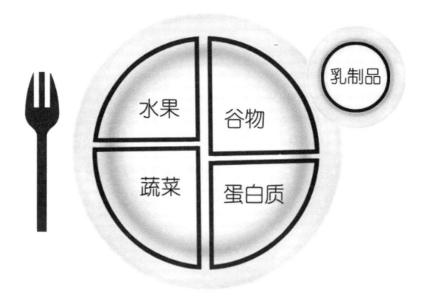

图 8-1　"我的餐盘计划"

水果

　　水果中含有丰富的必需维生素和矿物质，同时含有蔬菜中具有的各种抗病物质和膳食纤维。最重要的是，水果是人体最重要的维生素 C 的来源。我们需要维生素 C 来产生胶原蛋白，胶原蛋白可以使细胞聚集在一起，并且有助于维持血管、骨骼、软骨和牙齿的健康。虽然果汁中含一些维生素，但不含全果的所有营养素，应该在儿童饮食中予以限制。

什么是维生素 C

　　水果就是一个很好的例子，来说明从食物中获取营养，而不应从补充剂中获取营养的重要性。

　　人体需要多种营养素，比如两种状态的维生素和矿物质：氧化态和还原态。同时同一食物中的所有营养素需要保持平衡。补充剂只是单一的营养素提取，而无法达到天然食物中各种营养素的协同作用效果。例如，为了从维生素 C 中最大获益，人体需要通过两种形式即抗坏血酸（还原态）和脱氢抗坏血酸（氧化态）利用维生素 C。水果和蔬菜提供的维生素 C 保证了这两种形式的平衡，而补充剂中只含有抗坏血酸。

蔬菜

　　相比其他食物，父母们往往更担心孩子不吃蔬菜。对于 4~6 岁的孩子每日蔬菜的推荐量加起来仅为 1/2~3/4 杯。对于 7~10 岁的孩子推荐量为 1.5 杯。然而，调查显示，许多（即使不是大多数）学龄儿童每日蔬菜的摄入量不到 2~3 份（见表 8-1）。

表 8-1　各种食物每天需要量（蔬菜为每周需要量）

热量 / 千卡	1000	1200	1400	1600	1800	2000
水果	1 杯（2 份）	1 杯（2 份）	1.5 杯（3 份）	1.5 杯（3 份）	1.5 杯（3 份）	2 杯（4 份）
蔬菜	1 杯（2 份）	1.5 杯（3 份）	1.5 杯（3 份）	2 杯（4 份）	2.5 杯（5 份）	2.5 杯（5 份）
深绿蔬菜	1 杯 / 周	1.5 杯 / 周	1.5 杯 / 周	2 杯 / 周	3 杯 / 周	3 杯 / 周

续表

热量 / 千卡	1000	1200	1400	1600	1800	2000
橘黄色蔬菜	0.5 杯 / 周	1 杯 / 周	1 杯 / 周	1.5 杯 / 周	2 杯 / 周	2 杯 / 周
豆类蔬菜	0.5 杯 / 周	1 杯 / 周	1 杯 / 周	2.5 杯 / 周	3 杯 / 周	3 杯 / 周
根茎类蔬菜	1.5 杯 / 周	2.5 杯 / 周	2.5 杯 / 周	2.5 杯 / 周	3 杯 / 周	3 杯 / 周
其他	4 杯 / 周	4.5 杯 / 周	4.5 杯 / 周	5.5 杯 / 周	6.5 杯 / 周	6.5 杯 / 周

热量 / 千卡	2200	2400	2600	2800	3000	3200
水果	2 杯（4 份）	2 杯（4 份）	2 杯（4 份）	2.5 杯（5 份）	2.5 杯（5 份）	2.5 杯（5 份）
蔬菜	3 杯（6 份）	3 杯（6 份）	3.5 杯（7 份）	3.5 杯（7 份）	4 杯（8 份）	4 杯（8 份）
深绿蔬菜	3 杯 / 周	3 杯 / 周	3 杯 / 周	3 杯 / 周	3 杯 / 周	3 杯 / 周
橘黄色蔬菜	2 杯 / 周	2 杯 / 周	2.5 杯 / 周	2.5 杯 / 周	2.5 杯 / 周	2.5 杯 / 周
豆类蔬菜	3 杯 / 周	3 杯 / 周	3.5 杯 / 周	3.5 杯 / 周	3.5 杯 / 周	3.5 杯 / 周
根茎类蔬菜	6 杯 / 周	6 杯 / 周	7 杯 / 周	7 杯 / 周	9 杯 / 周	9 杯 / 周
其他	7 杯 / 周	7 杯 / 周	8.5 杯 / 周	8.5 杯 / 周	10 杯 / 周	10 杯 / 周

注：1. 来源：www.health.gov/dietaryguidelines/dga2005/document/html/appendixA.htm.
　　2. 表中的"杯"都是约为 240 毫升的测量杯。

蔬菜是 β - 胡萝卜素最重要的来源（我们的身体会将其转化为维生素 A，用于维持皮肤、腺体、免疫系统和眼睛的健康），还有许多其他的维生素和植物化学物质（天然的植物化合物，认为它可以对抗癌症和其他疾病）。蔬菜也可提供大量的膳食纤维。

丰富餐盘中食物的颜色

鼓励孩子丰富餐盘中食物的颜色，可以选择红色、黄色和绿色的蔬菜和水果。餐盘中食物的颜色越多样，营养物质就越丰富和完整。

虽然你应该经常给孩子吃蔬菜，但要记住，孩子不愿意吃球芽甘蓝和其他蔬菜可能更多的是与遗传有关，而不是挑食。在深绿色、叶状蔬菜和一些十字花科蔬菜（如花椰菜、西蓝花、菠菜）中含有一种苦味的化学物质，4 个孩子中大约有 3 个孩子因为遗传了父母的基因而能够品尝出这种苦味来。孩子们可以尝出的这种含硫黄的化学物质，叫做丙硫氧嘧啶（PROP），因为他们厌恶这种化学物质，所以很少吃这些蔬菜。同样的这些"能品尝出丙硫氧嘧啶的人"也倾向于喜欢甜味饮料，比如苏打水，而不是牛奶。也许是由于对蔬菜的厌恶和对甜食的偏好，这些孩子更容易超重。即便如此，许多能品尝出丙硫氧嘧啶的成年人确实克服了自己的饮食习惯，成为爱冒险的食客。如果你的孩子是这样的人，她可能最终会在自己的饮食中加入菠菜和花椰菜等食物。像其他孩子一样，如果你强迫她吃这些食物，她就更不可能吃这些食物了。只要在她的盘子里放少量的这些食物，保持中立，你自己吃自己的，最后不加评论地拿走任何没吃完的蔬菜。与此同时，利用一点创造力，你可能会让一个甚至厌恶蔬菜的人至少吃每天最低摄入量的蔬菜。不喜欢吃煮蔬菜的孩子可能会喜欢以胡萝卜条作为零食，或者选择低脂蘸酱蔬菜。意大利面可以搭配新鲜的蔬菜酱；比萨上面除了番茄酱之外，还可加各种蔬菜，比如青椒、蘑菇、芦笋或者花椰菜，使得比萨看起来色彩丰富、令人食欲大增且健康。

叶酸

蔬菜和水果是叶酸的极佳来源。叶酸是一种参与合成细胞内遗传物质（DNA 和 RNA）的维生素，也是制造红细胞所需的物质。在每个年龄阶段，充足的叶酸都是必不可少的。如果女性叶酸水平较低，他们怀上的孩子患神经系统、脊柱和其他脏器严重先天缺陷的风险会增加。叶酸对青少年期的女孩来说尤为重要，以确保到了计划组建家庭的时候，她们的身体能够准备好。一个孩子一天吃 5 种水果和蔬菜通常会获得足够的叶酸。叶酸的其他良好来源有肉类、蛋、鹰嘴豆、坚果、面包、饼干和全麦意大利面。

根据美国农业部的膳食指南，推荐每天 2000 千卡的热量由 4.5 杯（9 份）水果和蔬菜提供，也可以根据热量的高低来调整水果和蔬菜的摄入量。这意味着在 1200~3200 千卡的水平上，每天需要 2.5~6.5 杯（5~13 份）的水果和蔬菜。

蛋白质

蛋白质类食物含有 20 种氨基酸，这些氨基酸是构成人体的蛋白质和其他化合物的必需组成，包括被称为神经递质的化合物，这种化合物能在细胞间传递信息。此外，蛋白质对于进食后饱腹感的产生起着非常重要的作用。其中 9 种氨基酸 (见表 8-2) 被称为必需氨基酸，因为我们的身体不能自己制造，必须从我们吃的食物中获取这些氨基酸。剩下的 11 种氨基酸被称为非必需氨基酸，即使我们的饮食中不含这些氨基酸，我们的身体也可以自己制造出它们。

表 8-2 人体所需的必需氨基酸和非必需氨基酸的种类

必需氨基酸	非必需氨基酸
组氨酸 异亮氨酸 亮氨酸 赖氨酸 蛋氨酸 苯丙氨酸 苏氨酸 色氨酸 缬氨酸	丙氨酸 精氨酸 [a] 天冬酰胺 天冬氨酸 半胱氨酸 [b] 谷氨酸 谷氨酰胺 甘氨酸 脯氨酸 丝氨酸 酪氨酸 [b]

a 如果机体不能产生时，比如生病时或者早产儿，则属于必需氨基酸。
b 对于不能合成该氨基酸的早产儿和健康新生儿，是必需氨基酸。

人体蛋白质和其他化合物在蛋白质代谢过程中不断分解和重建。儿童的转换率最高，因为他们仍处于成长和成熟过程中。我们需要稳定的氨基酸供给来制造和修复蛋白质，因为我们的身体不能储存食物中多余的氨基酸。因此，每天的蛋白质摄入量应该分成几餐摄入。这对儿童来说尤其重要。然而，蛋白质是人一生中必需的营养物质，而蛋白质的需求随着年龄的增长而减少。例如，生长所需的蛋白质数量从新生儿每天消耗的 56% 下降到 5 岁时每天消耗的 5%。在任何年龄，理想的蛋白质是含有所需数量的所有氨基酸的蛋白质，没有多余的。**对于 1 岁以内的婴儿，母乳含有理想的氨基酸配比。**根据生长速率的改变，从 1~6 岁，再从 6~13 岁，氨基酸的需求类型稍有不同。13 岁以后，其氨基酸的需求与成人的要求是一样的。

好东西太多了

美国居民饮食中普遍含有大量蛋白质，这表明我们摄入的蛋白质远远超过了机体所需要的。饮食中过量的蛋白质也可能会导致大量的钙通过尿液流失，会增加骨质疏松的风险，或导致骨骼变脆。从长远来说，过量的蛋白质可能会导致肾脏疾病。极大量的蛋白摄入会导致体液丢失，特别是在温暖环境中运动时，可能导致脱水。年轻的运动员正常饮食中应包括适量的蛋白质，但避免使用蛋白质补充剂，并喝大量的水，尤其是在较暖和的天气运动的时候。

动物性食物如牛奶、肉和鱼提供了符合人体配比的所有必需氨基酸。因此，这种来源的蛋白质称为完全蛋白质。谷物和豆类植物的种子生长在豆荚里，如豌豆、蚕豆和花生等，也是蛋白质的良好来源。植物蛋白被称为不完全蛋白质，因为其含有的一种或多种必需氨基酸的水平较低。唯一已知的例外是大豆蛋白，比起其他植物蛋白，它的氨基酸类型更接近于动物蛋白。

但这并不意味着人们必须吃动物蛋白来维持健康。了解营养搭配的素食者知道用相当简单的方式即通过植物性食物的搭配来进行蛋白质互补。换句话说，就是用一种食物来弥补另外一种食物缺乏的氨基酸。例如，像小麦这样的谷物，其赖氨酸含量较低，但蛋氨酸含量较高。相比之下，蚕豆、豌豆和花生等豆类食品的赖氨酸含量相当高，但蛋氨酸含量却很低。所以像全麦面包和花生酱这样简单的组合就提供了完整的蛋白质，因为小麦中的蛋氨酸与花生中的赖氨酸相辅相成。此外，哪怕吃一点点动物蛋白，比如肉或者奶酪，再搭配植物为基础的食物，也可以弥补植物性食物中缺少的任何必需氨基酸。这是一个健康的民族烹饪体系的基础；可以考虑黑豆和米饭、玉米饼配豆子、扁豆汤配香肠，还有意大利面豆汤。

谷物和蔬菜中所含蛋白质的优势在于，大部分都是天然的低脂肪食物，与动物性食品中的蛋白质相比，动物食品中含有大量的脂肪，包括饱和脂肪。花生是一个例外，富含脂肪，包括饱和脂肪（打开一罐新的天然花生酱时，把上面的油倒出来）。

就蛋白质而言，一盎司（约28克）的肉、家禽或鱼相当于一个鸡蛋、半杯煮熟的豆子，或两汤匙花生酱。当然，根据来源不同脂肪和胆固醇含量是不同的。

孩子每天都需要吃肉吗

斯特恩博士负责的一个家庭带着他们10岁的儿子做定期检查。当她问及他们的饮食时，这位母亲告诉她，他们每天晚上都吃碎牛肉。
"为什么每天晚上吃碎牛肉？"斯特恩博士问道。
"这是我儿子唯一吃的蛋白质，所以我们都吃。"
斯特恩博士不知道该先告诉他们什么，是关于每天晚上吃高脂肪牛肉的问题，还是肉类并不是家庭饮食中蛋白质的唯一来源的问题。事实上，这个家庭的问题是许多父母对蛋白质普遍误解的缩影。生活在北美的儿童几乎不可能出现蛋白质缺乏。花生酱、坚果、乳制品（如牛奶、酸奶、冰激凌、奶酪）、鸡蛋、鱼、面包、豆类和比萨都含有蛋白质。作为美国本土人，我们所吃的肉比我们所需要的多，而且我们其实不需要每天都吃肉。

　　1~3 岁的孩子每天只需要 16 克蛋白质，2 杯牛奶或 1 杯通心粉和奶酪就能满足这一需求。

碳水化合物

　　谷物类食品，如面包、意大利面、谷类、糙米、藜麦、玉米粥等，都富含淀粉（复合碳水化合物），是充满活力的、生长的身体的最佳能量来源。**在 5 岁前，碳水化合物应占饮食的 50%~60%。**

　　富含碳水化合物的食物可提供淀粉、蛋白质、铁（铁的一个好来源，尽管铁的吸收比动物性食品中吸收的少）、大多数的 B 族维生素（B 族维生素是推动体内代谢，将食物转化成能量的酶的组成成分，同时对于健康的神经系统也必不可少）和维生素 K（对于正常的凝血和骨骼健康不可或缺）。

　　在肠道中，碳水化合物被转化为葡萄糖，这是大多数组织的重要能量来源，尤其是大脑和神经系统。葡萄糖以糖原的形式储存在肝脏和肌肉中。我们的身体内有多种不同形式的碳水化合物，包括激素、酶和结缔组织中的支撑结构。

　　随着我们对机体如何工作，以及避免不必要的脂肪对预防心脏病、癌症和其他疾病的重要性的了解越来越多，我们已经摆脱了陈旧的观念，即淀粉会导致肥胖。除非用大量的油脂去烹饪它们，否则谷物的脂肪含量很低。选择用全谷物制成的食物是特别重要的。意大利面食、米饭和其他以谷物为原料的主食可以与蔬菜、适量的蛋白质、奶制品配合食用，以提供均衡的膳食。当与其他植物性食物（一种谷物加上一种豆类，如全麦面包加上花生酱，或米饭和豆类）一起食用时，谷物是蛋白质一种很好的来源。此外，一种谷物加上少量的动物性食物（如比萨，或加了辣肉酱的米饭），可以增强机体从植物性食物中吸收铁的能力。食用柑橘或另一种富含维生素 C 的食物会增加植物铁的吸收。而且，全谷物（全麦面包、糙米）还含有纤维。

　　糖，如高果糖玉米糖浆中的蔗糖或果糖和葡萄糖，也同样是碳水化合物，相比 30 年前它们提供了更多的热量。单糖增加食物的热量密度，是导致肥胖流行的热量来源之一。没有添加糖的食物通常被认为是更健康的食物。

牛奶和奶制品

牛奶是儿童最好的钙来源，也是蛋白质、核黄素（维生素 B$_2$）和许多其他营养物质的重要来源。维生素 D 被添加到牛奶（包括低脂牛奶和脱脂牛奶）中以预防佝偻病，将维生素 A 添加到脱脂牛奶中以替代脱脂时失去的脂溶性成分。黄油和奶酪以浓缩的形式提供了牛奶和酸奶中的大部分营养素，因为其脂肪含量很高，所以营养素的比例应该是适度的。对于 2 岁以下的儿童，脂类提供的热量应该占总摄入热量的一半。因此，他们应该喝全脂牛奶，吃全脂酸奶和奶酪。然而，**如果 12~24 个月大的孩子肥胖或者超重，或者有高胆固醇或心脏病的家族史，那么医生可能会建议你选择低脂（2%）牛奶。2 岁以后，孩子应该喝低脂或脱脂牛奶，吃低脂或脱脂酸奶。**

青春期的女孩倾向于不喝牛奶，因为她们认为牛奶中含有太多的热量。他们喝果汁和软饮料作为替代。因此，她们当中的很多人饮食中钙和维生素 D 严重缺乏，一旦进入中年，可能会导致骨质疏松症。其实，这一时期的女孩应该通过喝低脂或脱脂牛奶或酸奶来保持钙的摄入量，这些牛奶和酸奶提供的营养和全脂牛奶一样，没有多余的脂肪。提醒孩子和他的朋友们，脱脂牛奶所含的热量比许多果汁和软饮料还要少。

纤维

膳食纤维是由不能消化的碳水化合物组成的，如纤维素和果胶。纤维存在于所有植物的细胞壁中，但是在任何动物性食品中都没有发现纤维成分。不溶性纤维素，如麦麸、果皮、玉米粒等，其原形从肠道排出。可溶性纤维素，可在燕麦麸或果胶中发现这种物质，可以帮助果酱成为胶冻状态，与水接触膨胀成为凝胶。

虽然我们的身体不能吸收纤维，但它是健康饮食的重要组成部分。吃大量纤维的人不太可能出现肥胖、心脏病或肠道问题（包括便秘和癌症）。纤维使人产生饱腹感，使大便体积更大、更软，更容易排出。研究表明，食用富含可溶性纤维素的食物的人血液中胆固醇含量较低。

纤维中的植酸类化合物可能会减少某些矿物质的吸收，尤其是锌，而锌对性成熟是至关重要的；还会减少钙的吸收，而钙几乎是所有器官系统都需要的成分，尤其是骨骼和牙齿。然而，全麦中的植酸可被酵母发酵所破坏，而在美国大部分的面包都是用酵母做的。所以，吃酵母做的面包可以防止植酸产生的不良影响，并且能让机体更好地吸收钙。此外，高纤维饮食不太可能导致矿物质缺乏，只要孩子们吃各种各样的食物，就可以获得多种来源的营养。

根据孩子的年龄，各种来源的纤维（全谷类、蔬菜、水果）摄入量为每天 10~25 克。但是建议儿童只吃低热量、高纤维的食物是不合适的。

全谷物食品

全谷物食品应该作为儿童和青少年每日膳食的一部分。全谷物食品包含谷物的所有成分，即外层的纤维部分（就是麸皮）、内部成分（叫做胚乳）、谷粒的核心（叫做胚芽）。确保孩子每餐的食物中含有足量的全谷物食物或者由全谷物制作的食品，比如麦片、大麦、全麦粉或者面包、糙米（记住，小麦粉不一定是全谷物粉）。

食物中纤维素的量不能反映出全谷物的量。这是因为不同的谷物中所含的纤维素量是不同的。精粉是研磨过的，在研磨过程中将麸皮和胚芽都去除了。这些精粉包括白面粉、白面包和精白米。然而，一些精粉会把研磨过程中除掉的维生素 [比如叶酸、烟酸、硫胺素（维生素 B_1）、维生素 B_2] 再放回精粉中。

那么食物标签上的全谷物意味着什么呢？它只是提示里面含有一些全谷物的成分，确定产品中含有全谷物的唯一办法就是读标签。《美国居民膳食指南》中推荐，美国居民应该每日吃 3 份 1 盎司当量（约 28 克）的全谷物食品。

健康贴士

在食品包装盒的后面或者侧面有关于制作健康饮食的重要信息。这些信息包括营养成分表和营养标示。营养标示提供了每份食品中含有的热量和营养成分含量的关键信息，比如总脂肪、饱和脂肪、反式脂肪、胆固醇、钠和其他成分。这些成分以克为单位的形式标识，并且提示其占每日需要量的比例。每日需要量是以每天 2000 千卡计算的。营养成分表在营养标示的下方，以各种成分的总量多少为顺序列出了所含的营养成分。

厂家目前逐渐把这些信息放到食品包装盒的前面，但对此还没有形成共识，但是已经开始讨论放在前面的标签应该包含哪些营养成分了。标签上的信息意在能够提供一种快速的方法来帮助消费者根据其营养成分来决定是否购买这种食物。

表 8-3　1~10 岁孩子的膳食推荐

	1~3 岁 1 份	4~6 岁 1 份	7~10 岁 1 份
谷物 6~11 份 / 天	面包 1/2 片； 米粉、米饭、意大利面（熟的）1/4 杯；	面包 1/2 片； 米粉、米饭、意大利面（熟的）1/3 杯；	面包 1 片； 米粉、米饭、意大利面（熟的）1/2 杯；

续表

	1~3 岁 1 份	4~6 岁 1 份	7~10 岁 1 份
谷物 6~11 份 / 天	米粉（干的）1/3 杯； 饼干 2~3 块	米粉（干的）1/2 杯； 饼干 3~4 块	米粉（干的）3/4~1 杯； 饼干 4~5 块
蔬菜 2~3 份 / 天	蔬菜（熟的）1/4 杯	蔬菜（熟的）1/4 杯； 沙拉 1/2 杯	蔬菜（熟的）1/2 杯； 沙拉 1 杯
水果 2~3 份 / 天	水果（熟的、冷冻的 或者罐头）1/4 杯； 水果(新鲜的)1/2 片； 果汁 1/4 杯	水果（熟的、冷冻的 或者罐头）1/4 杯； 水果(新鲜的)1/2 片； 果汁 1/3 杯	水果（熟的、冷冻的 的或者罐头)1/3 杯； 水果（新鲜的）1 片； 果汁 1/2 杯
奶制品 2~3 份 / 天	牛奶 1/2 杯； 奶酪 14 克； 酸奶 1/2 杯	牛奶 1/2 杯； 奶酪 28 克； 酸奶 1/2 杯	牛奶 1 杯； 奶酪 28 克； 酸奶 3/4~1 杯
肉类和其他蛋白质 2 份 / 天	肉、鱼、禽、豆腐 28 克（2 块 2.5 厘米 的立方体）； 豆类（干的、熟的） 1/4 杯； 鸡蛋 1/2 个	肉、鱼、禽、豆腐 28 克（2 块 2.5 厘米 的立方体）； 豆类（干的、熟的） 1/3 杯； 鸡蛋 1 个	肉、鱼、禽、豆腐 （56~84 克）； 豆类（干的、熟的） 1/2 杯； 鸡蛋 1 个或 2 个

注：表中的"杯"都是约为 240 毫升的测量杯。

脂肪和脂肪酸

脂肪是食物中最容易被误解的成分了。它们对于健康是必需的，并且能增加进食的愉悦感。它们赋予食物丝滑的口感，因为能降低胃排空的速度，所以增加我们进食的饱腹感和满足感。在我们体内，脂肪是细胞膜的重要组成部分，也是脂溶性维生素 A、维生素 D、维生素 E、维生素 K 的来源，并且在凝血中起到重要作用。体内产生激素也需要脂肪，这能帮助男孩、女孩逐渐成熟，并维持成人的身体机能。更重要的是，脂肪是人体贮存能量最经济的方式。

对于小于 2 岁的幼儿，脂肪提供的能量应该占每日所需能量的一半。之后，应该减少脂肪的摄入，最终其提供的能量不超过每日所需能量的 1/3。

高饱和脂肪能干扰从血液中清除胆固醇的过程，因此能增加血液中的胆固醇含量，但是具体原理还不明确。如果血液中的胆固醇长期升高，那么能增加动脉粥样硬化和心脏病发作的风险。动脉粥样硬化是指动脉内壁上形成一层脂肪沉积物。脂纹在脂肪沉积前形成。10 岁左右的孩子中，大约 7% 的孩子有脂纹，15 岁以后，这个数字会增加 2 倍不止。依据这些发现，建议将饱和脂肪的量控制在每日脂肪总摄入量的 1/3，也就是说，它们每日提供的能量不能大于每日所需能量的 10%。

这些词语——"饱和、不饱和、多不饱和、单不饱和"的意思是氢原子在每个脂肪分子上的数量和排列。通常情况下，饱和脂肪在室温下仍能保持固态，动物脂肪，比如黄油和猪油就是比较好的例子。一些植物油，包括椰油和棕榈油，里面也有一些饱和脂肪成分。单不饱和脂肪，比如橄榄油，在室温下呈液态，但是在冷却时能变成固态。多不饱和脂肪在冷冻时也是液态的。

红肉中的脂肪，有一半是饱和脂肪；禽类中的脂肪其含量会少些。在全脂乳制品中，2/3 的脂肪是饱和脂肪。鱼肉中的脂肪大部分是多不饱和脂肪，因为鱼类的栖息地气温都比较低，如果不是多不饱和脂肪，它们的身体会变得僵硬，从而影响其游动。饱和度不会改变脂肪提供的能量。所有的脂肪，比如黄油、人造黄油、色拉油，每克都提供 9 千卡的能量，也就是每盎司提供 240~250 千卡（1 千卡 =4.18 千焦）的能量。

反式脂肪

为了制造黄油的替代品，食品制造商把植物油经过一个叫做氢化作用的过程，形成了一种新的脂肪。通过添加氢，将液体变成固体，并且不易变质（请看第 13 章"食物安全"）。然而，虽然反式脂肪的质地像黄油，但它们也有饱和脂肪的一些缺点，它们会干扰从血液中清除低密度脂蛋白胆固醇（坏胆固醇），并且降低高密度脂蛋白胆固醇（好胆固醇）的量。因此，含有反式脂肪的食物可能会导致心脏病或部分癌症。

为了减少孩子摄入饱和脂肪，应避免使用反式脂肪，可用液体油或者软桶装人造黄油替代。从 2006 年开始，美国食品药品监督管理局要求食品制造商在食品标签的"营养标示"栏列出反式脂肪的量。因此，购买食物之前，要检查一下食品标签中的反式脂肪成分。在一些城市（纽约、波士顿），当地法规禁止在餐厅食品中添加反式脂肪。

糖

如果查阅数据，您可能发现美国人吃糖似乎没够。2007 年，美国人均消耗 97 磅（约

44 千克）糖，令人震惊。这代表着从 1977~2007 年，糖摄入量每年增加 11%，大约每年增加 10 磅（约 4.5 千克）。

尽管在这 30 年中，人们摄取的蔗糖量其实是减少的，但是高果糖玉米糖浆的用量是增加的。蔗糖包括等量的果糖和葡萄糖，这都是单糖，高果糖玉米糖浆中含 55% 的果糖和 45% 的葡萄糖。因为高果糖玉米糖浆成本低廉，并且烹饪时效果更好，所以现在广泛用于食品行业。尽管果糖自然存在于水果和一些蔬菜中，但儿童和成人还是通过其他食品（通常不那么健康的食品）大量摄取果糖。在美国居民饮食中，果糖最多见于高糖饮料、加糖果汁和一些谷物食品（比如米粉、派、蛋糕、面包、零食等）。儿童（2~5 岁）摄入果糖的 30% 是从加糖饮料（比如橙汁）中获取的，而青少年一半的果糖是从含糖饮料（比如可乐）中获取的。根据指南，1~6 岁的孩子每天摄入果汁的量不能超过 4~6 盎司（115~275 毫升），7~18 岁则每日限制在 8~12 盎司（235~350 毫升）。**相比于整颗果实，果汁的营养价值并没有更高。如果孩子渴了，给孩子喝水或者喝脱脂、低脂、减脂牛奶，而不是饮料。**

图 8-2 的柱状图显示了美国居民饮食中主要的加糖食品。

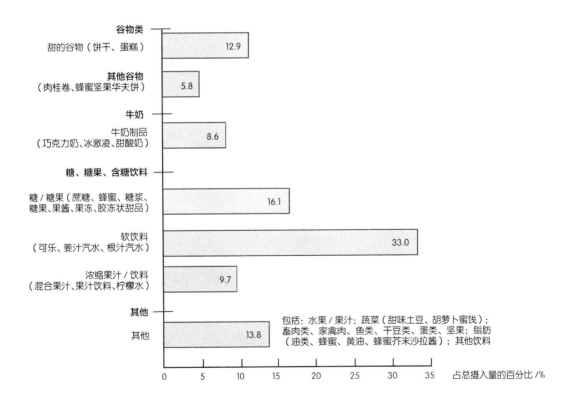

图 8-2 添加甜味剂的食物列表及举例（2 岁及 2 岁以上的人群）

维生素

　　维生素是机体正常代谢以维持其正常功能所需要的有机物。我们的身体仅仅需要微量的维生素，但是如果摄入不足，会出现维生素缺乏症。

　　人体必需 13 种维生素，可能还有其他的，还不确定。其中 11 种维生素的每日需要量已经明确了。我们主要从食物中获取的维生素见表 8-4。

　　然而,每天晒太阳10~30分钟有助于皮肤中合成维生素D,B族维生素之生物素、烟酸,以及维生素 K 由肠道内的正常菌群产生。

　　维生素根据人体吸收方式分为两类。维生素 A、维生素 D、维生素 E 和维生素 K 通过脂肪和胆汁来吸收，因此称为脂溶性维生素。

　　维生素 A、维生素 D、维生素 K 大多储存在肝脏，而维生素 E 多储存在脂肪中。8 种 B 族维生素和维生素 C 是水溶性的，其吸收不需要脂肪。我们的机体会储存足够的维生素以满足日常需要，还会额外储存一些以防食物供给不足。肝脏是主要的储存场所，它从血液中吸收和储存营养物质，当食物中提供的营养物质不足时再释放到血液当中。

　　与广告中宣称的相反，大多数健康的儿童不需要复合维生素补充剂来弥补食物中缺乏的营养。他们也不需要每天都摄入一定剂量的维生素。与其他微量营养素一样，重要的是，每一周或两周的饮食中要包括各种各样的食物，以提供所有必需维生素。从食物中获取维生素总比服用药片好。首先，药片中的维生素补充剂并不能囊括所有的维生素。第二，一片药片会导致机体中高浓度的维生素，可能会干扰机体从食物中吸收其他营养物质。基于美国农业部指南的饮食中提供了充足的维生素。然而，那些每天牛奶摄入不足 3 杯（每杯约 240 毫升）的儿童，以及完全母乳喂养且不受阳光照射的婴儿，可能缺乏维生素 D，并且每天应考虑补充 400 国际单位的维生素 D。其他患有肠道吸收不良或服用抗惊厥药物的儿童也可能需要补充维生素 D。但是，除了儿科医生的建议外，不应该使用维生素补充剂，因为过量补充会导致中毒。

表8-4 维生素的种类、作用及来源

维生素	作用	缺乏时的表现	过量时的表现	好的来源
脂溶性维生素				
维生素A	保持皮肤、头发、指甲健康；维持牙龈、腺体、骨骼及牙齿的正常功能；抵御感染；促进视功能；预防夜盲症	夜盲症、干眼症、儿童生长迟缓、皮肤干燥粗糙、抵抗力下降、容易感染	头痛；视力模糊；疲乏；腹泻；皮肤干燥开裂，皮疹、瘙痒；脱发；骨痛及关节痛；肝脏损害；月经失调；孕期服用过量会导致新生儿出生缺陷	牛奶及奶制品、强化麦片、绿色及黄色蔬菜、深黄色或橙色水果、动物内脏
维生素D	构建及维持骨骼健康，促进钙质吸收	儿童佝偻病；成人软骨病；骨质疏松	钙质沉积（主要发生在心脏、肾脏、血管）；骨骼变脆弱；高血压；高胆固醇；腹泻；困倦；头痛	蛋黄、鱼油、强化牛奶及黄油、牛肉或鸡肝、晒太阳（不涂抹防晒霜）
维生素E	促进生成红细胞、肌肉及其他组织；抗氧化；稳定细胞膜；保护脂肪酸不被氧化	早产儿的血液问题；更大孩子及成人的神经问题	出血；白细胞功能改变	家禽、海鲜、绿叶蔬菜、小麦胚芽、完整谷物、种子、坚果、黄油、肝脏、蛋黄
维生素K	维持正常凝血功能，维持骨骼健康	大量出血不止，肝脏损害	无口服过量情况	肠道菌群产生；牛奶、绿叶蔬菜、猪肉、肝脏、燕麦、麦麸、完整谷物
水溶性维生素				
硫胺素（维生素B_1）	促进碳水化合物的代谢；维持正常食欲、消化、神经功能；增强能量，使人充满活力	焦虑，沮丧，恶心，肌肉痉挛，食欲下降，一些极端案例会出现肌肉萎缩（脚气病）	一种B族维生素过多会引起其他类型的B族维生素的吸收障碍（过多的维生素B_1会干扰维生素B_2及维生素B_6的吸收）	猪肉、海鲜、强化谷物、麦片

续表

维生素	作用	缺乏时的表现	过量时的表现	好的来源
核黄素（维生素B_2）	促进食物代谢；维持黏膜健康；维持视力；促进新陈代谢	口鼻周围溃疡及开裂、光敏感、进食及吞咽困难	干扰维生素B_1和维生素B_6的吸收	动物内脏、牛肉、羊肉、禽类深色肉（多指禽类腿肉）、奶制品、强化麦片、谷物、深色绿叶蔬菜
烟酸／烟酰胺（维生素B_3）	很多将食物转化为能量的酶的必需成分；促进正常的食欲与消化功能；促进神经正常功能	腹泻、口腔溃疡，极度缺乏会导致糙皮病（表现为皮疹、黏膜炎症、腹泻、精神症状）	溃疡、肝脏损害、潮红、高血糖、高尿酸血症、心律失常、皮肤瘙痒	肠道菌群产生；家禽、海鲜、种子、坚果、花生、马铃薯、强化全谷物面包和麦片
泛酸（维生素B_5）	将食物分解成身体可以吸收的分子形式；参与肾上腺激素的形成；调节神经功能的化学成分的组成部分	在人体中尚未发现，除非实验诱发	可能增加机体对硫胺素（维生素B_1）的需求；大剂量可以导致腹泻及水潴留	在绝大多数植物和动物性食物中均有发现
吡哆醇（维生素B_6）	参与蛋白质的代谢和吸收；在碳水化合物代谢中起重要作用；促进生成红细胞；促进神经正常功能	抑郁、精神混乱；口腔黏膜炎症；瘙痒，皮肤片状脱落；婴儿惊厥	可导致感觉神经破坏，四肢、手指、脚趾感觉丧失	畜肉类、鱼类、禽类、谷物、麦片、菠菜、甜马铃薯和白马铃薯、香蕉、西梅、西瓜
维生素B_{12}（钴胺素）	构筑所有细胞所需的遗传物质（核酸）；形成红细胞	贫血和神经损伤［维生素B_{12}缺乏症通常很少出现，除非严格的素食者（不摄入任何动物性食品）；植物中的维生素B_{12}不能被人体吸收］	没有发现其摄入过量时的表现，即便摄入量远远超过一般水平	所有动物性食品，包括畜肉类、禽类、蛋类、海鲜、奶制品

续表

维生素	作用	缺乏时的表现	过量时的表现	好的来源
生物素（一种 B 族维生素）	参与葡萄糖代谢和特定脂肪酸的形成，在很多机体新陈代谢过程中起重要作用	除了婴儿人们很少出现生物素缺乏；皮肤脱屑、肌肉痛、疲乏、食欲减退、失眠	见维生素 B_1	由肠道菌群产生，也可以从畜肉类、禽类、鱼类、蛋类、坚果、种子、豆类、蔬菜中获得
叶酸（一种 B 族维生素）	构成遗传物质（DNA、RNA）的所需成分；形成红细胞的所需成分	贫血、胃肠道不适、腹泻、体重减轻、牙龈出血、易激惹，孕期缺乏叶酸会导致新生儿出生缺陷	癫痫患者的惊厥发作（能干扰抗癫痫药物的作用）；大剂量时则可以干扰锌的吸收	禽类、肝脏、深色绿叶蔬菜、豆类、强化全麦面包、麦片、橙子、葡萄柚
维生素 C（抗坏血酸）	使细胞间紧密连接，增强血管壁	牙龈出血，牙齿脱落，挫伤，皮肤干燥、粗糙，愈合缓慢，食欲减退，极端案例中会出现坏血病	肾结石、心脏或其他组织草酸沉积、泌尿系刺激症状、腹泻、贫血	柑橘类水果、草莓、哈密瓜、西瓜、红薯、卷心菜、花椰菜、西蓝花、芭蕉、荷兰豆

矿物质

三种矿物质钙、磷、镁占人体矿物质含量的 98%。钙和磷在细胞水平的无数生化反应中起着基本的作用，同时也是骨骼的主要组成部分，如果没有镁，许多代谢功能就无法进行。

几乎所有的动物性食品和蔬菜中都含有磷，并且经常在含有钙的食物中发现磷。牛奶和乳制品、鱼骨（如罐装三文鱼和沙丁鱼）和深绿色叶菜是钙的最佳来源。镁和磷一样，在动物和植物细胞中都很丰富。

健康的儿童不会缺乏磷和镁，因为这些矿物质很容易被机体吸收。相比之下，低钙摄入非常普遍，尤其是在青少年女孩中，她们会刻意回避食用牛奶和奶制品以避免摄入脂肪热量。这些女性早在 30 岁就开始面临骨质疏松或者骨密度低的风险。**脱脂牛奶、酸奶或其他的奶制品是钙元素的优质来源，并且不会在饮食中添加多余的脂肪热量。**

矿物质的吸收受很多因素的影响，包括某些激素和维生素水平。相对于成年人，婴儿对于钙的吸收要更容易，当其他一些营养素存在时钙的吸收率会增加，这些营养素包括牛奶中的乳糖、赖氨酸、精氨酸、维生素 C（比如钙强化的橙汁）。当膳食中的磷酸盐、草酸盐（大黄和某些深绿色叶菜）、植酸盐化合物的水平过高时可能影响钙的吸收。膳食中的蛋白质过多时可能会增加钙从尿液中的排出量，同时向骨骼沉积的量减少。

电解质

钾、钠、氯作为电解质被大家所熟知。细胞外的钠离子和细胞内的钾离子在体内具有产生和保持组织液平衡的作用。

钾对于机体很多机能来讲是必不可少的，比如与神经冲动和肌肉活动相关的功能。孩子迁延不愈的腹泻、呕吐、出汗等可以导致脱水的情况都可能引起钠和钾的流失。当儿童腹泻或者呕吐时，儿科医生通常会推荐使用商品化的电解质液来预防严重的电解质丢失。对于健康儿童，水果和蔬菜即是钾元素很好的来源。

斯特恩博士的一个青少年患者告诉她，他正在服用钾元素的补充剂。当博士问他为什么这样做时，他说保健品商店的人告诉他这样做可以使他的肌肉更强壮。斯特恩博士告诉他如果一个人钾元素缺乏时会导致虚弱乏力，但摄入过多却是致命的。

钠和氯结合会形成氯化钠，或者说食盐。即使不添加盐，在日常饮食中这些矿物质也非常丰富，其缺乏症很少见。尽管迁延不愈的腹泻、呕吐或者出汗都可能会造成钠的流失，但弥补这种损失的最佳方式是正常的进食和补充大量的液体。对于孩子和青少年来说，盐片是危险的，是不能被使用的。

铁

铁是血红蛋白的重要组成部分，血红蛋白将氧气输送到各个组织。在美国，铁缺乏是最普遍的营养素缺乏，是贫血最常见的原因。

婴儿出生时如果有足够的铁元素储备可以维持到出生后 4~6 个月。儿科医生通常建议，当婴儿开始添加固体食物时，使用强化铁的谷物可以在其快速生长的头 2 年预防铁缺乏。 尽管牛奶和人乳包含等量的铁，但婴儿可以从人乳中吸收 50% 的铁，相比之下，仅能从牛奶中吸收 10% 的铁。除此之外，在小于 12 月龄的牛奶蛋白过敏的婴儿中，通过隐匿的消化道出血会造成铁的过多流失。这就是我们推荐母乳喂养或使用富含铁的配方奶粉至 1 岁的原因。2 岁以后，孩子生长速率减慢，铁储备再次建立，缺铁的风险降低。

在青春期前，儿童可以从平衡膳食中摄取充足的铁，比如红肉和强化铁的谷物都是很好的铁元素来源。此外，**富含维生素 C 的水果可以促进植物性食品中铁的吸收**。青春期的男孩可能由于快速生长期的缘故而导致缺乏足够的铁，当他们看起来好像每周的衣服都在变小时，生长高峰来了，这时他们体内储存的铁不能够满足其快速生长的需求。只要男孩子们进食均衡，通常在生长高峰过去后他们的铁缺乏就会得到纠正。而青春期的女孩由于每个月月经导致铁的流失，从而会面临更大的缺铁性贫血的风险。对于还没有建立规律排卵模式的年轻女性来说，月经量多是非常常见的，这会增加铁缺乏的风险。处于月经来潮阶段的女孩应该在每次健康体健时进行血液检测以发现可能存在的缺铁性贫血。

畜肉、禽、鱼、贝类、豆类和强化铁的谷物都是铁很好的来源。铁吸收的总量取决于它的来源。植物性铁吸收最少；然而，同富含维生素 C 的食物一起吃可以增加铁的吸收量。茶、麸皮、牛奶会减少植物性铁的吸收。奶制品中的铁吸收一般，而肉类中的铁吸收良好。

其他微量元素

对于微量元素机体的需要量很少，但实际上参与了体内发生的各个反应。它们是参与体内新陈代谢的酶系统的必要成分。如果没有足够的微量元素，机体将不能维持适当的体液和化学平衡，甚至不能维持稳定的心跳。

13 种已知的微量元素，即铁、锌、铜、氟、碘、硒、镁、铬、钴、钼、镍、硅和钒（对于微量元素的需求、功能和来源见表 8-5）。其他的矿物质元素也是需要的。目前已经有 4 种微量元素建立了推荐膳食原则——铁、锌、碘和硒，并且另外的 5 种微量元素即铬、铜、镁、钼、氟的安全和适宜摄入量也已经被评估。

人体有很强的能力来调节微量元素的平衡。例如，如果一个人摄入的铁比所需要的多，那么多余的铁就会排出体外。相反，如果一个人缺铁，从食物中吸收的铁就会增加以达到平衡。除了铁缺乏，在美国其他微量元素缺乏很少见。除了那些因限制饮食或者营养吸收障碍的慢性病患儿外，其他儿童并不需要微量元素补充剂。因此，**除非儿科医生明确建议，否则不需要给孩子补充铁、锌和其他的微量元素补充剂**。

表 8-5　矿物质的种类、作用及来源

矿物质	作用	不足的表现	过量的表现	来源
钙	钙是构成骨骼和牙齿的主要成分；促进神经和肌肉的功能；促进血液凝集；辅助活性酶将食物转化为能量	儿童佝偻病（脆弱、畸形的骨骼）；成人骨软化症和骨质疏松症	肾结石和组织内钙沉积，精神异常，肌肉痛和腹痛，影响铁和其他矿物质的吸收	牛奶和乳制品、带骨头的鱼罐头（三文鱼、沙丁鱼）、牡蛎、西蓝花、豆腐
磷	与钙共同作用以构成和维持牙齿和骨骼成分；辅助某些酶将食物转化为能量；促进神经和肌肉功能；帮助维持机体的化学平衡	虚弱、骨痛（缺乏是罕见的）	降低血钙水平	乳制品、蛋黄、畜肉、家禽、鱼类、豆类
镁	能激活体内释放能量所需的酶；促进骨骼生长；制造细胞和遗传物质所需	肌肉无力、抽搐、痉挛、心律失常（健康儿童罕见）	钙和镁之间的不平衡，导致神经系统紊乱	绿叶蔬菜、豆类、坚果、强化全谷类食品和面包、贝类
铁	是组成血红蛋白的必需成分，血红蛋白是血液中的运输氧的蛋白质，而肌红蛋白是一种能在肌肉中储存氧气的蛋白质	贫血、虚弱、疲劳、呼吸短促	过度累积对肝脏、胰腺、心脏有毒性；糖尿病、肝脏疾病、心律失常；影响锌的吸收	红肉、肝脏、鱼类、贝类、豆类、强化谷物面包、谷物、干杏
锌	是100多种酶的组成成分；有助于消化和新陈代谢；性成熟的必要条件	伤口愈合缓慢、食欲缺乏、儿童发育迟缓和性发育不良	恶心、呕吐、腹痛、胃出血	牛肉、肝脏、牡蛎、酸奶、强化谷物、小麦胚芽
硒	与维生素E相互作用，以防止脂肪和机体化学物质的分解	心肌异常、贫血	恶心、腹痛、腹泻，头发和指甲损伤，疲劳，易怒	家禽、海鲜、蛋黄、全麦面包和谷类食品、蘑菇、洋葱、大蒜

续表

矿物质	作用	不足的表现	过量的表现	来源
铜	多种酶的组成部分，包括制造身体色素的一种酶；促进铁的吸收；制造红细胞、结缔组织、神经纤维的所需成分	婴儿缺乏铜可导致贫血，致使骨骼、神经组织、肺、皮肤和头发颜色的异常发育	肝脏疾病、呕吐、腹泻	坚果、干豌豆、大豆、大麦、李子、动物内脏、龙虾
碘	维持甲状腺功能的基本物质	甲状腺肿、婴儿发育迟缓和智力低下（呆小症）	干扰甲状腺功能、甲状腺肿	碘化盐、海鲜、在富含碘的土壤中生长的蔬菜
氟	促进牙齿和骨骼强壮，特别是儿童；增强机体对钙的吸收	蛀牙	氟斑牙	含氟水、用含氟水烹制的食物、茶
锰	健康的肌腱和骨骼结构所需的物质；参与新陈代谢的几种酶的组成成分	未见	神经损伤	茶、咖啡、麸皮、干豌豆和豆类、坚果
钼	新陈代谢必需酶的组成部分；有助于调节铁储存	未见	痛风样关节疼痛	干豌豆和豆类、深绿色绿叶蔬菜、内脏、全麦面包和谷类食品
铬	和胰岛素一起作用于葡萄糖代谢	与糖尿病症状相似	食物中的铬未见毒副作用；金属铬盐是有毒的	全麦面包和谷类食品、啤酒酵母、花生
硫	头发、指甲及几种氨基酸的组成部分	未见	食物中的硫未见毒副作用；硫盐是有毒的	小麦胚芽、干豌豆和豆类、牛肉、蛤类、花生
钾	与钠配合以调节体液平衡；促进神经冲动的传导，维持肌肉功能；新陈代谢所必需的物质	肌无力、心律失常、易怒	恶心、腹泻；心律失常可能导致心脏骤停	香蕉、柑橘类水果、干果、深黄色的蔬菜、马铃薯、豆类、牛奶、麸质谷类

续表

矿物质	作用	不足的表现	过量的表现	来源
钠	辅助维持体液平衡	少见，但钠的流失会导致肌肉痉挛、虚弱、头痛	高血压、肾脏疾病、心力衰竭	盐、加工食品、牛奶、某些地方的水
氯	帮助维持体液的酸碱平衡；胃液中盐酸的组成成分	罕见，但会使酸碱平衡和体液平衡失调	酸碱平衡紊乱	和钠的来源相同

家长关心的营养问题 ╱

1. 我的孩子是不是必须每天都吃到各种类型的食物？

膳食指导仅仅是指导而已，不是处方，没有必要每天都那么精确地吃到各种食物。当然，各种食物可以在 1~2 周的时间内平均分配，以保证各种营养素和热量的健康摄入。

2. 份量看起来很小，他们真的指望一个饥饿的少年能靠半杯熟意大利面活着吗？

份量只是为了便于参照和使用而制定的标准。显然，一个食欲正常的人一餐吃的远远多于半杯熟意大利面，并且一餐应当包含一种或几种食物的几份。儿童进食的份量应当根据其年龄、食欲和活动量而定（也可参见表 8-3）。

3. 考虑到脂肪、纤维和肥胖问题，我应该让我的孩子长期保持低脂肪、低热量、高纤维的饮食吗？

你应当对那些推荐孩子只能进食低热量、高纤维膳食的建议持怀疑态度。每天尽可能选择多元化的食物才能保证营养均衡。儿童的生长和活动都需要热量，适量的脂肪对健康有益。尽管纤维素对人体有益，但摄入过多不仅会造成产气增多和其他消化道问题，并且会阻碍其他营养素的吸收。

第 9 章

反流、恶心、呕吐、腹泻和便秘

人们认为便秘意味着没有每天按时排便。多数家长认为他们的孩子如果没有每天排便的话就会生病。其实不然。有些儿童（还有成人）一天排便数次，而有些人要间隔2~3 天或更长时间才排便一次，但大便的性状是正常的。只有当大便干燥、排便费力或引起疼痛时才是便秘。

许多婴儿在出生后几个月内会出现少量反流的现象。只有少数的反流现象是疾病或者食物过敏造成的。相比较而言，呕吐则是因为腹肌强力收缩而吐出大量的奶液，并且使宝宝出现不舒服及哭闹的表现。

盖尔·莱尔德在她的孩子欧文刚出生时惊慌失措，最初欧文每次吃奶后都会出现反流。接到盖尔的紧急电话，她们的儿科医生使其焦虑的情绪得到平复。欧文并没有出现呕吐，他只是有些溢奶。无论是白天还是夜间，欧文吃奶后表现得很满足，睡得很安稳，并且真正溢出的奶量很少。儿科医生确定欧文一切正常，但提醒盖尔如果欧文少量溢奶和反酸情况加重，变成大量呕吐且情绪烦躁不安或者有其他症状，需要再咨询儿科医生。

随着婴儿胃肠道的发育成熟，反流现象会逐渐好转，通常在婴儿长到可以独立坐起的月龄后，这些症状可以消失。

胃食管反流

反流有些时候和胃食管反流性疾病（通常简称为 GERD）相关，GERD 是一种食管胃动力性疾病。宝宝胃部充满食物或者体位突然发生变化时，特别是在刚吃饱奶的时候，胃内容物即食物和胃酸混合物压迫胃部顶端的瓣膜即食管下括约肌的部位，这部分环状肌通常情况下处于舒张状态，可以使食物通过食管进入胃部，然后再收缩以防止食物倒流回去。当其发育未成熟或舒张和收缩的时间不恰当时，胃内容物会倒流回食管内。婴儿时期，胃食管反流很少引起不适症状，并且通常这些现象在上消化道发育成熟后缓解消失。反流的确是一个难解决的问题，但并不严重。

如果用奶瓶喂养的宝宝反流非常频繁，儿科医生会建议在奶中加入少量婴儿麦片使奶液变得浓稠一些。但是**如果没有医生的指导，不要自行在奶瓶中添加固体食物**。除非在严格监督下，因为这种方式不仅会使宝宝摄入不必要的能量，而且会妨碍辅食添加过程中向固体食物的过渡。注意不要过度喂养宝宝。如果采用少量多次的喂养方式，需要保证宝宝全天的摄入量是充足的，以保证宝宝正常的生长发育。在喂奶后的 1 个小时内要保证宝宝在婴儿车和婴儿背带中保持身体直立。

在极少数情况下，极其严重的胃食管反流会引起呕血、便血、喘息、喉头水肿症状，或出现体重不增长。严重的呕吐也可能是由其他疾病造成的。患有严重反流的宝宝可能会表现为拒绝吃奶或吃奶后情绪烦躁不安。大一点儿的孩子会说腹痛，或描述自己有何不舒服，如胃烧灼感、呕吐或者反酸。一旦孩子出现类似的症状，就需要就医进行评估和观察。

大一点儿的孩子如果有反流现象，应该避免进食油炸和油腻食物，因为脂肪会减缓胃排空的速度，加重反流。薄荷、咖啡因（可乐或其他软饮料的原料），以及某些治疗哮喘的药物会使食管下括约肌舒张并且使胃内容物反流到食管内。一些专家认为进食以番茄为基础的食物也会有同样的效果。对于会引起反流和胃烧灼感的食物，应该停止进食该食物1~2周后再尝试，如果同样的症状再出现，就应避食该食物一段时间。

恶心

　　每个婴儿出生后都有喷出反射，当有东西触碰婴儿的舌头时，婴儿就会反射性地把舌头向前推。只要有强烈的喷出反射，宝宝就不能用舌头将食物从口腔前部送到口腔后部再吞咽下去。这是一种保护性的反应，可以防止潜在的有害物质，包括婴儿还不能咀嚼并吞咽的食物。当婴儿出生4个月后喷出反射逐渐消失（相比较而言，咽反射在人的一生中会持续存在，以防止呼吸道阻塞）。**喷出反射通常在宝宝的体重长到相当于出生时体重2倍的时候逐渐消失，**并且这个时候无论是母乳还是配方粉都已经不能满足宝宝的营养需求了。当你的宝宝自己开始吸吮手指、啃咬玩具和其他物品时，他也会逐渐接受固体食物。婴儿在反复吸吮手指的时候可能会引起恶心甚至呕吐现象，这并不罕见。如果父母对此刚开始表现出很担忧的样子，会鼓励婴儿的这种行为。最终宝宝会逐渐接受有物体在口中，并掌握吞咽的方法。这是学习吃饭这一复杂过程中的一部分。甚至在早期喷出反射消失后，当宝宝口中填满过多食物，不喜欢食物的味道和质地，对进食有压力的时候，仍会不时出现恶心。

吞咽空气和打嗝

　　当宝宝狼吞虎咽地吃母乳或者配方奶时会吞下大量空气，宝宝可能会出现吐奶和频繁打嗝的现象。**当宝宝刚开始有饥饿表现的时候就开始喂奶，会减少宝宝吃奶时吞咽空气（也叫做吞气症）的量，而不是在宝宝因为过度饥饿而烦躁大哭时喂奶，**并且在她吃奶时倾斜一定角度抱宝宝以防止其吞咽过多的空气。
　　吞咽空气和打嗝的情况会持续于整个婴儿时期。幼儿及较大的孩子在大声哭闹和鼻塞的时候，如果用嘴呼吸也会将空气吞咽下去，所以孩子有感冒症状的时候需要帮助她勤清理鼻腔分泌物。
　　学龄期的儿童和青少年在进食和嚼口香糖的时候会吞咽大量的空气。碳酸饮料也会造成大量积气。如果孩子受胀气困扰，应鼓励孩子细嚼慢咽并避免喝碳酸饮料。对于那些故意吞下空气，用吵闹的打嗝声以引起注意的孩子来说，最好的治疗方法就是让他们懂得这种行为是不被接受的。应避免过度关注以免强化这种行为，得不到回应，他们就会停止这种行为。

食物含在口中不吞咽

把食物送到孩子的嘴里是一回事，但说服她吞下去可能是另一回事。幼儿及学龄前儿童对食物的味道和口感是极度敏感的。另外，4 岁前的儿童很难通过有效的咀嚼将食物嚼碎，因此需要将食物处理成他们能接受的质地。对于不常吃的食物或者形状偏大的食物，孩子可能不愿意吞咽，甚至可能会有被食物噎住的风险。特别是在嘴中已经嚼了一会儿的肉类，会变得很干且呈粗糙的糊状，就更容易导致恶心症状。

也许这就是幼儿为什么偶尔会把食物存在口腔颊部，反复咀嚼却不吞咽的缘故。一些时候，孩子也会因为家长强迫进食而把食物存在口中而不吞咽，孩子只是顺从家长把食物吃进去，但把它存在嘴里不吞咽来向家长表示反抗。食物可能存在口腔颊部数小时，然后在不容易被察觉的地方吐出来。孩子把食物含在嘴中不吞咽这种行为虽然不被社会认同，但这样做并不会影响健康，除非食物过大有造成孩子窒息的风险。然而**口中含着食物打盹或入睡并不安全，因为睡着后食物可能会掉落，造成窒息**。如果不能劝服孩子让他自己把食物吐出来，那么可以用手指将其口中的食物抠出来。如果孩子紧闭牙关，你可以用和孩子一起在镜子前做鬼脸的方法，使他自己张口。或给孩子喝些水，帮助他把口中剩余的食物咽下去。

食物含在口中不吞咽的情况并不会频繁出现，最终都会度过这一阶段。你也可以采取以下几种办法帮助孩子渡过这一阶段：

✓ 按照孩子喜欢咀嚼和吞咽的食物的状态去准备食物；

✓ 如果孩子不喜欢吞咽某些特殊的食物，你可以提供更多的选择。

例如，如果肉块大小容易卡住孩子，那么就要把肉做得软嫩一些以利于孩子咀嚼。将肉搅碎并和蔬菜混合，做成意大利面酱和墨西哥辣肉酱的形式，比起干燥的肉片和烤肉饼的形式更容易被孩子接受。无论如何，畜肉在饮食中不是必需的，因为你的孩子能从其他肉类和蛋白质类的食物中获取同样重要的营养素，如鱼、鸡蛋、干豆和豆类，包括花生酱（提供给 4 岁以下孩子的花生酱应该是极其光滑细腻的）。

如果孩子长大后仍然喜欢把食物存在嘴中不吞咽，可能与情绪压力有关，你需要找儿科医生进行评估，并由儿科医生推荐解决办法。

反刍

在一些较少见的情况下，宝宝会反复出现恶心、张口呕吐，并且反复咀嚼反流回的食物，这样的情况反复出现会影响孩子的生长。这种失调叫反刍，大多出现在 3~14 个月，尽管大一点儿的孩子也可能会出现这样的问题。反刍更常见于男孩。反刍时常和某些疾病相关，比如胃食管反流性疾病、情绪因素和其他影响发育的因素。如果孩子有反刍现象则需要咨询儿科医生。

呕吐

如果孩子没有严重的不适，也没有胃痛、耳痛、头晕、腹泻或发热等症状，只是单纯的呕吐就不需要太担心。大多数儿科医生会认为体温超过 38℃ 为发热的表现。如果孩子 2 个月大或 2 个月以下，肛表温度达到或者超过 38℃，就需要立即咨询儿科医生。如果孩子大于 1 岁，能够正常进食流食、睡眠正常、正常玩耍，那么先不要急着找儿科医生。然而，如果孩子在 1 个小时内持续呕吐，跌倒或头部外伤后出现呕吐，或者伴有其他症状，或者有呕血及呕吐绿色胆汁样物，需要立即咨询儿科医生。如果你的孩子不到 1 岁，出现剧烈呕吐时也需要立刻咨询儿科医生。这时不要给孩子吃任何东西也不要喝水，除非儿科医生说可以。如果你的孩子非常渴，可以让他吸吮碎冰或冰冻果汁，使嘴唇湿润。

如果你的孩子起初只是偶尔恶心、呕吐，后来加重为每次进食后大量剧烈的呕吐，或者呕吐已经影响其体重增长，需要立即咨询儿科医生。在婴儿时期，这些症状可能和幽门狭窄有关，狭窄的部位位于胃和小肠之间，也可能是其他需要立即治疗的疾病。

饮水预防呕吐造成的脱水

对于呕吐的孩子，主要风险就是失水、脱水，特别是如果发热会造成出汗过多，腹泻也会造成体液丢失。当孩子反复严重呕吐时，会同时丢失钠、钾、氯。这些矿物质对神经冲动的传递和肌肉收缩起着重要的作用，而且能维持体液平衡。

尽管少吃一两顿饭对健康的孩子来说不会产生危害，但是对于生病的孩子来说持续饮水以满足日常需求是很重要的，也可额外补偿流失的体液，预防脱水。婴儿和幼儿特别容易出现脱水现象，因为他们有效储备水分的能力比大孩子和成人要差。此外，小体型意味着丢失很少的水分就有可能出现脱水现象。

如果你的孩子不喜欢喝水，可以让他频繁小口地喝，或者吸吮碎冰。最开始的一小时喂1盎司（约30毫升）的水，然后每小时喂2盎司（约60毫升）的水，直到孩子能够正常饮水。

你的儿科医生会建议经济简单易行的办法给婴幼儿补液，比如给予口服补液盐补充钠和钾。口服补液盐可以采用液体及棒棒冰的形式，这样更吸引孩子，孩子也更容易接受，这样可以逐渐补充体液。大点儿的孩子可以选择运动饮料，不过需要谨慎，虽然运动饮料可以补充盐分但糖分含量过高，可能会加重腹泻。如果孩子不接受普通的饮用水，可以将果汁用水或苏打水，按1∶1稀释后饮用。如果孩子状态很差、精神萎靡而不能饮水，或者有脱水加重的表现，如口唇干燥、泪少、排尿间隔时间长，需要立即就诊，立即咨询儿科医生。

孩子剧烈哭闹也会引起呕吐，尤其是在大发脾气的时候。这种大发脾气的现象在18个月到4岁之间尤其常见，因为这一时期孩子的独立意识在增强，而这种独立的观点可能会与父母和看护者的反对意见相冲突。大多数情况下，原因确定并解决后呕吐就会消失。一般情况下，幼儿获得新的技能和进入学龄前期就不再乱发脾气（如果孩子超过4岁仍然频繁地难以控制情绪，你就需要咨询儿科医生，让医生帮助评估并给予指导意见）。

强烈的咳嗽或者后鼻道滴漏，都可能引起呕吐或者干呕。当孩子感冒时，多饮水是必要的，这样可以稀释分泌物、清理黏液。当呼吸道症状减轻，由于咳嗽或者后鼻道滴漏造成的呕吐就会减少。

晕动症

患有晕动症的孩子乘车、坐船、乘电梯的时候经常会出现恶心、呕吐。令人难以抗拒的恶心、呕吐和头痛是由于孩子看到的和他通过内耳平衡机制感受到的不同所造成的。如果你计划带孩子坐车、坐船、坐飞机出行，或者路上比较颠簸，可以鼓励孩子在出发前吃一些小食品，如饼干（如果饥饿或者吃得过饱更容易使他恶心、呕吐）。无论是坐车还是坐船，选择一个视野开阔的位置给孩子，特别是靠前的位置，如果注意力集中关注远方则能够减轻恶心的程度。

一些晕动症患者觉得嚼点姜糖可以缓解恶心症状，但是对于孩子来讲姜糖太辣了。非处方药物可以缓解这一问题，尽管它们也会导致嗜睡。你的儿科医生会告诉你怎么应用这些预防晕动症的药物。

生活中的一些重要的变化，如刚开始上学、家庭变故都会造成情绪压力，导致频繁呕吐。因为压力而呕吐的孩子，可能会在他以后身处压力情境的时候继续出现呕吐。你的儿科医生会给孩子一些行为指导建议，帮助孩子应对这样的挑战。通常不需要改变日常饮食，因为孩子在他自己想要吃东西的时候就会恢复正常饮食。

一部分孩子有不规律的周期性呕吐，没有任何预兆，每次大约持续 24 小时。在发作的时候，孩子会感觉不舒服、乏力，但会很快完全恢复健康状态，而没有任何不适，一直到这样的情况再次出现。这种周期性呕吐通常首次出现于 2~4 岁时，随孩子年龄的增长其发作频率会减少并逐渐消失。这被认为与偏头痛有关，如果频繁的话，可能需要治疗。偏头痛也会引起呕吐和腹痛，如果孩子规律地出现呕吐，无论是否伴随头痛或其他症状，都应该由儿科医生评估可能的触发因素，比如食物过敏，并根据情况判断是否需要治疗。

预防中毒

把中毒时需要联系的紧急电话，储存在你的手机和家中紧急联系人的名单中。

✔ 幼儿或者学龄前儿童呕吐可能是吃了或者喝了有毒的东西。你可以根据以下情况判断是否为中毒：一种刺激性的气味、无法解释的衣服上的污迹、嘴巴周围的烧伤或污迹，或者是一个被打开的已经空了的装有毒物的容器，立即拨打中毒救助紧急电话。

美国每年有约 100 万的 6 岁以下儿童会出现中毒事件，家用清洁用品、个人护理用品和非处方药是造成中毒的主要原因。健康的学龄前儿童好动，好奇心大，甚至会去品尝一些难闻的东西。更糟糕的是，许多腐蚀性的东西，如下水道清洁剂，是没有味道的，可能会造成毁灭性的伤害。孩子通常会大口地先吞咽下去一部分，产生烧灼感之后才会停止。对于成人，维生素片、铁剂或其他矿物质营养补充剂、阿司匹林通常是非常安全的，但对于孩子可能会造成危及生命的风险。

✔ 把药品放在药箱内锁起来或者放到孩子拿不到的地方，不要把牙膏、香皂或者沐浴用品放在同一个储物柜内。如果你有一个随身的手提袋，让可能有毒的东西远离你的手提袋，并且让孩子远离其他人的手提袋。

✔ 将药物放在专用容器中，并使用防止儿童开启的瓶盖。每个瓶子都有独立的瓶盖，一般儿童很难打开，但并不意味着不能打开，只是打开瓶盖很困难，时刻保持警惕和警觉是非常重要的。

✔ 不要当着孩子的面服药，他们会试图去模仿你的行为，不要跟孩子说药是糖果。

✓　把危险的物品储存在一个储物箱里，然后锁起来，放在孩子拿不到的地方。不要把清洁剂和其他清洁用品放在厨房或者洗手池内，除非把它们放进储物箱并保证每次关箱子的时候都锁上。

永远不要把有毒的东西放在曾经装过食物的容器里，特别是空的饮料瓶、易拉罐和杯子。

放过酒的杯子不用后要立即清洗干净，把酒放在柜子里并加锁。

止吐药

通常情况下呕吐儿童没有必要服用药物（称作止吐药），因为呕吐一般由短暂的、自限性胃肠道病毒感染，或者食物中毒引起。然而，如果孩子拒绝饮水，并可能出现脱水，可以咨询儿科医生。

儿童在患某些疾病的时候可能会出现严重的呕吐，如糖尿病、肿瘤治疗期间，或者麻醉术后，这时儿科医生可能会开具止吐药或其他药物。

青春期女孩不明原因呕吐

如果青春期女孩恶心、头晕及呕吐现象持续数日，她可能是怀孕了，或是害怕自己怀孕了，父母可能并不知道他们的女儿可能会有性行为而导致怀孕。这时应当立即和你们的女儿平静交谈，并咨询儿科医生。

儿童腹泻

腹泻在童年时期是非常常见的、反复出现的问题。儿童时期，腹泻通常是轻微肠道感染的表现。这可能是由于消化道黏膜被病毒或细菌感染所致，但细菌感染很少见。除了稀便，还时常伴随恶心、呕吐及腹部痉挛的症状。在儿童看护中心，感染性腹泻的爆发很容易发生，尤其是在那些不能自己如厕的儿童的看护中心。

虽然胃肠道感冒不会有生命危险，但儿童出现急性腹泻很容易出现体液和盐分的快速丢失，特别是伴随呕吐症状的时候。那些小于2岁的孩子，更容易因为腹泻而出现这种风险，他们比大孩子及成人更容易出现脱水。患有慢性疾病的儿童抗感染能力很弱，也很难补偿流失的体液和营养。

儿科医生会建议给孩子喝电解质饮料，以弥补因腹泻而失去的液体和电解质（钠、钾、氯）。药店和一些超市里通常能买到配制好的口服补液盐。不要用家用食盐。婴儿不要饮用诸如果汁、运动饮料和苏打水这种无色素饮料来补充因呕吐或腹泻而导致的体液流失。

腹泻后暂时性乳糖不耐受

乳糖是奶中的一种糖，感染性腹泻可能会造成机体暂时性消化乳糖的能力减弱。在肠道功能恢复前，孩子的肠道不能产生足够的乳糖酶来消化奶中的乳糖。喝奶后会出现典型的乳糖不耐受的表现，包括肠胀气、腹泻、腹部痉挛及产气增多。在大多数健康儿童中，急性胃肠炎不会造成乳糖不耐受。

如果孩子需要喝奶或者吃牛奶布丁，应该在 1~2 周内选择低乳糖的奶、陈年奶酪，比如切达干酪和帕尔马干酪，以及酸奶，这些通常是较易消化的，因为乳糖在制造过程中被分解。乳糖不耐受及生病不影响继续母乳喂养。

如果乳糖不耐受症状是由于应用抗生素导致的，需要咨询儿科医生，他们可能会更改处方或者推荐其他治疗方法。

当孩子食欲恢复时，可以逐渐恢复正常饮食。研究表明，恢复正常饮食的孩子比只吃流食的孩子，体重和腹泻症状都要恢复得快。对于香蕉、大米、苹果、吐司面包（BRAT）这样的腹泻期间的推荐饮食，一旦腹泻缓解就不再必要了。儿科医生认为，这样的饮食可能会使病程延长。然而，BRAT 这种饮食组合在日常饮食中是无害的，特别是香蕉和熟苹果具有结合作用，其他富含可溶性纤维果胶的水果具有同样的作用。燕麦麸是可溶性纤维素另一种很好的来源。含有大量不溶性纤维素的食物，如麦麸，可促进肠道排空并加速排便。在排便功能恢复之前要避免这些饮食。在此期间无需停止母乳喂养。

幼儿腹泻

艾莎的妈妈带着她 16 个月大的女儿来咨询医生。"艾莎的腹泻非常严重，每天排便 5~6 次，大便水分多，"她的妈妈补充道："不止这些，她什么食物都不吸收，从她的大便里我能看到蔬菜和食物的碎片，我非常担心她营养不良。"

儿科医生快速地回顾了一下孩子的病历，发现孩子的生长发育很正常，她非常活跃、非常喜欢交流、喜欢探索新事物、吃饭很好，是一个正常的蹒跚学步期孩子的表现。然而，在儿科医生的诊室内，当艾莎要求"我想喝果汁！"时，妈妈从包里拿出一瓶苹果汁，全部倒给了她。

"医生，她只喝这个，她每天都离不开果汁。"

对于这个孩子，大量饮用果汁可能就是导致她大便稀的原因。对于幼儿每天可能会有数次的稀便，粪便中会混有大量未消化的食物颗粒和水分。家长们通常比较担心这种现象是由于孩子肠道出了问题造成的，或者会影响其营养吸收。这种非典型的腹泻在幼儿当中非常普遍，而且并不影响孩子的活动、健康状况及体重增长。幼儿最终都会从这一阶段逐渐好转。一个比较常见的原因是，他们都喝了过多的果汁。幼儿喜欢喝甜的果汁，父母也愿意给他们喝，父母认为果汁比较有营养。

实际上，喝果汁也有许多缺点。首先，果汁含有大量的糖分，并且其中含有的果糖和山梨糖醇会导致稀便。苹果汁、桃汁、葡萄汁、樱桃汁及李子汁等含有大量的山梨糖醇。山梨糖醇不能被消化，通常被用于制作低甜度的无糖的糖果和口香糖。如果孩子频繁咀嚼含有山梨糖醇的无糖口香糖，会出现腹胀、腹泻、排气增多的现象，这种情况并不少见。第二，喝果汁很容易出现饱腹感，这样在吃饭的时间就很难有胃口进食那些有营养的食物。第三，果汁并不是一个重要的营养来源。当然柑橘类的果汁是维生素 C 很好的来源，但是对于 1~6 岁的孩子，果汁的饮用量每天不要超过 120~180 毫升。如果无节制地让幼儿自由地喝果汁，这些果汁中的糖会危害孩子的牙齿。如果想给孩子果汁，可以在加餐或某一顿饭中给一小杯。对于幼儿，如果他很渴，喝水比喝甜的果汁更解渴。**让孩子养成爱喝水的习惯，有利于他们今后避免不必要的热量摄入。**

非处方药

对于 2 岁及 2 岁以下的孩子，并不推荐应用非处方止泻药，对于大一点的孩子只有在医生的指导下才能应用止泻药。这些药物会使水分及盐分滞留在肠道内，造成腹泻缓解的假象。事实上，这样不利于观察脱水现象，并且导致更严重的水、盐平衡失调。

轮状病毒：一种造成冬季腹泻的常见原因

在美国，轮状病毒感染占所有儿童胃肠炎病例的 20%，是儿童因脱水而住院的最常见的原因。其造成的影响比较严重——每年有接近 100 名的儿童死于轮状病毒感染。与流感病毒和其他导致感冒的病毒一样，轮状病毒在冬季和春季，即 10 月至第二年的 5 月为高发季节，当然感染也可以发生在全年的各个季节。现在可以给 2~8 个月的婴儿接种轮状病毒疫苗，预防感染。轮状病毒疫苗对预防轮状病毒感染，以及减少由于严重脱水而导致入院的发生，效果还是非常显著的。此外，日常良好的卫生习惯是预防感染的最好办法。家长和其他看护孩子的人，不仅需要把自己的手洗干净，而且需要教会孩子在进食前和便后清洗双手，来控制这种疾病和其他疾病的传播。

细菌性腹泻（例如，沙门菌、志贺菌）对于各个年龄阶段的孩子都可能发生，特别是上学的孩子，或者群体照看的孩子。

如果孩子小于 3 个月，有发热和腹泻症状，特别是大便中含有黏液和血，要立即咨询儿科医生。

如果孩子大于 3 个月，腹泻和轻微发热的症状超过 1 天，要注意尿量是不是和平时一样，用温度计测量体温，并咨询儿科医生。

如果大一点的孩子腹泻超过 48 小时、呕吐超过 12 小时、持续发热、出现脱水、精神萎靡，或者有其他症状，如头痛及便血，需要咨询儿科医生。

对于细菌性腹泻的孩子，生病期间的饮食推荐与病毒性胃肠炎相同（参照"腹泻"）。婴儿可以继续母乳喂养或配方奶喂养，你的儿科医生会根据情况给孩子是否需要额外补水的建议。大一点的孩子需要补充大量的水分来保证机体对水的需求。饮用含糖高的饮料，如未稀释的果汁和运动饮料，会加重腹泻。果汁需要和水按 1：1 稀释。在孩子感觉好一些后，要尽快逐渐恢复正常饮食。如果一喝牛奶症状就反复，可以将牛奶换成低乳糖或者无乳糖牛奶 2 周左右。奶酪和酸奶通常都比较容易消化（参照"腹泻后暂时性乳糖不耐受"）。

大肠杆菌 O157：H7 和食物污染

严重的食物中毒与大肠杆菌 O157：H7 有关。这种微生物是大肠杆菌的一个毒株，通常情况下存在于人类和动物的消化道内，帮助防止有害细菌侵入机体并引起疾病。菌株 O157：H7 产生的毒素会导致严重的血样便，并可能导致致命性的肾衰竭（溶血尿毒综合征）。

最常见的病菌的来源是叶类蔬菜，以及快餐连锁店提供的夹在蔬菜中未熟透的牛肉。大肠杆菌 O157：H7 可以在烤牛肉、生牛奶（未经高温消毒的）、被污染的水源，以及被牛粪肥料污染的蔬菜中存在。被牛粪肥料污染的苹果未清洗干净，酿酒后未经高温消毒，人们喝了这样的苹果酒就会生病。这种细菌在人和人之间会通过食物交叉感染（其他一些食源性寄生虫造成了新的健康问题，参照第 13 章"食品安全"）。虽然大肠杆菌 O157 ： H7 能在冷冻食品中存活并在低温下繁殖，但经充分煮熟后可以被消灭。

为了减少家庭中食源性疾病的风险，遵从以下安全规则。

✓　在超市里袋装的肉食和其他食品分开摆放。不要让肉汁和其他食物混在一起。肉类和家禽遵循安全处理标签。肉类要储存在冰箱 4.5℃或速冻的环境中。

✓　熟食和生肉要用不同的切菜板。

✓　用热肥皂水清洗砧板，再用 1 份漂白剂溶于 10 份的水中将其消毒。

✓　接触生肉的餐具和刀要清洗并消毒。接触了生肉的手要立即清洗干净。

✓　制作汉堡包时，要加工到肉彻底变色，血水消失。牛肉馅加工到内部温度达 71℃就很容易成熟了。为了保证安全，再加工剩余的牛肉馅到 74℃。

✓　块大点的牛肉中心部位的温度很难估计是否达到 60℃。可以使用肉类测温计，来判断肉是否已经成熟。

✓　清洗水果、蔬菜。

✓　不要让你的孩子品尝生鸡蛋加工的生面粉和生面团，可以使用蛋黄酱，不要把生鸡蛋放入未成熟的甜品中（例如，用搅打蛋白制成的冷冻调和蛋白）。

肠道疾病

杰弗里，7 岁，被反复发作的胃痛所困扰，使得他不能正常上学。他没有其他的伴随症状，如呕吐、发热、头痛。不过他的胃痛得很厉害，甚至有时疼痛感会加倍。在他 5 岁的时候，他的父母经历了痛苦而复杂的离婚，但他们都很关心杰弗里的健康。他们一起找到了儿科医生。

儿科医生发现，他的父母仅拟定了一个短暂的休战协议。当医生问到孩子疼痛通常都在什么时候出现时，杰弗里的妈妈解释道："第一次出现疼痛发生于他爸爸把新的女朋友介绍给杰弗里的时候——"杰弗里的爸爸打断说："那次你的情绪失控，让杰弗里下车是他第一次出现疼痛的时候。你总是在儿子面前说脏话而且侮辱我。"

杰弗里的身体检查都是正常的，但孩子看起来非常紧张而且沮丧。儿科医生告诉他的父母，杰弗里的胃部没有任何疾病。然而，他心理和情绪上倍受伤害，这种情感的伤害是造成杰弗里疼痛的原因。他把杰弗里的父母介绍给一个家庭顾问来帮助杰弗里，并安排了

1 个月后与杰弗里见面。

肠易激综合征

学龄期开始后，许多孩子都可能出现肠易激综合征（IBS）或者肠痉挛。典型症状表现为不规律、交替周期性的便秘和腹泻并伴随疼痛或者痉挛、胀气、排气。虽然白天的时候孩子觉得很不舒服，但是这种症状并不会影响孩子的夜间睡眠。肠易激综合征的诱发因素不固定，然而焦虑和压力过大都是常见的诱发因素，例如学校考试或家庭变故。有一些病例可能与食物敏感有关，但过敏不是造成肠易激综合征的因素。这种情况通常会出现在家庭之中，其他至少一位家庭成员也会出现肠易激综合征。

肠易激综合征并不是严重的疾病，它也不会导致其他严重的后果。虽然症状会让人觉得不舒服，但是它们不会伴随体重下降、发热及任何的实验室检查异常。孩子在其他方面都很健康。然而，由于所有的症状都可能与潜在的严重疾病相关，所以对于患有复发性肠道疾病的儿童应该由儿科医生来评估。患有肠易激综合征的儿童需要进食丰富的可溶性纤维素。燕麦麸、蔬菜、水果这些含有丰富胶质的食物是很好的纤维素来源。你的儿科医生会在行为管理上给予一些建议以减轻孩子的压力，偶尔也会帮助开具一些缓解压力的处方药物。

炎性肠病

炎性肠病（IBD）是一类包括回肠炎（克罗恩病）和溃疡性结肠炎的疾病。无论具体的诊断是什么，但其症状都包括严重的腹泻、黏液血便、腹痛、体重下降、周期性发热、口腔溃疡，以及关节痛。如果在儿童时期开始发病，IBD 会影响其生长发育和性成熟。事实上，很多孩子在炎性肠病症状出现之前就已经出现生长发育落后的现象。找专科医生进行专科检查和会诊进行确诊是非常必要的，因为这是一种终身性疾病，并且需要针对性的详细的治疗。

肠激惹伴随腹泻，会影响营养吸收，导致营养不良的发生。除了常见的营养不良外，患有炎性肠病的年轻人还会因其受到特殊问题的困扰，而这些问题是由肠道的炎症部位决定的。患有炎性肠病的孩子需要比普通的孩子摄入更多的能量以弥补由于生病而丢失的能量。但不幸的是，这些生病的孩子大多食欲不好，也因为担心症状加重而不敢进食，所以这些患炎性肠病的孩子通常都会有生长落后的表现。

免疫系统被认为会影响炎性肠病的发展。没有发现哪种特别的食物会加重症状。因此，除非孩子不喜欢某一种食物或症状加重，否则没有必要限制饮食。要咨询儿科医生意见以进行必要的饮食调整。

吸收障碍

一些原因可能会影响小肠的营养吸收，这种吸收障碍可能涉及一种或几种营养成分，而诊断取决于缺乏的营养类型和数量。无论诊断是什么，症状都大致相似，如过敏、腹泻、体重下降、胀气及排气增多。排便量通常较多且有恶臭味。因为脂肪含量很高，所以大便通常会漂浮在水面上。

较少的严重吸收障碍综合征，如乳糖不耐受，可以通过减少或消除一种特定的营养素或找到替代品来治疗。一些患有严重疾病的孩子容易发生营养吸收不良，因为他们不单纯是因为吸收的基本营养不够，而且他们通常都食欲不佳，并且会消耗比摄取到的更多的能量。如果怀疑孩子有吸收障碍，需要立即就诊儿科医生，他们会进行化验检查来确定病因。根据具体的疾病，可能会请专科医生会诊，儿科营养师也会辅助制订饮食计划。

乳糖不耐受

原发性乳糖不耐受症可能是最广为人知的一种吸收障碍。通过基因遗传，它在非洲人、亚洲人、印第安人后裔当中最为普遍，在北欧人的后裔当中比较少见。乳糖酶是用于消化牛奶中一种叫做乳糖的酶，当孩子 3~4 岁时机体逐渐停止产生乳糖酶，乳糖不耐受症状就有可能出现。其典型症状即肠绞痛、排气增多及腹泻常伴随食用奶制品而出现。除非是在患有比较严重的胃肠疾病后，否则乳糖不耐受很少出现在小孩子身上。当发作时就会出现易激惹、胀气及腹泻症状。其次，乳糖不耐受症，正如已经讨论过的，可以发生在任何年龄阶段，通常会在急性、严重的消化系统疾病后出现，如病毒性肠胃炎，或与慢性消化系统疾病有关。但是对于健康的孩子，感染后的乳糖不耐受现象并不常见。

家长和孩子要学会阅读食品标签，用于辨别该食品是否包含牛奶或者其他不耐受食物。然而，有很多孩子，只要将少量奶制品及牛奶作为饮食的一部分，他们就可以消化吸收。母乳喂养的婴儿通常都能保持乳糖耐受状态。儿童吃成长奶酪和酸奶通常都不会出现乳糖不耐受现象，因为在其生产过程中乳糖已经被分解。这样的孩子可以饮用无乳糖的牛奶，也可以在牛奶和奶制品中加入乳糖酶以帮助消化乳糖。然而，仍然有不能吃牛奶及奶制品的极少数情况，因此就要选择其他替代食物以保证钙的摄入，例如钙强化的橙汁、罐装的带骨头的鱼（比如沙丁鱼、鲑鱼、鲱鱼、鲭鱼）、豆腐、西蓝花，以及其他高钙食物。儿科医生也可能给你推荐钙补充剂。在任何情况下，如果孩子有乳糖不耐受的情况，就应当考虑改变孩子的配方粉及调整日常饮食了。关于饮食方面的指导可以咨询儿科医生。

谷蛋白肠病（乳糜泻）

患有谷蛋白肠病（乳糜泻）的人不能耐受醇溶蛋白，醇溶蛋白是谷蛋白的组成部分，很多谷物中都含有该蛋白。乳糜泻症状，通常出现在第一次给孩子添加谷物的时候，包括大麦、小麦、黑麦、荞麦或小米。患病孩子烦躁不安，身长、体重增长不佳，甚至出现体重下降。他们通常会有慢性腹泻，也可能出现便秘；还可能出现呕吐、大便偏白或有恶臭味。

这种食物不耐受现象越来越常见，影响了 1/300~1/80 的孩子，但很难确诊。症状可能在婴儿时期就已经出现，并且有家族遗传倾向，这些情况在欧洲人和中东人的后裔中更常见。治疗乳糜泻的唯一方法就是终身限制饮食，避免进食谷类、意大利面、面包和用含谷蛋白的谷物烘焙的食品。同时，患这种疾病的孩子需要避免食用加工食品，例如罐装汤、用谷物增稠的炖汤。甚至少量的谷蛋白就会导致孩子出现症状。

儿科医生会给你提供饮食建议，并由营养师给予营养指导。现在食品店及烘焙店都能找到不含谷蛋白的食品（面包、意大利面），这有利于建立健康的饮食计划，很多产品的包装上都标注有"不含谷蛋白"的说明。同时，由于乳糜泻症状有时与其他一些疾病的症状有相似之处，医生可能会建议诊断性测试，比如抽血化验来寻找高水平的特异性抗体（免疫系统中的特殊蛋白），或者做组织活检，通过一根细管（内窥镜）从小肠取一点组织样本。因为乳糜泻是一种严重的疾病并且可以持续终身，因此确诊是非常必要的。因为这种情况往往有家庭聚集性，患有乳糜泻的孩子其家庭成员可能也需要接受检查，特别是如果有不明原因的医学问题。

先天性巨结肠

如果你的孩子很少排便、大便干结、明显腹胀，儿科医生会进行检查以确定是否是宿便引起腹胀而直肠是空的。这些症状可能提示孩子患有先天性巨结肠，这是一种比较少见的由于肠道缺乏促进肠蠕动的神经节细胞导致的便秘。先天性巨结肠需要手术治疗。不及时治疗，会导致危及生命的合并症，对于早期就出现便秘的婴儿一定要引起注意，及早咨询儿科医生。

如何帮助便秘的孩子顺畅排便

在学龄期的孩子中，大便秘结现象非常普遍，这是因为孩子反复忽视便意，导致该区域的神经感觉逐渐变弱，直肠肌和结肠无法完全收缩。然后大便会堆积，大便的体积会膨大、干结，在排便的过程中会出现疼痛感。这种情况反过来会使孩子更不愿意排便。最终可能排出少量水分偏多的稀便，弄脏或污染内裤或床单。很多时候孩子并没有意识到这是自己在排便，家长也很容易误认为这种大便失禁的现象就是腹泻。只有当儿科医生查体的时候，才会真正发现问题。

不要自行在家中给孩子灌肠或应用泻药解决便秘。无论是什么原因造成的，都建议找儿科医生寻求解决办法，因为这种现象有可能会变成慢性问题。治疗的目的是：建立规律的排便习惯；认识到哪种感觉是便意并排便；让孩子了解只有在没有找到合适的排便场所的时候需要短暂地抑制排便；把家庭的注意力从孩子的肠道问题上转移出来；需要合理饮食并补充充足的水分，保证大便松软。

治疗初期可以给予一些药物帮助孩子排便，通过排便使肠道收缩到正常大小。然后，孩子继续服用每日剂量的药物来缓解排便。儿科医生要密切关注孩子的饮食，以确保她摄入大量的液体，以及以蔬菜、水果、全麦谷物和面包的形式摄入大量纤维。治疗可能需要很长时间，并需要全家参与。本病复发并不少见，但如果给予适当的重视，问题通常会得到解决。

饮食失调者的肠道功能

有暴食症（食欲过盛）的青少年频繁地滥用泻药去导泻和清除体内多余的热量。相比之下，便秘被公认为是神经性厌食的并发症。除了这种营养和体积严重不足的饮食，厌食的青少年其肠道肌肉功能会减弱，并且新陈代谢减慢，这两者都会直接导致饥饿。另外，有这种饮食失调问题的青少年通常由于担心会变得水肿而喝水很少。积存在肠道内的大便的重量可能会使判断治疗是否有所进展变得困难。最后，治疗厌食症的药物可能会使便秘更加恶化。

治疗青少年厌食症的专科医生通常通过包括足够的纤维素和液体的饮食来治

疗便秘。同时，他们还建议适当运动，必要时使用大便软化剂或其他药物来改善症状。

囊性纤维化

囊性纤维化（CF）是一种遗传性疾病，它可以影响全身各器官的功能，尤其是肺、胰腺、肝脏和肠道这些分泌黏液的腺体。黏液阻塞了胰腺管道并且阻碍了酶的释放，而这些恰恰是消化食物所必不可少的。这些患有囊性纤维化的年轻人尽管吃的量很多，但是他们常常会因为营养不能被吸收而出现营养不良。患有囊性纤维化的儿童大便颜色苍白、量多且含有很多脂肪。

囊性纤维化的严重程度差别很大。一个患病儿童的饮食必须被单独制定并且受到监督以补偿特殊营养素的丢失，同时确保孩子摄入了足够的热量。多数患有囊性纤维化的儿童需要补充消化酶来抵消胰腺损害造成的影响。患有囊性纤维化的儿童在出汗时会丢失过多的钠和氯化物，因此当他们处于炎热的天气中、发热状态或者在其他能引起大量出汗的情况下需要额外补充盐分（天气炎热时，非囊性纤维化孩子不需要补充盐分，仅仅补充水就可以了）。含硒的补充剂，曾经被认为对囊性纤维化有神奇的治疗效果，至今尚未发现其对此病有任何帮助。

便秘

儿科医生经常被询问关于便秘的问题。人们认为便秘意味着没有每天按时排便。多数家长认为他们的孩子如果没有每天排便的话就会生病。其实不然。有些儿童（还有成人）一天要排便数次，而有些人要间隔 2~3 天或更长时间才排便一次，但大便的性状是正常的。只有当大便干燥、排便费力或引起疼痛时才是便秘。当饮食中缺乏纤维素和液体，或者当孩子感染病毒性疾病期间活动减少、摄入的液体也较少时便秘才可能发生。

对于母乳喂养的婴儿来说，每 2~3 天排一次便或是间隔更长时间是非常常见的。这是因为婴儿消化母乳非常彻底，没有产生很多的残渣。相反，有些宝宝可能一天排几次便，无论是人乳、配方粉或者混合喂养，这也是正常的。只要你的宝宝体重增加并且大便是软的，排便就是正常的。母乳喂养的婴儿的大便是半流体的和有一些颗粒的，配方粉喂养的婴儿的大便比花生酱软一些。如果你的宝宝大便又硬又干，就像弹球一样，或水样的并且充满黏液，或颜色发白如黏土样，就需要看儿科医生了。

不要使用泻药或者灌肠

除非你的儿科医生开了处方，否则不要给孩子使用泻药或者灌肠的方法来治疗便秘。使用不当，可能会扰乱肠道功能并且加重便秘问题。

偶尔，婴儿便秘是由于 4~6 月龄时固体食物的添加引起的，或者当孩子 1 岁后饮食中添加牛奶后引起的。如果你的孩子处于 4~12 月龄，有必要对便秘进行治疗，儿科医生会跟你讨论这件事并提供建议。常用的方法是给宝宝少量稀释的苹果汁或者西梅汁，或者几小勺西梅果泥。将大米更换为燕麦，以增加可溶性纤维素的摄入来解决便秘问题。软化食物，例如将杏做成果酱，也可以帮助缓解便秘。除此之外，少量（1/4~1/3 杯）的西梅汁或梨汁也可起到轻泻的作用。一些使大便变稠的食物，如香蕉和苹果酱，在便秘问题解决前应当减少摄入或避免食入。

我们可以从素食者那里学到很多。因为他们的饮食中含有大量的纤维素，因此很少便秘。为了保证孩子规律排便，应确保他们的正餐和零食中都含有富含纤维素的食物，比如水果、蔬菜、全麦面包和全麦谷物。营养专家推荐，一般情况下每人每日的纤维素摄入量应约等于年龄加 5（单位：克）[因此，对于一个 7 岁的孩子，每天的纤维素摄入量为 7+5=12（克）；安全范围是年龄 +10（克 / 天）]，最多 35 克 / 天。燕麦麸和爆米花是纤维素很好的来源，并且很多孩子喜欢吃。2 个西梅或者一小杯西梅汁就可以刺激肠道功能。西梅中含有叫做吲哚醌的天然泻剂，还含有大量的可溶性纤维素和山梨糖醇——天然产生的、不能被吸收的糖醇，两者均有导泻的作用。苹果汁和梨汁也是山梨糖醇很好的来源；然而，烹饪过的苹果，如苹果酱，可能会导致便秘，常常被用来解决相反的问题——腹泻。大量的水能帮助膳食纤维发挥它的作用。关于推荐的液体摄入，可咨询你的儿科医生。同时，规律的日常活动也可以促进规律的肠道功能。

近年来另一种治疗便秘的方法得到了大家的关注。一种被称为聚乙二醇的物质（PEG 3350）被认为对于小至仅几月龄的便秘患儿是安全有效的。这种物质不是泻剂但却可以将水分吸收入肠道。它一般以粉剂的形式出售，无味，几乎可以被混合到任何的食物中（例如饮料、布丁、谷物）。服用的剂量需要根据孩子的体重来计算，并且在开始使用前你应当咨询一下儿科医生。

像腹泻一样的便秘

在一次计划已久的家庭假期开始的几天前，卡萝尔·拉森急迫地向她儿子的儿科医生打电话求助。"我们计划下周末乘飞机出行，但是布伦丹腹泻了，"她告诉医生，"如果我带他去您的办公室看看，您能给他一些帮助来渡过这个难关吗？"

当这个儿科医生为 5 岁的布伦丹检查后，他发现孩子并没有腹泻的迹象，而在内裤上看到一些排泄物。这个发现使医生开始向布伦丹和他的妈妈询问孩子日常排便习惯问题。

结果证明，布伦丹之前排便非常不规律并且对如厕有些恐惧。他经常会憋着不大便，偶尔憋不住的时候，他就要求用尿片。他的妈妈可以听到他在哭并且拉紧了卫生间的门。最终，布伦丹从卫生间出来并把沾有稀便的尿片给他的妈妈，这样的情况总是在反复出现。

儿科医生向卡萝尔解释了布伦丹并没有腹泻。相反，他的孩子有很严重的便秘以致他抵触排便。稀便在压力下漏了出来，其实结肠中有大量的粪便，所以出现了类似腹泻的结果，并且在男孩子中更普遍。

医生大致讲述了治疗计划来帮助布伦丹克服便秘和如厕困难的问题。第一步，清除宿便。灌肠剂足以清除宿便，这样布伦丹和其家庭出行计划可以按计划施行，并且在假期当中他排便的量也会少。当他们回来后，再开始规律使用大便软化剂并改变如厕习惯来彻底解决这个问题。然而，解决这些需要几周时间。

家长经常提出的一些消化问题 ╱

1. 我婆婆说我的宝宝吃得不够，因为他吐得太多。她说如果我往宝宝的奶瓶中加一些谷物，他就不会吐了。

吐奶是非常常见的并且很少干扰营养吸收。如果你的宝宝吐奶的频率过高，你的儿科医生会建议在他的配方奶中添加非常少量的米粉来增加奶液的稠度。如果儿科医生并没有建议你这样做的话，千万不要在宝宝的奶液中自行添加任何固体物。通过少量多次喂养也可以改善这个状况。

2. 我 8 岁的孩子胀气严重，当我们外出时他总是大声打嗝让我感到很尴尬。

学龄期的儿童和青少年在吃东西和嚼口香糖的时候会吞下大量的空气，喝碳酸饮料也会导致大量气体积聚。如果孩子有胀气问题的话，要多鼓励孩子在吃饭时细嚼慢咽，并且尽可能不喝碳酸饮料。如果他大声打嗝是为了引起关注，要让他知道这种行为是不受欢迎的，但是不要对这种行为作出太大反应。

3. 我的宝贝（幼儿）总是把食物含在口中，这样做对健康有害吗？

把食物含在口中一般对健康是无害的，除非食物块儿太大会引起窒息。但是，如果含着东西小憩或者去睡觉都是不安全的。如果你不能说服孩子将食物吐出来，可用手指将食物拿出来，并且给他一些水来漱漱口。

4. 我的女儿惧怕长途乘车旅行，因为那会让她的胃不舒服。我从药房给她准备了一些药，但是服药会让她感觉困倦。

鼓励你的孩子在启程前吃一点咸饼干或者小零食。保证她的座位有清晰的视野，可以看到外面；很多人在持续盯着看一个地方的时候会感觉有些恶心。避免做那些需要她低着头的活动，比如玩视频游戏或阅读。你的儿科医生会对使用预防药物给一些建议的。

5. 当我的孩子腹泻时应当给他持续吃多久的软烂食物？

只要孩子感觉想吃就可以恢复小量的正常饮食。比起只吃软烂食物，常规饮食可以使大便更快地恢复正常。但母乳喂养应当继续。

6. 肠易激综合征会导致严重疾病吗，比如癌症？

肠易激综合征不会导致更严重的疾病。然而，因为所有肠易激综合征的症状可能与潜在的严重疾病相关，一个有复发性肠病的孩子应该由儿科医生来评估以排除其他疾病。

第 10 章

进食障碍

进食障碍，会通过一些持续的行为模式表达出来，这些行为与心理因素有关，会导致严重的健康问题甚至威胁生命。

在儿童和青少年中，奇怪的进食行为和仪式很常见。在大多数情况下，它们随着时间的推移逐渐消失，对健康没有影响。进食障碍会通过一些持续的行为模式表达出来，这些行为与心理因素有关，会导致严重的健康问题甚至威胁生命。

16岁的时候，凯瑟琳带着一份优秀的学校报告回家。凯瑟琳社交生活活跃，并且是一位勤奋的芭蕾舞学生。她的父母为她的成就感到骄傲。

基于对食物的了解，凯瑟琳有时会为一些特殊的时刻准备精致的菜肴。然而，她通常太忙了而不能和家人一起进餐，而且经常拒绝和家人一起进餐。

当她和家人一起吃饭的时候，她只吃很少一部分，并把它们切成小块，从来没有吃完过一盘。于是家庭聚餐开始变成一场激烈的争斗，母亲催促她多吃饭，而父亲则试图在他们中间做调解。

芭蕾舞老师提醒父母，凯瑟琳存在行为异常，不仅仅是青少年固执这么简单。母亲带她去看儿科医生。凯瑟琳已经6个多月没来月经，而且她为了掩盖体重的明显下降，把自己包裹在超大的衬衫和运动裤里。儿科医生告诉他们，凯瑟琳患有神经性厌食症，这是一种严重的疾病，需要由专业的医疗团队来治疗。他介绍凯瑟琳去专门的诊所就诊，可以提供营养、医疗和心理支持。

儿科医生提醒家长，神经性厌食症的治疗很难，通常需要很长时间的治疗，并且很容易复发，但是这是一个非常严重的生理和心理问题，如果没有得到有效的治疗会很危险。

什么样的人会发生进食障碍

在美国，多达1000万名女性和100万名男性终身与进食障碍做斗争，比如厌食症或者贪食症。数以百万计的人与狂食症作斗争。真实的数字很难知道，因为很多人设法隐藏了他们的饮食问题，甚至对他们最亲近的人。现在饮食障碍现象在每种经济和社会层面都在增加，曾经这一现象被认为只存在于中高收入家庭。

进食障碍最常发生在14~17岁的女孩身上，但青春期男孩和年幼的孩子也会发生。总的来说，女孩发生进食障碍的数量多于男孩，比例约为10∶1。这种问题的原因很复杂，外界的影响是其中一个原因，比如杂志、电影和电视宣传中所推崇的"以瘦为美"。大多数年轻人都能正确接收这类信息，但是那些患有进食障碍的人容易受到影响，并且不能正确处理媒体信息。年轻人很少能意识到可以通过修图来使模特或者女演员显得很完美，他们渴望变成他们所看到的完美形象。但是，除了外界环境的影响外，更复杂、深层次的心理问题和遗传倾向也会导致进食障碍，包括不自信。

进食障碍的危险因素

✓ 有进食障碍或肥胖的家族史；

✓ 在一级直系亲属中有情感障碍或嗜酒者；

✓ 芭蕾舞演员、体操运动员、模特等需要保持体型完美的人；

✓ 人格特质（如完美主义者）；

✓ 父母的饮食行为和体重；

✓ 身体或性虐待；

✓ 不自信；

✓ 对体型不满意；

✓ 有过度节食的历史，经常不吃饭、强迫运动。

来 源：Rome ES,Ammerman S,Rosen DS,et al.Children and adolescents with eating disorders：the state ofe the art.Pediatrics.2003;111:e98-e108.

进食障碍可以发生在任何年龄。14 岁以下儿童的进食障碍是在儿童期开始发病的，有些女性在 20 多岁、30 多岁，甚至更大时还存在进食障碍。还有的人在青春期结束后的很长时间里，发展为不正常的抗压性的饮食和运动行为异常。这种对于饮食和身材过度关心的人，往往是从事需要完美体型的职业，比如时装模特、舞蹈家等表演者，体操运动员等。

18 岁的杰姬身材高挑，是田径场上一颗冉冉升起的新星，一个严格的训练计划使她有了完美的肌肉，同时可以想吃多少吃多少。一位模特经纪公司星探在一次田径比赛中选中了她，并邀请她参加该公司的试镜。

杰姬一直为自己的完美身材自豪，但是当经纪公司的工作人员评价她的身材后，让她感到困惑、生气和绝望。工作人员告诉她，她必须停止跑步以减少肌肉，进食极低热量的饮食，让她已经很苗条的身材再减轻 7 千克。

在和父母谈完之后，杰姬放弃了模特事业，她乘坐下一趟航班回家，并开始申请大学，继续她擅长的运动专业。

许多年轻女性被模特职业的财富和魅力所吸引，眼光并不像杰姬那样敏锐。模特或摄影模特所追求的是上镜后完美的形象（和正常女性的身材完全不同），有些人会模仿模特的生活习惯以达到同样的瘦身效果，但其中有些行为是对健康有害的，会导致进食障碍的发生。舞蹈演员和一些运动员也面临同样的压力，比如体操运动员、长跑运动员、花样游泳运动员、花样滑冰运动员和摔跤运动员等。

美不仅仅指的是外表美

帮助你的孩子正确地认识和接受自己。鼓励他们去发现和发展给他们带来快乐的天赋和活动，无论大小。教会他们不仅仅因为外表崇拜某人，更多地注重内在美。

青少年运动员的风险因素

高中和大学的运动员特别容易出现进食障碍。例如，一些教练会鼓励摔跤选手用他们的体重标准来进行力量训练，但是参加低体重级别（指在他们的体重级别之下）的比赛。摔跤选手可能被迫在比赛前的几天内减重数磅。青春期的运动员经常被迫接受激烈和不平衡的减肥方法（例如，几天内只吃香蕉或橙子）。过去曾经有几名大学摔跤运动员不幸去世，原因就是不正确的减肥方法，包括不进食食物和水，同时穿着特殊的衣服来增加出汗等，这些做法都非常不安全。

美国大学运动医学委员会和一些州公布了体重控制指南，监管高中和大学摔跤运动员的体重(www.acsm.org)。教练有责任鼓励健康饮食和科学锻炼。家长如果怀疑自己的孩子有危险或受虐待的训练行为，应及时停止孩子的训练，并积极向学校或大学的委员会反映情况。

常见进食障碍的危险信号

青少年关注时尚饮食，尤其是青春期女孩。比如高蛋白、极低碳水化合物饮食，青少年使用时需要医疗监管。这类饮食已经存在几十年，名字也经常翻新，不能长期使用这种极端的饮食。无论是医生的医嘱还是病人自己的选择，政府对于这方面的监管力度很弱，严重影响健康甚至危及生命。含麻黄类的非处方减肥药品的出现引发了严重的健康危害。在 2004 年，含有麻黄或人工合成麻黄素的减肥药品与多例人员死亡有关，因此被美国食品药品监督管理局禁用。一些人使用氟苯丙胺－盐酸芬特明减肥药出现了致命的心脏并发症。20 世纪 90 年代，进食障碍患者滥用吐根也造成了心脏永久性的损害。

常见的进食障碍有神经性厌食症、自我饥饿和神经性贪食症，贪食后通过诱导呕吐或滥用轻泻药来控制体重的增加。另外一个不"正式"但常见的进食障碍是贪食－饥饿综合征，狼吞虎咽和狂吐交替进行。不管何种行为表现和何种诊断，患有进食障碍的人对食物、体重和体型都有特定的成见，有很不稳定或不恰当的食物摄入量，也很难调节由于饮食波动而引起的情绪波动，他们通常伴有焦虑、抑郁和强迫性的想法和表现。随着时间的推移，有的人还会出现滥用药物问题。

月经初潮早于同龄人的女孩会更关注体型，并且在一定程度上具有较高的进食障碍风险。有进食障碍和强迫症家族史的孩子也更容易受到伤害。

厌食症的危险信号

如果在以下问题中你的答案中有几个"是"，那么和孩子、儿科医生谈谈。

- ✓ 你的孩子不和家庭成员共同进餐，而是自己准备食物吗？
- ✓ 她遵循自己的饮食习惯吗？
- ✓ 有特定的食物类别或营养成分被排除在外吗？
- ✓ 无热量或低热量的食物和饮料是日常摄入的主要部分吗？
- ✓ 她突然、痴迷地选择"健康"素食吗？
- ✓ 她是否备有减肥药？
- ✓ 她是否过度关注体重增加或减少？
- ✓ 你有没有发现她备有泻药？
- ✓ 她把食物藏在房间里了吗？
- ✓ 她吃完东西后去洗手间吗？在洗手间的时候她在冲马桶、冲水或者打开淋浴吗？
- ✓ 家里水管不断地、莫名其妙地堵塞了吗？
- ✓ 她的手指关节有不同寻常的刮痕或割伤吗？
- ✓ 她的脸颊或头面部淋巴结肿胀，或眼白处有出血吗？
- ✓ 她在短时间内减掉了很多体重吗？
- ✓ 她看起来憔悴吗？
- ✓ 她会头晕或很容易疲劳吗？
- ✓ 她经常头痛、反酸烧心或便秘吗？
- ✓ 她月经停止了吗？
- ✓ 她在玩食物而并不是吃东西吗？
- ✓ 她的脸上、手臂和背部都出现软软的绒毛吗？
- ✓ 能清楚地看到她背部和锁骨的骨骼吗？背部有瘀青吗？

✓ 她穿着宽松、笨重的衣服吗？

✓ 她是否有固定几个小时的锻炼时间不能被打断或改变？

✓ 朋友或家人是否感觉她情绪变得萎靡？或看起来有些奇怪，和平时不一样？

神经性厌食症

在美国有 0.5%~1% 的女性会受到神经性厌食症的影响。除了明显的体重减轻外，厌食症的影响还包括停经、机体新陈代谢减慢，以及饥饿患者其他生理和心理上的变化。体温下降，皮肤摸上去有些凉。血液循环的改变引起手脚发紫，而面部和皮肤颜色发黄，因为肝脏代谢维生素 A 和相关复合物发生改变，这些复合物来源于黄色和橙色的食物。尽管摄入的热量极少，但是神经性厌食症的患者往往精力充沛。他们会在进食后连续锻炼几个小时，目的是燃烧这些食物所产生的热量。神经性厌食症患者中的许多人有睡眠困难。大多数人伴随很严重的便秘，因为机体的新陈代谢减慢，摄取的食物、液体和纤维素不足以维持正常的肠道蠕动。厌食症患者需要检查身体时，有些患者会大量饮水，或想办法在衣服下藏金属物体，试图掩盖体重的减轻。

如果不经过治疗，厌食症患者会出现严重营养不良，极个别的患者会因心律失常而致的严重心脏病或饥饿的其他效应而死亡，发生率约为 5%。

像许多患有神经性厌食症的女孩一样，凯瑟琳是一个成功者。和许多人一样，凯瑟琳全神贯注地做饮食计划、烹饪、和别人分享食物，分析食物中所含的热量、脂肪和营养成分。她唯一没有做的是吃正常的食物量。她只是进食很少量的食物，并且在进食后进行运动来消耗热量，作为对自己进食的惩罚。

凯瑟琳坚持认为，自己在某种程度上仍然胖，还不够瘦。另外，她意识到自己看起来不正常，因为她煞费苦心地隐藏在厚重衣服下逐渐增加的衰弱。但这也有一些优势，使她在运动排汗减轻体重时看清楚了自己。

如果你怀疑或发现孩子有禁食现象，积极寻求帮助。你有可能判断错误或者是过度担心，但是也有可能你是对的，这样就可以及早诊断和治疗，改善预后。厌食症会威及生命，其中一个表现就是患者无法客观认识到自己的问题和问题的严重性。厌食症会妨碍患者对自己健康的理性判断。其中一个最有效的治疗途径是让父母来负责孩子的饮食，专业团队可以给父母提供教育、治疗方法的支持。病情比较严重的可能会被要求住院治疗。然而，门诊行为管理普遍被认为是在患者健康和营养状况稳定后最好的治疗方法，因为门诊行为管理是在多学科团队的帮助下进行营养复原和重建健康饮食习惯。其他精神方面的问题需要鉴定，并且应该由有经验的精神健康专家来评估和治疗。

进行神经性厌食症治疗的患者通常会经历三个心理阶段。第一阶段：厌食症患者的焦点只在不正常的进食状态上。第二阶段：患者饮食摄入量增多，同时态度也有所转变，厌食症患者变得有敌意和闷闷不乐。第三阶段：进食量越来越多，情绪更愉快，也更配合治疗。第二阶段到第三阶段的成功转变，表明经过长期的调理有很大的机会康复，也就是说，有希望维持正常的饮食量和合适的体重。在这一阶段，身体和心理慢慢恢复正常。大约 1/3 的厌食症患者存在长期问题，包括进食态度和对自身体重的正确认识。孩子发生厌食症的年龄越小，康复的机会也越小，越早干预预后越好。这种疾病的治疗需要较长时间，但大多数人都会痊愈。

当父母患有进食障碍时

成年人，尤其是女性，对进食障碍没有抵抗力。当母亲患有或者曾经有过进食障碍时，他们会传递给孩子一些自相矛盾的信息，通常是关于体型和所吃食物的信息。比如，在孩子什么能吃或者什么不能吃的问题上，他们没有一个固定的家庭准则，时而宽松时而严苛。这种前后不一致的要求，导致孩子重复询问家长同样的问题，因为他们没有确定的答案。如果妈妈很严苛，会禁止孩子进食某种水果，往往导致孩子对这种水果更渴望。厌食症父母的孩子也会携带厌食症的易感基因，因此更难应对父母的异常行为。

神经性贪食

14 岁的斯泰茜已经是节食战争的老手了。她的母亲非常注重形象，计算饮食热量、提供商业饮食、寄希望于"神奇"的饮食补充和配方。在她母亲面前，斯泰茜严格地摄入计算过热量的饮食，进食沙拉时也从不使用沙拉酱等佐料。她的体重一直保持不变，说实话，斯泰茜并不胖，她只是继承了她父亲家族的健壮身材。

然而没人知道的是，斯泰茜每周至少有一两次的暴食。她用零用钱购买 3~4 盒冰激凌，或几盒巧克力曲奇饼，一整个带有香肠和奶酪的比萨，派对大小的薯片和奶酪点心，3~4 瓶苏打水，或者是超市中的冷冻芝士蛋糕。偶尔没钱时，她会偷糖果。这些事情可能会同时发生，取决于她紧张和不安的程度。和她暴食后的羞愧感相比，暴食前的压力和紧张不值一提，但她也找到了解决问题的方法。暴饮暴食之后，斯泰茜会把手指伸进喉咙，把吃进去的食物都抠出来。她为此感到难过，因为她的胃和喉咙都会疼痛。有一次母亲问她浴室里到底发生了什么事情，她回答说："只是月经期。"为了不被发现，暴食后她总是小心翼翼地扔掉食物的包装袋。

斯泰茜对自己的暴饮暴食和暴食后的行为感到羞愧，但她告诉自己，她没有增加热量的摄入。毕竟，在身体吸收热量之前她把食物吐出来了。

当斯泰茜快要进入大学时，她想和那些更受欢迎的女孩一样苗条，为此她认为更应该努力控制饮食。每天晚饭后，斯泰茜都会偷偷地把食物吐出来。她知道她只需要一定的食物量，因此她每天晚餐后都呕吐出多余的食物，而早餐时间匆忙、午餐在学校都很难操作。

牙医检查发现牙齿上的牙釉质被腐蚀时，立即打电话给斯泰茜的母亲。"我想你应该和斯泰茜谈谈，并且联系你的儿科医生。她的牙齿看起来被酸性物质腐蚀得很严重，这类问题通常发生在有进食障碍的年轻人身上。因为经常呕吐，胃酸会腐蚀牙齿。另一个迹象是指关节或手背上的划痕，这是因为当手指抠喉咙时，会被牙齿咬伤。"

儿科医生给斯泰茜做完检查后，建议由专业的诊所团队管理斯泰茜的进食障碍。

对一些患有贪食症的人来说，呕吐除了可以减少体内摄入的热量，也是释放紧张情绪的方式。呕吐被错误地认为是一种能控制体重的方法，许多人在没有暴食的情况下也会进行呕吐。有些人能很好地隐藏他们的暴食行为，很多年不被发现，因为他们的外在特点不突出，与酒精和其他药物使用者不同，他们通常有比较好的和稳定的人际关系。

进食障碍的危险状况

如果你的孩子有进食障碍，并出现快速或不规则心律、胸痛或晕倒，或者如果她的体重继续下降，打电话联系儿科医生并应立即得到治疗，因为她很可能存在危及生命的合并症。

贪食症也很难诊断，因为患有贪食症或混合进食障碍的人，体重通常正常甚至是超重一点。与厌食症女孩不一样的是，患有贪食症的女孩通常不会发生停经，因为她们的体重和体脂很少低于临界水平，但她们也会有月经周期不规律及其他生殖健康问题。他们会有情绪波动、颈部和面部的腺体肿胀、胃痛、喉咙痛。反复呕吐，胃酸会腐蚀损伤食管黏膜，并且酸性物质会腐蚀牙釉质。慢性胃灼热和牙齿问题也是长期暴食的后果。在严重情况下，患者可能会出现食管出血，造成钾和其他电解质的丢失，进一步导致心律失常的发生。

一旦呕吐被确立为一种应对方法，贪食症患者就很不愿意接受帮助。如果你怀疑孩子有贪食症，找儿科医生谈谈，他会建议你去进食障碍门诊就诊，或者推荐一位有经验的治疗青少年的心理治疗师。药物治疗对减少暴食和暴食呕吐的行为可能也有效。

狂食症

暴饮暴食者反复大量进食，并失去控制，有时进食量相当于几天所摄入的热量。暴食后通常会有内疚和羞耻的感觉。然而，与狂食症患者不同的是，狂食者并不会自我诱发呕吐或使用泻药，因此他们通常（但并不总是）超重。估计每 100 名青少年和成年人中约有 2 人是暴食者。他们除了体重增加以外，很少有其他外在的表现，但是，肥胖会让他们有患病的风险，包括高血压、血胆固醇水平升高、胆囊疾病、睡眠呼吸暂停、疲劳、慢性头痛、哮喘、糖尿病和其他心理问题等。

与贪食症一样，狂食症也很难诊断，一般是在咨询超重问题的时候提起的，在询问的时候要注意获得患者信任，不要去评判患者。

有时父母发现食物莫名其妙地从厨房消失时，会怀疑年轻人可能存在狂食症问题。当你担心孩子的体重或进食状况时，立即联系儿科医生。

康复

进食障碍的团队治疗包括心理治疗、医疗干预和营养咨询。神经性厌食症的治疗通常有 2 个阶段。在恢复阶段，医学问题得到治疗，食物被重新引入正常生活直至体重正常。进食障碍患者康复后，重点要放在维持正常的饮食状态以防止复发上。

因为很多患有厌食症的患者都不喜欢吃东西，而且一次也不能进食很多东西，可以通过在一天内以零食和间餐的方式来分散获取热量。有的厌食症康复者，总感觉吃得太饱而不能吃完分配给他们的食物，总的来说，一个健康的目标体重是高于外表看上去比较舒服的体重的。因此，持续的体重增加是一场艰苦的战斗。但复发很常见。

治疗贪食症和狂食症，要引导年轻人饥饿后吃东西，而不是在孤独或无聊之后进食。相对于神经性厌食症，贪食症和狂食症患者的体重通常在正常范围内或高于正常，因此治疗目标不是增加体重。治疗的根本是在维持正常体重的同时学习新的饮食模式。超重的患者必须学会如何正常地进食和运动，以达到和维持健康的体重。

对于饮食障碍患者来说，家庭成员之间会互相影响，父母面对压力时无法有效解压，会让孩子感觉失控，使情况变得更糟。因此，家庭中的成员均应参与到治疗过程中，这样效果最好，对进食障碍患者帮助也更大。

父母对于进食障碍的疑惑 ／

1. 学校护士怀疑女儿患有进食障碍，建议我们带女儿去看医生。但女儿体重正常，而且精力充沛，怎么可能呢？

首先，和护士沟通，有什么迹象让他怀疑孩子有进食障碍。通常朋友和学校员工会注意到孩子的体重减轻，以及饮食和态度的改变。观察到这些变化后，同龄人会感觉很尴尬和不舒服，成年人会知道应该如何解决问题。他们会把他们的担忧告诉学校的护士、教练、辅导员或家长。成年人打电话联系孩子的父母是很常见的，家长要认真对待电话内容，因为打电话的人真正关心孩子的健康。有的进食障碍患者体重正常，甚至超重，往往很难被家庭成员发现，而对于进食障碍早期发现和预防非常重要。接到类似的电话一定要联系儿科医生，并遵循建议进行进一步的咨询和治疗。

2. 挑食的孩子容易发生进食障碍吗？

挑食的孩子会持续挑食的习惯，但他们不一定会发展为进食障碍。焦虑或有强迫行为的孩子比普通孩子更容易发生进食障碍。进食障碍的最常见人群是 14~17 岁的女孩，但是青春期男孩和年幼的孩子也会出现，事实上任何年龄段都会发生进食障碍。

3. 高中摔跤教练告诉我的儿子要在接下来的 4 天里吃得非常少，这样他在接下来的比赛中更有竞争力。这是一种安全的减肥方式吗？

这是一种危险的做法，已经被学校和大学体育当局严令禁止。更多的关于运动医学和运动科学的信息，可查看美国体育学院医学网站（www.acsm.org）。你的儿子要保持均衡的饮食，在训练时需要多喝水，针对教练不负责任的建议，向学校汇报。

第 11 章

如何应对外界
对孩子饮食的影响

对于小孩子，要避免使用食物当作奖励或惩罚的方法，贿赂或威胁并不起效。威胁会强化引诱孩子的东西，如冰激凌或电视。被强迫进食的孩子可能会比可以自主选择吃什么或吃多少的孩子吃得还少。

如果你现在还不知道，相信不久你就会发现，孩子的进食习惯受到除了你的意见之外的很多外界因素的影响。朋友、祖父母、孩子的看护者，当然还包括（但不仅仅是）媒体，会对孩子的进食喜好产生巨大的影响。

7 岁的格雷格要求在他的食物上撒些盐，但他的妈妈拒绝了，并解释道，食物已经调过味了，吃太多的盐对我们的身体不好。格雷格反驳说："爸爸常常在他的食物上撒很多盐，所以他会因此生病吗？"格雷格的爸爸被这个一年级的小孩子的话震惊了，解释说，他的这一做法是由于他长时间的习惯所致，有时甚至还未品尝食物就直接撒盐。现在，格雷格的父母已经不把盐瓶放在桌上了，而格雷格因他的警觉性可能会帮助爸爸保持身体健康而感到高兴。

我们不需要在食物中额外放盐

我们吃的食盐主要是由钠离子和氯离子组成的，这两种化学元素虽然含量小但却是维持身体健康所必需的。而在很多食物中钠和氯都是天然存在的，因此不需要再在加工食品中额外添加盐。按照《美国居民膳食指南》（www.cnpp.usda.gov/DietaryGuidelines.htm）建议，如果饮食均衡，是能够充分满足我们每天所需的钠量。美国人平均每天摄入 1~3 茶匙的食盐，总计 2.3~6.9 克的钠。但实际每天钠的需要量远比它少，一般 4~8 岁的孩子每天需要约 1.2 克的钠，而 9~18 岁的孩子每天需要 1.5 克的钠。相当于每天摄入半茶匙的食盐。

我们习惯性地向食物中添加食盐，或许是因为我们喜欢咸的味道。添加适量的食盐是可以接受的，但如果添加过多的食盐是应该被阻止的，因为孩子的味觉喜好是早期形成的，大量食盐的摄入可能会导致成人期出现高血压。所以培养孩子避免过多摄入食盐的习惯是个不错的主意。一种方法就是拿掉餐桌上的盐瓶，往食物中添加盐或其他调味品前最好先品尝一下。与此同时，要谨记从饮食中获取的钠多数并不是从餐桌或烹饪过程中添加的食盐中得到的。约 80% 的钠来源于加工食物，如面包、汤、咸味零食、快餐、罐头或加工的肉（见表 11-1）。

表 11-1　高钠食物

包装规格	钠含量／毫克
高钠包装食物	
Maruchan 日本蔬菜拉面，1 包	1120

包装规格	钠含量 / 毫克
普罗格雷苏经典番茄汤，1 杯	1110
赛莱斯特比萨（原味芝士），1 份	1090
大号意大利面，1 杯	970
奥斯卡梅尔奢华火腿配瑞士干酪，1 包	930
斯托夫芝士通心面晚餐，1 包	630
高钠餐馆食物	
芝士薯条	4890
豪斯捞面	3460
丹尼炒肉（培根、火腿、香肠、切达奶酪和 2 个炒蛋）	3180
牛肉配西蓝花和米饭	3150
布弗罗辣鸡翅抹蓝纹奶酪和芹菜棒	2460
香肠配意大利面	2440

注：数据来源于公共利益研究中心，www.cspinet.org/salt/hsrestaurant.html 及 www.cspinet.org/salt/hspackaged.html，于 2011 年 6 月 2 日。

父母，孩子健康饮食的典范

作为父母，你对孩子的影响应该是第一位的，也可能是最持久的。许多事情都是这样，包括饮食。你可能还没意识到，但是每次你在进食的时候都在给孩子树立一个榜样。你吃什么、如何吃、在哪吃、什么时间吃及与谁吃都可能会影响到孩子。通过观察，你的孩子开始形成他自己进食的"正确"方式。这种影响会从孩子一出生一直到上学前，甚至到青少年，尽管当你看到时会很难相信。

尽管你对孩子的影响巨大，但你不必成为一个独裁者，而应该采取一些方法来影响孩子。比如储备健康的食材并定期准备吸引人的食物，让你的孩子看到你吃健康的食物。作为父母，你应该把控带回家的食物，你可以成为孩子的一个健康典范。但是你不能也不应该去监视孩子。孩子越大，会越抵触这种监管，他们可能会做你不想让他做的事情。

作为父母要记住，你应该负责准备健康的食物，这一点是很重要的。而你的孩子需要做的是吃这些食物。强迫式喂养永远不是解决问题的办法。孩子的食欲在不同的发育阶段是会变化的，但最终会趋于稳定。知道这种变化，你可能会理解孩子今天为什么胃口不好而过几天又会胃口大开。但如果孩子长期出现食欲差的问题，应咨询你的儿科医生。在大孩子中，特别是女孩，如果长时间出现食欲差的问题可能是进食障碍的一种表现（见第10章"进食障碍"）。

而对于小孩子，要避免使用食物当作奖励或惩罚的方法，贿赂或威胁并不起效。 如果孩子不吃掉她的豆子就威胁拿走她的冰激凌，或者如果她不清洗她的盘子就不允许她看电视，都只会适得其反。这种威胁只会强化引诱孩子的东西，如冰激凌或电视。此外，**被强迫进食的孩子可能会比可以选择吃什么或吃多少的孩子吃得还少。**

对于大孩子，除非他吃的食物确实有害，否则应避免惩罚。因为如果这样做，会把事情弄得更糟。他们的饮食情况并不会这样一直持续下去，可能只出现在这段时期。

生活方式的影响

当父母外出工作，很多大孩子会参加各种户外活动，如运动、跳舞或探索活动时，家庭活动时间就显得尤为珍贵。而且这些家庭时间更多是在一起进餐。所以，应充分利用这一进餐时间，不要让看电视取代了家庭成员间的交流，也不要只是读报纸或者跟其他家庭成员诉苦。家庭时间是宝贵的，要努力利用这一时间一起聊天或倾听而不是争论和对峙。一种和谐的进餐气氛会让你的孩子更愿意谈论她每天发生的事，也会让小孩子更容易品尝和接受新的食物。因此，要尽你所能，创造受人欢迎的进餐气氛，把进餐变成全家人都期盼的令人愉快的事情。

但不幸的是，对于很多家庭来说，家庭进餐时间并不像想象中那样。他们通常都没有时间坐下来享受家庭时光，更谈不上注重营养。而快餐和外卖就成了常规，特别是晚餐。当父母都外出工作，许多青少年可能需要为自己和他们的弟弟妹妹准备食物，而选择快餐对他们来说是个简单的办法。但快餐并不意味着不健康的食物。有很多餐馆提供低脂肪、低热量的较健康的食物。因此，只需做一点准备，你就可以让你的家人在有限的时间内吃上更健康的食物。

如果在工作日不能够实现家庭聚餐，可以试着至少在周末能有一次聚餐时间，例如周日的晚餐，一个预计能让每个家庭成员都可以参加的时间。并尽量在平时有时间时尽可能提供大量健康的食物（表11-2），并以此树立一个典范。

表 11-2　更多健康食物选择

被替代的食物	可选择的食物
芝士平底意大利香肠披萨	薄皮蔬菜比萨点缀些芝士
吉士汉堡配薯条	烤鸡肉三明治配烤土豆
牛肉墨西哥卷饼配酸奶油和芝士	黄豆墨西哥卷饼配生菜、番茄和辣调味酱
麦乐鸡配薯条	鸡肉卷配低脂沙拉

儿童看护者

当黛博拉·杰克逊返回每周 3 天的工作时，她幸运地找到一位善良、热情的像祖母一样关心孩子的看护者，负责看护她的 2 个孩子。孩子们很期待这位看护者的到来。他们喜欢她是因为如果"表现好"就可以被奖励糖果，放学后还可以得到薯条和巧克力饼干作为零食。

但当黛博拉意识到这一问题时，她用像对自己的母亲说话的口气告诉这位看护者："孩子们非常高兴，他们觉得好像又有了一个新的外祖母，我可以安心去工作了。但是我们有我们自己的生活方式。比如我喜欢放学后给孩子们准备胡萝卜或芹菜棒及奶酪，而把饼干留起来做特殊款待用。如果他们表现好，一句表扬的话就足够了，他们不需要糖。如果偶尔款待时吃是可以的，但如果每天都吃，我会担心他们的牙齿。"

黛博拉之后每天会写下当天的安排给看护者，并在最后附上感谢的话。如果看护者并不完全认同黛博拉的说法，她也会自己保留意见，并继续按照黛博拉的意愿去做。

不论你是全职在家或是上班的父母，有些时候你要去处理影响孩子饮食的这些外界因素。这一点无论是对住家的保姆、在街上遇到的一个年轻人或是照顾你孩子的看护者都是可能的。你如何去处理这些影响因素取决于谁来负责喂养孩子。你邻居家十几岁的女儿可能会很容易地接受你告诉她的你的孩子能吃什么不能吃什么。因为如果她不能按照要求去做，她可能就不能获得更多照顾小孩子的工作机会了。

一个住家的阿姨也应该会愿意遵从你关于孩子喂养方面的意愿。但是如果这个阿姨年纪比较大也有自己的孩子，或她关于饮食的文化背景不同，要想让孩子按你的意愿进食可能会有些困难。你和阿姨可能会对吃什么食物是对的这一问题意见不一致，但要坚定地让她知道你希望孩子的食物该如何来准备。你的建议要明确，你的要求越清晰，就越不容易产生分歧。如果你是全职工作的父母，你家的阿姨比你喂养孩子的机会多。因此，要和孩子的看护者有充分的交流沟通以确保孩子获得良好的营养，以及保证自己的心态平衡。

相比之下，家长对孩子在照养中心吃什么掌控得比较少。因此，在选择看护中心时，要看看里面能提供的食物种类和配餐情况。如果你不满意所提供的食物，最好和主任谈谈看能否改变或者是否可以自带午餐和零食。如果你可以给孩子准备食物（一些地方允许，但有些地方不允许），可以准备全谷物的面包、麦片和饼干，瘦肉、鱼或低脂奶酪等提供蛋白质的食物，以及水果和蔬菜。

关于饮食的家庭斗争

你要努力提供各种健康的食物。阅读食品标签，选择质量好的食物，并尝试新的、健康的食材。同时，不要因其他人尖锐的批评就停止这样做。也许你的父亲会抱怨肉吃得不够多，或者你的母亲仍会坚持你 5 岁的孩子需要喝全脂奶粉以保持身体健康。但要记住这些都是好意。但是，孩子的父母是最终的决定者，具体吃什么还是由你来决定。

但如果你的母亲或婆婆提出关于喂养方面的建议，这时可能需要你使用一些特殊的技巧来处理这种情境。毕竟，这些都是在养育和喂养自己孩子的过程中有过很多经验和经历的人。就像她们看到的，她们自己带大的孩子都很好，所以她们不会觉得她们的方法会有什么不对。不要试图告诉她们时代变了或者为什么你提供的食物是更有营养更健康的。如果你这样做肯定会引发争论，势必会影响进餐时的心情。除非提出建议的方式比较巧妙，否则也会伤害她们的感情。比如你说"我们了解蒂姆喜欢自己决定吃多少"，会比说"不要强迫给蒂姆东西吃"更有作用；与其说"不要给辛迪盛那么多"，不如说"如果您每次只给她一两种食物她会吃得更好"。或试着请妈妈或婆婆来帮忙："妈妈，我需要帮忙。您能在我吃晚饭时帮我喂一下宝宝吗？" 或如果你的父亲觉得应该多吃些肉，你可以衡量一下家人脂肪的摄入情况，在父亲来家时准备一顿牛排或烤肉。

那么，该如何应对来自其他家庭成员的意见呢？首先要感谢他们提出建议，然后把不同的建议记下来即可。你们之间可能从没有意见一致过，但你们的目的是一致的，就是做对孩子最好的并看到他们能够健康茁壮地长大。

来自小伙伴的压力

平时晚上，3 岁的斯蒂芬妮会比她的父母吃饭早，因为她的父亲每天要到她快要睡觉时才回到家。斯蒂芬妮的妈妈会认真准备晚餐，但有时会让她自己来选择吃什么。为此，斯蒂芬妮创造了一个自己的个人纪录，她连续 2 个星期每天晚上都要吃意大利面配番茄蔬菜酱（除非在周末她可以和父母一起共进晚餐时）。在第 15 天的时候，当斯蒂芬妮看到妈妈去打开意大利面的盒子时，她生气地尖叫道："我不要再吃意大利面了，我恨那些坏虫子。"

可选择的富有营养的午餐搭配

✓ 没有全麦面包？可以尝试全谷物、高膳食纤维的白面包。

✓ 他们想要牛肉大腊肠？可以尝试低脂的火鸡腊肠。

✓ 现在不喜欢吃苹果了？可以尝试苹果酱或其他不同的水果。

✓ 必须要吃薯片？可以尝试低脂的烘烤小吃或其他牌子的低脂少盐的薯条或蔬菜条代替油腻、咸味的薯片。

斯蒂芬妮的妈妈意识到斯蒂芬妮对意大利面的热爱已经结束。尽管做意大利面很容易，但吃的时间长了会厌烦。当斯芬蒂尼冷静后，她透漏说她在幼儿园一个最好的朋友告诉她一个秘密即配红酱的意大利面是用虫子和血制成的，任何一个心智正常的 3 岁孩子是不会吃它的。

斯蒂芬妮的父母买来各种形状的意大利面团并使用各种不同的酱，最后才使斯蒂芬妮忘记对大虫子的害怕。

作为父母，你应该振作精神来面对各种可能对孩子饮食产生影响的外部因素，这种影响可早于 2 岁半就开始了。因为，这个年龄段的大部分孩子开始说话，与兄弟姐妹、邻居、游戏小组或在幼儿园、看护中心的其他小朋友开始社会交往。可能你的孩子对某种食物长期偏爱达数周甚至数月，但也可能突然不喜欢这种食物了。这可能与这一阶段的孩子口味总变或其他孩子告诉她这一食物很恶心有关。

当你的孩子到了上学的年纪，她关注的焦点会从家转移到其他朋友、老师或外界活动中去。而且这种影响会越来越广泛，你所能做的似乎越来越不重要。

当刚上一年级的孩子决定不再吃全麦面包的三明治，是因为她最好的朋友总是吃白面包的三明治，你开始发现来自同龄人的压力对孩子的影响。其他的孩子会问她的午餐盒里装着什么，并且会告诉她他们对这种食物的看法。您可以使用一些让孩子更容易接受的方法继续给孩子提供更具有营养的食物。

在青春早期或晚期，你孩子的朋友可能还会在吃什么、什么时间吃及怎样吃方面一直对孩子产生影响。就像生活的其他方面，如从着装到说话一样，青少年在食物的选择方面更愿意参考朋友的想法而不单纯是自己的意愿。因为青少年会明确地感知到自己的身体变化，并对此变化感到不舒服，会着魔地关注身材和体型的变化。这一阶段青少年容易出现进食障碍风险，如神经性厌食和贪食症。但是由于我们的社会整体都崇尚瘦，而更多地认为肥胖是有缺陷而不是一种问题，有时很难评价青少年们的想法是否太过分了。女孩多数都关心自己是否苗条，男孩则更关注自己是否健壮。高价产品如蛋白质粉和氨基酸补充品会被宣传为滋补健身之品，但更多的仅仅是提供一些没用的蛋白质而已。

你可能会惊奇地发现你的孩子一顿饭吃的量很少，但也不要因此去监督孩子吃饭。只要你的孩子保持正常精神状态，他肯定会自然地调整好自己的进食量。对于青春期的女孩来说，控制体重已经很有压力，如果再加上家长对她们进食量的监督，可能会造成孩子出现与你期望相反的效果。孩子可能会为了表现而吃得更多，超出他正常的饭量。

随着孩子的逐渐成熟长大，她会从其他渠道知道更多关于食物和营养方面的信息，就会开始形成她自己的看法。她会开始经历不同的进食方式，如素食主义。这时，家长不要消极地看待这一问题，而应该倾听孩子这样做的原因并表示支持。你需要更多地学习关于这一新的进食方式的内容，这样你就可以帮助孩子获得营养更均衡的饮食（可参考第15章"替代饮食和营养补充剂"）。可以让孩子来承担一些购买和准备食物的责任，特别是当孩子新的进食习惯与其他家人不一样时。当然，如果孩子这种新的进食方式看起来并不健康，你的责任就是要告诉孩子这种做法并不合适。如果孩子不愿意接受你关于食品潮流或垃圾饮料的观点，你可以利用一些读物来支持你的观点。全家人一起吃饭时提供健康的食物选择是尤为重要的，因为你对孩子在外面吃什么能够影响的越来越少。如果孩子总是很忙，直到别人都吃完后才会过来吃时，记得要在厨房里放上你知道她会吃的有营养的、容易做的食物和零食（见表11-3）。如果你给孩子在家里打下了良好的基础，不论有什么样的诱惑和吸引，你的孩子都会没问题的。

表 11-3　零食：厨房的储备清单

低脂酸奶	低脂布丁
新鲜的水果	1% 低脂牛奶或脱脂牛奶
高纤维的不含糖的麦片	低脂的干酪
坚果	水果干

续表

低脂微波爆米花	年糕
低脂芝士	全谷物片
花生酱	全麦面包
百吉饼	皮塔饼
低脂的午餐肉、冷盘	低脂蛋黄酱或无脂肪酱
脆饼干	烘烤的土豆片
豆腐	可微波的、低脂的主菜（如玉米卷饼、墨西哥卷、配番茄和蔬菜酱的意大利面）
鹰嘴豆泥、豆酱、茄子酱	辣酱
低脂燕麦卷	配有低脂的事先包装好的蔬菜

减少媒体的影响

不管你是否喜欢，媒体都会对你的生活产生重要影响。史蒂文家原来有一台电视，电视坏了以后，他们就没再去修理它。有一年半的时间，他们没有电视但并未受到影响。但后来娜奥米·史蒂文的妈妈在她原来的房子被售卖而新房还未准备好时在史蒂文家中住了几个月的时间，期间把她的电视也一起搬过来了。

娜奥米说："突然间，我发现每天就我一个人在厨房里准备晚餐。以前，所有人都会帮忙收拾餐桌并准备晚餐。晚餐后，我们会坐在一起并聊天。""自从家里有了电视后，孩子们都跑到房间里争论看什么电视。我很高兴最终妈妈的新房子准备好了，我们又可以恢复到全家人一起交谈的时光了。"

在现代社会，电视、其他形式的媒体如电脑、网络，可能是孩子发育和行为最重要的影响因素了。8~18岁的孩子平均每天使用媒体的时间超过7小时。他们通常会同时使用多种媒介，他们可以一边使用脸书、发短信或打电话，一边看电视。其中，电视与网络是影响孩子进食习惯最主要的媒体形式。孩子可能每天超过4小时的时间在看电视。高中毕业生平均看电视的时间要超过学校上课的时间。这并不奇怪，研究发现使用媒体更多的年轻人身体健康状况会相对欠佳；由于使用这些媒体，剥夺了他们玩耍和其他体育活动的时间。很多情况下，电视对家庭的进食习惯及家人饭桌前的交流都产生了微妙和破坏性的影响。

严格限制看电视、看电脑和打游戏的时间。如果你的孩子着迷于电子游戏，可以鼓励他玩一些比较积极的正面的游戏，限制暴力游戏。同时，和孩子一起参加户外活动，让家里人都活动起来。对于小孩子，可安排玩耍聚会，这样除了坐在那看电视或电脑外还有其他事情可做。大点的孩子，可以鼓励他们参加一些课外活动，比如网球、橄榄球、足球、体操、排球、游泳、轮滑、跳舞等。如果可能，可以把出去散步或骑自行车当成一项家庭活动。

无手机、关掉电视的家庭进餐时间

进餐时间的基本原则是"关掉电视"。你可以把餐桌想成"无手机区"来控制发短信。随着孩子长大，家人一起吃饭的机会会越来越少，这是家人相互交流的宝贵时机。因此，要尽可能地减少干扰。

从电视上，你的孩子会看到一个接一个的广告推销各种他们不需要的东西。平均每个孩子每年会看超过 4 万条电视广告，并不断看到来源于网络、杂志和学校的广告。其中有大量的是高热量和高脂肪食物的广告，比如糖果、零食、软饮料及含过量脂肪和热量的有甜味剂的麦片。孩子们看的所有广告中超过 40% 的是加糖的麦片、糖果、油脂性食物和玩具。而在儿童节目中宣传健康食物和饮料的只占所有食物广告的 4%，而关于水果和蔬菜的广告根本没有。由于这些食物的广告会影响孩子的食物偏好，所以这就是电视会导致儿童肥胖的原因。研究也显示，实际上每天看电视超过 5 小时的孩子较每天看电视小于 2 小时的孩子患肥胖的风险高 4.5 倍。

能够看多久

平均每个孩子每天要看电视 4 个小时；而美国儿科学会推荐每天最多可以看高质量电视节目、录像、电影、游戏或上网 1~2 个小时。

不要期望孩子在没有你的帮助下能抵制住广告里糖果和零食的诱惑。当孩子向你要他在广告中见到的产品时，你要向他解释这些东西是他不需要的甚至可能会对他有害。要详细地指出你们谈论的广告内容。当一个有关儿童麦片的广告在不断宣传时，你要告诉孩子为什么广告商选择花钱在孩子们喜欢的节目中播出广告；告诉孩子广告只想让人去买他的麦片而不去考虑每个孩子的健康。孩子们常常不明白这些商业广告的目的，直到你清楚地告诉他。孩子可能会向你唠叨、哭诉和哄骗你给他买那些不健康的食物，但你一定要坚定并尽可能不去理会。一旦你对孩子吃垃圾食品开始妥协，那么这场战斗你就已经输了。

下面一些方法可以帮助孩子避开售卖无营养产品的广告。

✓ 尽可能选择公用电视而不是私家电视。

✓ 可以将孩子看的电视节目录下来晚点看，在有广告时快进。

✓ 可以搜集孩子喜欢的录像建立一个家庭式图书馆。

孩子们常常是快餐店广告的目标对象。他们常用一些促销的玩具来吸引孩子。店内的游乐场常常是孩子们难以抗拒的地方。一些儿科医生观察后，半开玩笑地说，孩子如果能识别这些连锁餐厅的标识在一定程度上已经成为孩子发育的里程碑。

这些快餐店的促销手段到底多有效？如果你还怀疑年龄小的孩子可能不会受广告宣传的影响，一个惊人的研究会显示广告的效应大大高于你的预估。在这项研究中，63 个年龄在 3.5~5 岁的孩子共给予 5 种不同的食物，分别是 1/4 份汉堡包、一块炸鸡、一份炸薯条、一杯牛奶（如果不喝牛奶的可以是一杯苹果汁）、一份小胡萝卜。这些食物分别用普通的和有麦当劳标志的纸包装，然后问他们哪一种好吃。尽管它们都是一样的食物，却有 4/5 的人认为用麦当劳的纸包装的好吃。

孩子们对食物的偏好不仅受产品品牌的影响，也受产品标志的卡通形象或电影人物的影响。例如，一项由生产《芝麻街》的芝麻工厂进行的研究，调查了关于芝麻街人物形象到底对孩子的饮食选择产生了多大的影响。研究显示，几乎 80% 的孩子会选择巧克力来当作想吃的食物，而只有 20% 选择西蓝花。然后，当 Elmo 的形象被放到西蓝花的旁边招手而一个不知名的形象放到巧克力旁时，选择西蓝花作为食物的小朋友的比例就上升到了 50%。然后，又进行了交换：把 Elmo（来自《芝麻街》中的 3 岁男怪兽）又放到巧克力的旁边而把那个不知名的人物形象放在西蓝花的旁边，结果有 90% 的孩子说他们要选择巧克力。这一研究发现也可以放到许多孩子们想要的食物上面。

如果你的孩子为快餐店所吸引，要知道大多数快餐食物的营养如维生素 C、铁、维生素 A 的含量是相对较低的，而饱和脂肪、胆固醇和钠的含量是相对较高的。当然，有些快餐也能够提供丰富的营养，脂肪含量较低，如烤鸡三明治、低脂牛奶和沙拉。但如果你的孩子从不改变对含高饱和脂肪的汉堡和炸薯条的钟爱，要减少去快餐店的机会。最终导致心脏病的动脉粥样硬化的形成，与儿童期饮食中摄入相当多的脂肪有关。所以要把去快餐店作为特殊款待用而不能作为常规的进餐方式。如果你家的常规饮食结构营养均衡且低脂肪，偶尔的汉堡和炸薯条并不会对身体健康造成损害。但如果频繁吃高脂肪的食物，如热狗、汉堡包和炸薯条，则对成人和儿童的健康不利。

像之前提到的，青春期时孩子的朋友可能对其进食选择产生非常大的影响。同样，电视对孩子的影响也很大，快餐店也在青少年的日常生活中扮演着很重要的角色。虽然不能明确是电视、朋友或者两者都产生了影响，但由于快餐店售卖的食品价格不贵，也有地方坐，通常成为他们聚餐的集合地。

为了减少媒体对孩子的影响，不论孩子年龄多大，你最该做的就是限制孩子使用媒体的时间。首先，要清楚孩子每天看电视的时间有多长，并将它限制在每天1~2小时内。最后，要控制媒体的使用。这意味着不要把电视或电脑放在孩子的房间里。尽管最近的数据显示有2/3的年轻人在其房间里都有电视，但仍要坚定地去控制这一时间。如果需要，可以在家中电脑和电视中安装一些设备或软件来阻止年轻人自行选择一些频道和网址。

广告中的非真实世界

广告中，无论是体育明星、超模、摇滚巨星或电影明星会宣传从薯条、快餐到软饮料和营养补充剂等多种产品。这些广告会提示你喝过这个苏打水、吃过这种食物或补充了这个营养品之后，你就会变得像广告中的人一样自信、美丽、苗条和风趣。由于青春期是一个强烈寻求认同的阶段，青少年对这种未说出来的有助于改善自己的许诺和广告词是最容易受影响的。尽管多数食物的广告都很吸引人，却很少宣传健康饮食。实际上，有些广告甚至公然鼓励过度饮食。自相矛盾的是，广告和电视节目中大部分人都是像运动员似的而且还很瘦。所以可以解释给孩子如果演员总是经常吃他们宣传的这些食物，那么他们将无法保持良好的身材。

帮助你的孩子使其运动起来。不仅仅是由于使用媒体会让人活动减少，更是因为如果只吃不动就会导致体重的异常增加。最好的办法就是从小限制孩子看电视的时间，这样他们就不会对这种娱乐和刺激产生依赖性。如果孩子习惯于每天都看很长时间的电视或玩电脑游戏或上网，就会很难让他对其他活动产生兴趣。当你阻止他使用媒体，你可能会发现你的孩子会反抗甚至出现撤退症状。要记住，孩子会以你为榜样。所以要在改正孩子的习惯之前先审视一下自己的习惯。例如，如果你回到家，在和家里人交流前先打开电视看新闻，你会传递一个信息即电视时间比与家人在一起的时间更为重要。

记住杂志的主要针对人群是青少年，特别是年轻女孩，同样也提供一些营养的信息和建议，同时也有关于节食的文章及食品广告等。尽管一些专栏和文章是负责任的和准确的，但也有少量的不健康的宣传。其中最有干扰性的就是上面那些其瘦无比的模特推销一些化妆品、衣服到最新约会建议等。尽管你不能监督孩子的所有读物，但要知道她所看的杂志可能是她获取饮食与健康的主要信息来源，然后她就会从不真实的形象中形成理想的体型应该是什么样的概念。无论孩子的体型目标是超苗条的身材还是为了在体育项目中取得成就，你要通过合理的健康信息和均衡的营养帮助她认可自己并为自己的体型感到满意。

父母经常提出的关于外界影响的一些问题 ╱

1. 当我返回工作岗位后，孩子会开始上一个集体的儿童看护中心，我担心她在那里不像在家里那样获得健康的食物。

首先要看一下儿童看护中心的食物选择和食物制作方法。当然，如果儿童看护中心允许你来准备孩子每天的食物和零食，则可以准备全谷物面包、麦片和一些饼干，富含蛋白的食物像瘦肉、鱼或低脂奶酪，以及水果和蔬菜。

2. 我们俩都是全职工作，所以我们家老大经常要为自己和妹妹准备晚餐。我们常叫他订快餐。我们的孩子看起来长得还不错，但不知道是不是像有些人说的那样不健康？

快餐并不意味着不健康的食物。快餐中也有很多低脂的食物选择，比如点缀一点芝士的薄皮的蔬菜比萨或墨西哥鸡肉卷配沙拉和低脂酱。另外，可以在冰箱中储存些低脂、可以微波加热的主菜。如果平时家庭聚餐时间少，至少在周末时准备一次家庭成员都可以参加的家庭晚餐。

3. 我家一年级的小朋友拒绝在他的午餐盒里放上全麦面包，因为他的好朋友总吃白面包。

午餐盒里的食物总是不可避免地要被别人检查和批评。你可以把它弄得简单些，同时又能提供很好的营养，比如可以用全谷物白面包做三明治。如果他必须吃大腊肠，可以给他买低脂的土耳其大腊肠。如果他不吃苹果，可以准备有味的苹果酱。如果他要吃薯条，可以用烘烤过的低脂低盐的薯条或蔬菜条代替油脂多的咸味的薯条。

4. 我努力让家里人保持健康的低脂饮食，但当家里有人来时，我听到的全是批评。"这里甚至连猫吃的肉都没有！""这些绿色菜甚至还是半生的。""你小时候我也总给你全脂牛奶而你现在也挺好。"

不要让家人的评论让你的天平失去平衡。他们是好意，但这是你的家，而你有权做主吃什么。但要避免争执，这样会使大家进餐时的心情受到影响。所以要微笑着听他们的建议，然后寻求他们的帮助，如可能的话，有些即刻需要处理的事情如陪孩子玩耍或者准备用的蔬菜等都可以让他们来帮忙。

5. 我家的孩子最近说她要成为素食主义者，我该怎么办？

良好的素食饮食也是健康和能够维持营养平衡的，它与常规的家庭饮食能够很容易地融合。倾听孩子这种决定的原因，学习更多知识，帮助她获得营养均衡的饮食；可以准备一些读物来帮助她计划饮食。如果同时能有更多素食食物的选择，全家人都可能吃得更健康。

第 12 章

怎么能降低
疾病的遗传性风险

在生命早期养成健康饮食习惯，能降低以
后致命性疾病的风险。

毫无疑问，遗传是一些疾病的重要危险因素，比如心脏病、肿瘤、糖尿病。然而，研究人员正逐渐收集到关于饮食如何影响这些疾病进展的有力证据。大多数的有关饮食与健康相关联的研究在成人中进行，但是专家们认为，在生命早期养成健康饮食习惯，能降低以后致命性疾病的风险。降低心脏病、糖尿病和其他严重疾病的风险的饮食设计，对整个家庭、成人和儿童都有益处。

在一个 5 岁女孩萨拉的健康查体中，她妈妈提到萨拉 54 岁的奶奶，最近因为心脏病住院治疗了。因为这个原因，萨拉的爸爸检查了自己的胆固醇水平，结果水平较高，大约 260 毫克 / 分升。他最近正在接受降低胆固醇的治疗，从而降低患心脏病的风险。

对于所有的青少年而言，常规胆固醇检查不是必需的。但是，基于萨拉的家庭信息，她的儿科医生建议萨拉进行血液检查。萨拉的胆固醇检查结果显示其水平不是很高，没有表现出家族遗传性在儿童期的数值水平。儿科医生建议萨拉的妈妈依据《美国居民膳食指南》（www.cnpp.usda.gov/DietaryGuidelines.htm）的建议建立自己家庭的低脂饮食计划。该指南建议脂肪提供的能量要占每日机体所需能量的 30% 以下，并且饱和脂肪酸占总脂肪的含量不能超过 1/3。并且建议萨拉的父母要严格限制她看电视的时间，多活动。当她长大时，需要进行更多的系统训练。最后，虽然萨拉的胆固醇水平是正常的，但是她的儿科医生仍然建议她定期进行血液检测，以早期发现改变，并给予相应治疗措施。

心脏病

在美国和大多数工业化国家，心脏病是导致人们死亡最常见的原因。导致心脏病的主要风险因素是抽烟、高血压、糖尿病、高胆固醇、运动少、超重。如果你的家人在年轻时就患有心脏病，那么你的孩子就有早发心脏病的风险。

有家族史吗

当你和你的宝宝第一次看儿科医生时，你可能被问及是否有家族性的心脏或者血管疾病史。当孩子非常小时，祖父母可能也相对年轻，没有心脏病发作或者中风（即使他们可能听说过这两种疾病）史。如果之后孩子的祖父母出现了心脏疾病，一定要告知儿科医生，以引起医生的重视。

与其他大多数发达国家的同龄人相比，美国的儿童和青少年平均进食的饱和脂肪量更多，并且血液胆固醇水平也更高。心脏病的发病率与胆固醇水平呈正相关。一项研究发现，早期动脉硬化在 10~15 岁的孩子中约占 7%，但是在 15~20 岁人群中，其发病率提高了

1倍。基于美国心脏协会的信息，早期吃有利于心脏健康的饮食，可以降低胆固醇水平，并且如果从青少年开始吃健康饮食，可以降低其成年时冠心病的风险。

所有大于 2 岁的孩子都应该使用心脏健康饮食，包括低脂饮食。对于 12 月龄 ~2 岁的孩子，如果有家族性的肥胖、高血脂、心血管疾病史，要考虑饮用低脂奶。

血胆固醇水平

美国儿科学会（AAP）建议对以下儿童进行血胆固醇检测：

✓ 父母或者祖父母有心脏病发作，或者被诊断为动脉堵塞或者影响血管的疾病，比如中风，男性 ≤ 55 岁，女性 ≤ 65 岁。

✓ 父母或者祖父母总胆固醇水平 ≥ 240 毫克 / 分升。

✓ 家庭健康情况不明的（比如收养的孩子），或者有心脏病相关征象的，比如高血压、糖尿病、抽烟、肥胖。

对于上述儿童，其第一次胆固醇检测应该在 2~10 岁之间进行。

多种原因可导致高胆固醇，比如肥胖、糖尿病、肝脏疾病、肾脏疾病、甲状腺功能低下。如果第一次检查提示孩子胆固醇高（见表 12-1），那么医生会让孩子在 2 周后复测。如果复测结果仍高，医生也会确认你的孩子是否有潜在疾病。

一个近期的政府报告指出，儿童期有胆固醇问题的，到了成人期胆固醇水平也高。所以，对于胆固醇有增高风险的儿童监测胆固醇水平是非常重要的。

收养儿童的胆固醇检查

对于收养的儿童和他们的父母，完整的病史可能不太容易得到，即使是公开收养的。为了防止与高胆固醇水平相关疾病的发展，对于收养的孩子，在儿童期也要常规定期检查血脂水平。

表 12-1　儿童和青少年胆固醇水平

分级	总胆固醇 /（毫克 /100 毫升）	低密度脂蛋白（LDL）/（毫克 /100 毫升）
可接受	< 170	< 110

分级	总胆固醇 /（毫克 /100 毫升）	低密度脂蛋白（LDL）/（毫克 /100 毫升）
正常高限	170~199	110~129
升高	> 200	> 130

注：毫克 /100 毫升 = 毫克 / 分升。

可降低血胆固醇水平的饮食

如果复查时也提示孩子的胆固醇水平是高的，那么首先选择通过改变饮食的方式进行调整。这意味着要选择能对胆固醇水平产生积极作用的食物，本书会详细介绍这些食物。这种做法也要求降低食物中的脂肪和胆固醇含量，可以通过多吃水果蔬菜、鱼、全谷物、低脂牛奶制品实现。对于高风险的儿童，儿科医生可能会建议饱和脂肪提供的热量占机体每日所需总热量的 7% 以下，每日的膳食胆固醇限制在 200 毫克以内。选择不含反式脂肪酸的软黄油、橙汁，富含植物甾醇（天然存在于水果、蔬菜和其他植物中）的谷物食品，胆固醇水平会有进一步改善。并且，如果家里有孩子胆固醇水平高，所有家庭成员都应该遵循这种饮食方式，并且适度锻炼以示支持。

如果你想知道更多的关于针对孩子的心脏健康饮食的指导（大部分家长都愿意），可以让儿科医生给你介绍个儿童和家庭专业的注册营养师。她可能会建议一个叫做 DASH（防止高血压的膳食策略，见附录 G）的膳食策略。在见营养师之前，你会被要求做个近期孩子饮食记录，这是为了针对他的饮食结构还有他爱吃和不爱吃的东西给出意见。

尽管致力于教育培养家长和孩子的健康饮食习惯，并且一项研究也显示，相比 25 年前，儿童和青少年现在的脂肪摄入量较少，但是美国各个年龄段的人都在变胖。肥胖可导致胆固醇水平异常。总胆固醇、低密度脂蛋白（"坏的"）胆固醇、甘油三酯水平在肥胖儿童和青少年中是升高的，并且高密度脂蛋白（"好的"）胆固醇水平是降低的。因此，保持健康的体重，对降低儿童患动脉粥样硬化和心脏病的风险至关重要。另外，当儿童和青少年体重降低时，会改善胆固醇水平。

然而，在儿科医生或者营养师给出建议之前，你不能试图减少孩子脂肪或者能量的摄入，因为脂肪或能量减少太多会影响孩子的正常生长发育，而这是童年的首要目标。尤其是 2 岁以下的婴幼儿，如果儿科医生没有特别要求，则不能限制其脂肪和胆固醇的摄入。在这一快速生长期，孩子需要这些来自脂肪的能量，如果营养供给不足或被限制，那么对孩子是有害的。从第二个生日开始是一个转折期，这时你可以降低孩子饮食中脂肪和胆固醇的含量，以达到推荐标准。因此，在 2 岁后，他应该喝脱脂奶或者低脂奶，每日从脂肪中获取的能量不能超过机体每日所需热量的 30%，并且饱和脂肪酸所提供的热量不应超过每日总脂肪所供热量的 1/3。

除了这些指南外，美国国家儿童和青少年血胆固醇水平教育项目专家组建议，儿童和青少年应该进食多种食物，需要摄入足够的能量，以保证正常生长发育，并且达到和维持健康体重。

纤维素和胆固醇

部分植物中的纤维素是不被消化的。一种叫做可溶性纤维素，能溶于水，来自于豆类、水果和燕麦制品。另一种是不溶性纤维素，是不溶于水的，来自于全谷物制品和蔬菜。这两种纤维素对维持消化道功能是非常重要的，并且可溶性纤维素可以帮助成人降低血胆固醇水平。目前还没有研究去证明这些食物是否也能降低儿童的胆固醇水平。然而，可以肯定地说，纤维素对各个年龄段的人都有好处。

美国儿科学会建议，儿童每日应该摄入 0.5 克 / 千克体重的纤维素，但总量不要超过 35 克（见表 12-2）。儿科医生给出了一个简单的公式以计算每日纤维素摄入量（单位：克）：年龄 +5。例如，一个 7 岁的孩子，每日纤维素摄入量不能低于 7+5=12（克），13 岁前每日纤维素的摄入上限是 35 克。

你可能不需要计算你的孩子摄入了多少克的纤维素，因为正常的饮食应该包括足够的纤维素，包括每日推荐的水果和蔬菜的摄入量，还有全麦面包和麦片。例如，对于大于 2 岁的儿童和青少年而言，每日应该摄入 2~3 份水果。2~6 岁的儿童每日应摄入 3 份蔬菜，大一点的儿童和十几岁的女孩，应该摄入 4 份蔬菜，而十几岁的男孩应该摄入 5 份蔬菜。同时，如果你的孩子有便秘或者没有达到这个推荐标准，应该增加食物中的纤维素含量。避免使用精制面粉，给孩子提供全谷物面包、苏打饼干、意大利面、麦片等；提供食用水果或者胡萝卜条、芹菜，以及其他蔬菜作为零食。

表 12-2 每日推荐纤维素摄入量

性别 / 年龄	纤维素 / 克
1~3 岁	19
4~8 岁	25
9~13 岁	26（女）；31（男）
14~18 岁	26（女）；38（男）

来源于植物的 ω-3 脂肪酸

植物性油脂，比如油菜籽油、亚麻籽油和胡桃油，是亚麻酸很好的来源。这种脂肪酸在体内可以转化为具有保护作用的 ω–3 脂肪酸。

吃一点鱼比不吃鱼或多吃鱼都要好

每周吃几次鱼的成人，相比于不吃鱼的，其心脏病风险低。这种保护性作用归功于 ω–3 脂肪酸，这是在鱼中发现的一种特别脂肪。

研究人员还没有在儿童中发现这种类似的保护作用，但是让孩子常规进食鱼类是个好主意。多年以前，人们把鱼称为"大脑的食物"。这种叫法太正确了。鱼肉中不仅含有对心血管有益的 ω–3 脂肪酸，还含有丰富的 DHA（鱼肉中的一种必需脂肪），这有助于孩子的大脑发育。

富含脂肪的鱼类，比如三文鱼、马鲛鱼和蓝鳍金枪鱼都富含 ω–3 脂肪酸。烹制鱼类的时候，选择煮和蒸的低脂烹饪方式，用面糊裹着鱼油炸只会增加不必要的脂肪和热量。

但是现在关于鱼又出现了一个新的问题，那就是鱼类里面含有汞，这会对儿童和发育中的胎儿产生毒性。那怎么平衡吃鱼的好处和坏处呢？

哈佛医学院的一项研究评估了 900 位母亲和他们 3 岁左右的孩子。他们发现，母亲怀孕时，每周吃 2 份鱼，其孩子的智力测试评分、单词量、空间和视觉敏感性、粗大和精细运动都好于那些不吃鱼或者每周吃鱼大于 2 份的母亲所生的孩子。

这个实验告诉我们，吃一点鱼比不吃或多吃要好。汞含量最高的鱼类包括鲨鱼、剑鱼、大的金枪鱼寿司或者鱼片。

补充鱼油的效果可能没有直接吃鱼好。直接从食物中获取的营养总是优于人工补充，因此，给孩子补充 ω–3 营养补充剂的效果没有直接吃鱼好。另外，儿童的 ω–3 脂肪酸最佳剂量也不明确。

降低胆固醇的药物

如果孩子 ≥ 8 岁，经过 6 个月至 1 年的低脂、低胆固醇、高纤维素饮食后，体内胆固醇水平仍高，那么医生可能会考虑给孩子使用降低胆固醇的药物。具体来说，如果孩子经过 6~12 个月的低脂、低胆固醇、高纤维素饮食后有以下情况，那么更适合使用药物治疗：

✓ 低密度脂蛋白胆固醇 ≥ 190 毫克 / 分升;

✓ 低密度脂蛋白胆固醇 ≥ 160 毫克 / 分升,并且有家族性早发心脏病病史,或者有 2 个及更多的危险因素(肥胖、高血压);

✓ 低密度脂蛋白胆固醇 ≥ 130 毫克 / 分升,患有糖尿病。

美国儿科学会批准的用于儿童降低胆固醇的药物有考来替泊、考来烯胺和他汀类药物。考来替泊、考来烯胺是胆汁酸结合剂。他们依附于胆汁酸分子,胆汁酸能帮助消化脂肪。胆汁酸是胆固醇转化而来的,当与这些药物结合时,胆汁酸会进入大便。儿科医生只有在试过非药物疗法后,才能开具这些药物,因为使用任何药物都可能有风险。

他汀类药物是成人中最常用的降胆固醇药物,美国儿科学会现在认为部分儿童也可以使用该药物。这些药物能阻止肝脏制造胆固醇。

然而,如果家长没有和儿科医生或者小儿心脏病专家谈过这些药物的好处和坏处之前,包括诸如他汀类药物长期使用效果的资料仍不是很全,不能给孩子开具这些药物。

体育活动

众所周知,在儿童和青少年中体育活动评估比较困难。然而,学校日益减少的体育教育项目,以及每日较少的体育活动机会已经降低了美国儿童和青少年的体育活动水平。体育活动不仅对维持体重至关重要,有氧运动,比如足球、篮球、田径、滑冰、跳绳等对锻炼心脏和肺功能也非常重要。另外,体育活动能改善心脏疾病的风险因素,比如胆固醇和甘油三酯、血压、糖耐量(这意味着经常锻炼的孩子能更好地利用食物中的糖类)。

在 2008 年,美国卫生及公共服务部第一次公布了《美国居民体育活动指南》(Physical Activity Guide lines for Americans)。该指南推荐每日 1 小时体育活动,进行有趣的、多样的、适合年龄的活动。应该多选择中等或高强度的有氧活动。儿童应该进行剧烈的体育活动,比如跑步或者游泳,还要进行肌肉训练和骨骼训练,至少一周 3 次。

近期一项研究标明,9 岁、11 岁、12 岁和 15 岁的儿童和青少年中,大部分 9 岁和 11 岁的男孩和女孩都能满足美国政府所推荐的每天运动 60 分钟的要求,但是 15 岁的青少年,只有 31% 能在平日完成这个目标,周末只有 17% 能完成。

为了维持孩子健康,要把体育活动当成家庭的重要事务。控制看电视的时间,安排孩子去室外玩耍;进行家庭散步、远足、骑自行车;和邻居家的年轻人一起跑步,玩篮球、触身式橄榄球。常规体育活动与健康饮食对预防心脏疾病的重要性一样。

糖尿病

　　糖尿病患者根据其治疗可分为：1 型糖尿病，需要用胰岛素治疗；2 型糖尿病，可以通过饮食、运动、口服药物控制血糖水平。1 型糖尿病患者不能产生胰岛素，胰岛素是胰腺分泌的一种激素，能帮助把糖转化为能量。2 型糖尿病患者能产生胰岛素，但是机体会抵抗胰岛素的功能。虽然大部分儿童都是 1 型糖尿病，但是随着肥胖的流行，2 型糖尿病逐渐增多。

　　环境因素，比如病毒感染、毒素、精神压力可能会触发孩子 1 型糖尿病的易感基因。因此 1 型糖尿病被称为自身免疫病，至于机体为什么攻击自身组织目前还不清楚。当出现这种问题时，机体的免疫系统会攻击胰腺，把胰腺认为是外来的入侵者，干扰胰腺分泌胰岛素的功能。患 1 型糖尿病的，通常有其他自身免疫病的家族史，比如甲状腺功能障碍、风湿性关节炎。一些专家认为，部分儿童早期暴露于牛奶蛋白，可能会破坏胰腺中分泌胰岛素的细胞。尽管这个理论没有被证实，但美国儿科学会建议在孩子 1 岁之前，不要给孩子喝牛奶，其原因就包括降低儿童患 1 型糖尿病的风险。出生后第一年母乳喂养，除了其他好处外，也能防止糖尿病的发生。

1 型糖尿病的表现

　　如果孩子有以下表现，立即看医生：

✓ 体重减轻；

✓ 烦渴；

✓ 尿频；

✓ 有嘴唇干、眼窝凹陷、哭时无泪等脱水表现。

　　2 型糖尿病在新发病例中占 1/3，并且大部分病例发生在肥胖的青少年中。肥胖增加了机体对胰岛素的需求，最终超过了机体的供给。家族史是其危险因素之一，但是超重可能是最危险的因素。其实可以通过均衡饮食和常规运动帮助孩子维持健康体重，从而降低患 2 型糖尿病的风险。儿童时期帮助孩子养成的健康习惯，能够减少成年后患病的风险。

癌症

　　同心脏病一样，饮食也会影响各种癌症的患病风险。虽然现在不清楚到底哪种癌症和脂肪摄入特别相关，但是无可置疑的是，低脂饮食能大幅降低许多疾病患病的风险，其中包括多种类型的癌症。

烧烤食物

导致癌症的化学物质能产生于烹饪的任何过程，一些甚至在机体消化食物的过程中产生。高温烹制的肉类，比如烧烤、炸，产生的改变 DNA 的化学物质的浓度是烘焙或者水煮方式的 50 倍。烤肉的时候会产生碳氢化合物，包括苯；在烹饪过程中会产生亚硝胺，而进食含亚硝酸盐的肉类制品，比如培根，经过消化也会产生致癌物亚硝胺。

这不是过度警告。对于所有食物，适度和均衡是关键。多数情况下，蒸、烘焙、炖是较好的烹饪方法，但是偶尔使用烤的方法也是没有坏处的。另外，你可以采取措施减少机体暴露于有潜在危害的化合物中。

在烧烤时，选择一个通风好的区域，这样可减少暴露于烟中致癌物的概率。使用具有防溅保护的油滴盘，这样可以防止油变成烟。减少高温烹饪的时间，尤其是烘焙或者煮制食物时，在烤架上放几分钟，增加一下香味就行了。

怎样预防龋齿

均衡饮食含有足够的维生素 D 和钙以促进钙的吸收，可以提供足够的营养物质，以保证牙齿、牙龈和口腔组织健康。年轻人可以通过每日 3~4 份的奶制品和其他种类的食品（比如含钙豆腐、钙强化的橙子、绿色蔬菜比如西蓝花）获得足够的钙。

氟能使牙釉质变硬，减少细菌分泌酸腐蚀牙釉质的能力，替代牙齿上脱落的矿物质，从而减少龋齿。一些地区，水中的自然氟含量比较低并且未在水中添加氟，或者你家里使用瓶装水或者反渗透过滤水，儿科医生和牙医会建议氟补充剂、含氟牙膏，或涂氟以强化牙釉质，防止龋齿。大部分的瓶装水里面氟含量不足，家庭水净化系统，例如反向渗透滤过能把自来水中的大部分氟去除。但是炭净化系统一般不会去除大量的氟。

但是氟过量的缺点之一是导致氟斑牙。轻微的氟中毒表现为牙齿上出现少数白线，重度中毒则表现为牙齿上出现黄褐色斑块。氟中毒的原因包括饮水中富含氟的地区人员额外补充氟化物，或者小孩子吞下了含氟牙膏。为了避免后面的问题，小于 2 岁的孩子，如果儿科医生或者牙医推荐使用含氟牙膏的话，每次使用含氟牙膏的量为大米粒这么大，对于大于 2 岁的孩子，建议其用量不能大于豌豆大小。并且，儿科医生和牙医需要知道你所在地区水中的含氟量，并依此推荐你是否需要补充氟。

所有的糖都会促进口腔内细菌的生长，从而产生更多的酸，导致龋齿。在这方面，没有被精炼的糖，比如蜂蜜、枫糖、糖蜜，和精炼过的白糖的坏处是一样的。容易粘在牙齿上的食物中的糖破坏力最大，比如果丹皮、糖果。喝汽水和甜橘子汁时不断用糖冲洗着牙齿。谷物和其他淀粉类食物，比如爆米花，留在口腔里的残留物，能很快被细菌转化成糖。

婴幼儿奶瓶龋

蛀牙（龋齿）是儿童期最常见的慢性感染性疾病。蛀牙也叫做奶瓶龋。

当孩子口腔中有产酸细菌时，会出现龋齿。另外，当孩子的牙齿和牙龈长期接触除了水以外的液体或食物时，也会出现龋齿。在口腔里，食物中天然存在的或者添加的糖，被细菌转变为酸，而酸性物质会腐蚀牙齿的外层，导致龋齿。

导致龋齿最常见的做法是父母让孩子躺着含着奶瓶，不论里面是奶粉、牛奶、橘子汁（即使是稀释过的）、软饮料、糖水、含糖饮料。当孩子长时间使用鸭嘴杯或者吸吮奶瓶（里面装的不是水）时也会出现龋齿。为了防止龋齿，可以这样做：

- ✓ 不要让孩子躺着喝水或吃东西。
- ✓ 孩子出牙后，每次喂奶后，使用干净的湿布给孩子轻轻擦拭牙齿和牙龈。
- ✓ 只在孩子吃饭的时候，使用奶瓶或者鸭嘴杯喂水以外的液体。
- ✓ 尽快教孩子使用正常杯子喝水，最好在 12~15 月龄之间。
- ✓ 如果孩子必须使用奶瓶或者鸭嘴杯一段时间，只用来喝水。
- ✓ 避免给孩子吃黏的或者是含糖、淀粉含量高的食品。

维生素 C 和维生素 E 能阻断消化道中生成亚硝酸的化学反应。小麦麸中的植酸能与亚硝酸盐结合，防止亚硝酸的形成。生物类黄酮（维生素 P）在许多水果和蔬菜中被发现，它和已知的天然化合物植物素被认为能阻止致癌物的作用。因此，你在吃烧烤的时候，也吃些蔬菜和水果、全谷物面包、沙拉，以补充纤维素、维生素及其他天然抗癌元素。

然而，水果中的糖（果糖）能预防蛀牙，而且吃水果也能刺激唾液分泌，而唾液能冲走口腔内的糖。核桃中的脂肪及切达干酪中特定的脂肪和蛋白质，可以中和细菌生成的酸，以此抵御它们的破坏性作用。而且在吃饭时吃糖，其危害性会小些。

鼓励孩子吃饭后使用牙线、刷牙。不能刷牙时（比如在外远足或者在学校里），应该在吃饭后喝些白开水或者嚼些富含纤维素的硬质零食，比如胡萝卜或者芹菜条，这些能帮助清除口腔中的食物残渣，刺激唾液分泌。如果这些条件都达不到的话，可以嚼些无糖的口香糖，也能刺激唾液分泌，并且有些口香糖还能减少导致龋齿的细菌数量。

均衡是最好的

毋庸置疑的是，童年时期的饮食会影响成人期的患病风险。大多数病因证据是通过统计数据评估的，是从大样本中得出的，而不仅仅是个体的改变。无论如何，这些证据都表明，**富含谷物、蔬菜、水果及低饱和脂肪酸的饮食对人体具有保护效果。**每天晚餐至少吃一种绿色和一种黄色或红色的蔬菜，再加上一种含淀粉的蔬菜或全谷物，并且遵循一种只吃一口的策略。意思是，如果你的孩子不喜欢吃蔬菜，那要求他这些蔬菜每种至少吃上一口。饭后甜点可以吃水果，单独吃或者与酸奶、乳酪一起吃。养成每日进食推荐量的水果、蔬菜，能降低孩子以后患心脏病、高血压、癌症、糖尿病及其他严重疾病的风险。

提高父母关于食物和健康风险的认识／

1. 儿童应该向大人一样检查胆固醇吗？

如果有明确的心脏病或者脂肪代谢紊乱的家族史，那么孩子应进行胆固醇检查，时间是 2 ~ 10 岁时，并且所有的孩子都应该在青春期复测胆固醇水平。

2. 纤维素的效果被夸大了吗？

纤维素不仅能保持消化道的正常功能，还可以帮助调理血胆固醇水平。

富含可溶性纤维素的食物，比如谷物（尤其是燕麦）、豆类和其他蔬菜、水果，已经被证明能降低成人的胆固醇水平。目前没有研究证明这些食物能否降低儿童的胆固醇水平，但是，十有八九，纤维素对各个年龄段的人都有好处。

3. 我夫人家族里有好多糖尿病患者，是否意味着我们的孩子也会患有糖尿病？

家族遗传性是糖尿病的危险因素，但是超重可能是所有导致糖尿病的危险因素中作用最强的。通过均衡饮食和适当运动，帮助孩子保持健康体重，从而降低孩子发展为 2 型糖尿病的风险。而且儿童时期养成良好的习惯，能减少成年期患病的风险。

第 13 章

食物安全

那些照顾孩子的人
需要知道如何预防食源
性疫病。对孩子们来说，
洗手、清洁、精心准备
和储存食物的正确示范
永远不会太早。

　　根据政府统计，大约有 8000 万美国人每年至少有过一次食物中毒或者胃肠炎。幸运的是，我们中的大多数，包括健康的大龄儿童，很快可以摆脱这些不适症状，包括腹泻、抽搐，可能呕吐 1~2 天。然而，婴幼儿、老年人和那些有慢性疾病的人，如果治疗不当，可能会出现并发症。

　　最近发生的严重的食物中毒事件，和不常见的微生物或普通细菌的耐药菌株有关，这是不容我们忽视的警告。在未煮熟的牛肉、未经巴氏消毒的苹果酒和果汁、污染的沙拉蔬菜和水果，以及其他食物中发现的大肠杆菌 O157:H7，可能导致溶血性尿毒综合征、肾衰竭和死亡。感染在未煮熟的家禽和蛋类中发现的弯曲杆菌，可能导致疼痛和血便，甚至格林－巴利综合征，这种疾病会导致儿童和成人的突然瘫痪。沙门菌、隐孢子虫、环孢子虫病，以及其他各种细菌、病毒和寄生虫可以渗透到食物链的任何阶段，导致严重的疾病。生的（未经巴氏消毒的）牛奶也可能是这些感染的来源。

　　在农场、工厂、包装厂和运输过程中，食品安全措施已经超出了消费者的控制范围。在任何情况下，这些是相对较小的污染源。报告给疾病控制和预防中心（CDC）的绝大多数食物中毒事件，都可以追溯到家庭和食品服务机构的食物处理方法，比如自助餐厅和餐饮服务。在选择、储存和准备食物的过程中，可以通过简单的预防措施来预防大多数中毒事件的发生。

预防食源性疾病

　　那些照顾孩子的人需要知道如何预防食源性疾病。对孩子们来说，洗手、清洁、精心准备和储存食物的正确示范永远不会太早。准备食物时有 3 个基本事实需要牢记。

　　1. 细菌在微温和常温食物中迅速繁殖。因此，要让热的食物保持热度，让冷的食物保持低温。

　　2. 细菌经常出现在生食中。因此要将生的动物性食品彻底做熟，将生吃的蔬菜和水果彻底洗干净。

　　3. 细菌和病毒很容易从我们的身体转移到食物，从一种食物转移到另一种食物。经常洗手，鼓励孩子做同样的事情。千万不要用勺子品尝食物后，不清洗，再次放进食物里；保持生食和熟食分开。重复使用时刀、砧板和其他用来准备食物的器具要清洗干净。

　　你可以选择新鲜的食物，并遵循一些处理、储存和准备食物的简单规则来减少家庭的食源性疾病风险。

食物中毒的症状

食物中毒最常见的症状有：
- ✓ 胃痉挛
- ✓ 腹泻
- ✓ 恶心 / 呕吐
- ✓ 发热

虽然在某些情况下可能会出现相似的症状，但如果有两名或更多的家庭成员吃了同样的菜肴之后出现相似症状，那么可能是食物中毒。食物中毒问题通常这样解决：孩子禁食几小时，呕吐停止后通过小口喝水来补充丢失的液体。**如果不满 1 岁的婴儿症状持续 3~4 小时，年长的孩子持续 6~8 小时，或者孩子看起来不舒服、昏昏欲睡，或者便血、不寻常的严重腹泻，需要立即就医。**

如何安全购买食物

- ✓ 如果你发现市场或者餐馆对食物处理得不够好，可以提醒管理人员注意。
- ✓ 检查"生产日期"和"过期日期"，避免购买过期食品。
- ✓ 不要购买罐头或包装破损的食物。
- ✓ 确保冷冻的食品呈冷冻状态，没有冰或水的印迹表明产品已经解冻或复冻。
- ✓ 购买时检查从冰箱里拿出的食物是冷的。
- ✓ 检查鸡蛋，拒绝任何脏的、破裂的或未冷藏的鸡蛋；检查包装盒上的日期以确认鸡蛋是否新鲜。
- ✓ 袋装肉类与新鲜的农产品分开。
- ✓ 避免食用未经巴氏消毒的或生的果汁和牛奶，以及未经巴氏消毒或生奶制成的奶酪。

如何安全储存食物

- ✓ 在正确的温度下储存食物。在不适当的温度下储存食物是食源性疾病暴发的最常见原因。一旦你打开食物，就需要冷藏或冷冻。把生肉、家禽肉和鱼肉包起来，这样它们就不会接触到其他食物，尤其是那些生吃的食物。

✓ 将冷藏食品保存在保鲜盒中。其他水果和蔬菜放在低的室温下。保护土豆不受光线的影响（一个纸袋就可以），以防止有毒的茄碱化合物的形成，这些化合物会使土豆变绿。扔掉那些已经变成绿色和出芽的土豆。

✓ 按日期顺序储存和食用包装的食物。

✓ 把谷物储存在食品柜或者不透明的容器里，因为光照会使其维生素含量降低。同样，储存食用油也需要避光，以防止变质。

如何安全准备食物

✓ 在准备食物前，用肥皂和温水洗手至少 10~20 秒，必要时重复洗几次。如果孩子们要帮忙，告诉他们要洗手到慢慢地唱完字母歌那么长时间。如果你戴着橡胶手套，那么戴着手套洗手。

✓ 按照生畜肉和家禽肉包装上的安全标签来处理食物。

✓ 在冰箱或流动的冷水中解冻冷冻食物，而不是放在台面或室温下的水里。

✓ 用单独的砧板准备生肉和其他生的产品。

✓ 砧板或刀处理过生肉、鱼或家禽后用肥皂和热水清洗。用一种温和的清洗剂（清洗剂兑适量的水）漂洗砧板，然后再用它做任何食物。如果有条件的话，可以用洗碗机清洗塑料砧板。将肉煮至推荐的温度，如果你很难判断肉是否熟了，可以使用肉类温度计。牛肉和羊肉煮至三分熟，内部温度达到 60℃时就可以吃了，因为在这一温度下可以杀死大部分的细菌。

✓ 不要提供半熟的汉堡包。与肉表面的细菌不同，在加工过程中细菌会进入碎肉里，避开了烹饪时的杀菌过程。因此，烹饪汉堡时要直到中心部位变成褐色，或者肉的温度达到 71℃。将碎牛肉再加热至 74℃。

✓ 把家禽煮熟，直到脱骨，汁水变得清澈；将鸡肉部分比如鸡胸，煮至 74℃，或者直到挤压后可以回弹并且没有血点。

✓ 如果你要在家禽里填馅料，立即烹调馅料，或者更好的做法是，把馅料放在一个单独的盘子上烤一下。

✓ 将猪肉煮至 63℃，以防止旋毛虫病的传播。即使肉达到这个温度后，仍然可能存在部分粉色。

✓ 洗净沙拉中的绿色蔬菜，包括预包装、预洗沙拉，至少换 2 次水。

✓ 尽可能快地冷藏未吃完的食物，做好后不超过 2 小时，以减少细菌繁殖的时间。

海鲜生吃美味，但煮熟后更安全

任何生吃的动物蛋白，或者只是部分煮熟的食物，比起煮熟的食物更容易引起疾病。当涉及鱼类和海鲜时，主要的疾病来源是被人类粪便污染的水中的细菌和病毒，还有一些与人类污染无关的有害的海洋细菌。这些细菌和病毒通常出现在鱼和贝类中，这些鱼和贝类来自于海洋和河流的交汇处。此外，淡水鱼和海鱼可能会被寄生虫寄居，这种寄生虫也可以转而以人类为宿主，除非通过冷冻或彻底烹煮而被破坏。在易感人群中，尤其是儿童、老人和那些患有慢性疾病或免疫系统疾病的人，如果吃生的或未煮熟的鱼，可能导致严重的疾病。孩子们不应该吃生鱼和贝类，包括酸橘汁腌鱼这样的菜肴，即用浸泡在酸橘腌汁的方法来"冷煮"蛋白质。然而，用煮熟的鱼做的寿司是安全的。

让进口食品更安全

美国人吃的大约 44% 的新鲜水果和 16% 的新鲜蔬菜是其他国家种植的。对来自于进口农产品的细菌的发病率上升的担忧（例如，危地马拉树莓上的环孢子虫、墨西哥草莓上的甲肝病毒、泰国椰奶中的霍乱弧菌），促使政府食品部门设计出一种新的方法来检测国外的生产基地，就像美国的供应商受到监控一样。

根据新的程序，如果原产国的农场和加工厂不能达到美国的安全标准，产品将被禁止进口美国。按照以往的做法，可疑食品只有在进入美国港口后才被没收。这种远程方法使美国食品药品监督管理局能够监督所有为美国市场准备的食品的种植、加工、运输和销售。它涵盖了所有的农业活动，包括使用杀虫剂、有机肥和化肥，以及灌溉用水。

世界卫生组织估计，世界范围内发生的每一例食源性疾病的报告中，有 350 人没有被报告。通过改善食物的生长和在国外的处理，这个新系统不仅可以减少美国食源性疾病的发病率，也会减少其他国家食源性疾病的发病率。

去除农药

美国食品药品监督管理局 (FDA) 对商业食物来源的定期监测显示，杀虫剂的含量基本低于法律允许的最高水平。然而，无论如何，清洗水果和蔬菜是一个好主意，以去除任何残留。

✓ 在大量冷的或常温的自来水中清洗食物。

✓ 必要时用刷子刷洗，最好是在流动的自来水中清洗。

✓ 扔掉绿叶蔬菜的外层叶子，比如生菜和卷心菜。

✓ 在动物性食物中，杀虫剂往往集中在脂肪组织中。因此，可尽量将肉中的脂肪去掉。

要了解更多关于杀虫剂的信息，请参阅第 252 页的"有机食品"。

生物技术和杀虫剂

生物学家的目标之一是生产高抗病虫害能力的植物，使农民能够收获杀虫剂和农药残留更少的庄稼。这些植物将满足消费者对高质量产品和更低水平的化学合成物的需求。

安全的饮用水

孩子们喝的水要比成年人多。这些水大部分来自于自来水，水的质量根据国会设置的标准来管理，包括 1974 年的安全饮用水法。随后的法律规定了饮用水中化学物质的标准，这些化学物质已知存在于某些供水中。现在美国的饮用水是世界上最安全的饮用水之一，尽管这样，还是会时不时出现问题。水安全标准的违规最可能发生在少于 1000 人的小型供水系统中。另外，请记住，私人水井不受美国联邦政府的监管。如果可能的话，应该对水中硝酸盐和其他环境性毒素进行检测。

为确保饮用水安全，你可以联系州卫生部门、国家环境局或环境保护署的安全饮用水热线 (800/426-4791) 来检查水质。当地的水务公司被要求每年报告水质情况。而且井水应该每年测试一次。

其他准则包括：

✓ 用冷水做饭和饮用冷水。因为污染物可能会在热水加热器中聚积。

✓ 可能被污染的水饮用时应该煮开，然后在饮用之前冷却。煮水时间不超过 1 分钟。然而，重要的是要记住，煮沸的水只会杀死细菌和其他微生物，不能去除有毒的化学物质。如果你不喜欢自来水的味道或气味，可用活性炭做的过滤器去除其味道或气味。这样的过滤器还可以去除不需要的化学物质，而保留防止龋齿的氟化物。

理智回收

回收是值得赞扬的，但不要走极端。比如，把塑料面包袋或其他塑料袋由内而外翻出来，然后用它们来储存食物或打包午餐，这不是一个好主意。因为打印袋子的墨水可能含有铅，而这可能会渗入到食物中。使用塑料袋时，把印刷面朝外，就不会对健康产生风险。

汞污染和鱼

汞是从地壳和海洋以气体形式释放出来的，或者是工业的副产品。汞溶于水，在细菌的作用下转化为甲基汞，一种毒性更大的形式。当鱼从水中和通过吃小浮游生物吸收甲基汞时，汞金属就会在它们的组织中堆积起来。鱼越大，吸收和积聚的汞就越多。汞中毒会损害人的大脑和神经系统。

尽管汞污染很普遍，但除了极少数的鱼类，如鲨鱼、剑鱼，以及作为鱼排和寿司出售的大金枪鱼外，甲基汞含量并没有达到 FDA 规定的 1 毫克 / 千克 (ppm)，用于制作罐头的小金枪鱼的甲基汞含量要低得多。淡水鱼可能有较高的汞含量，特别是在环境中汞水平较高的地区。美国食品药品监督管理局建议，渔民要及时了解州或地方政府办公室有关当地的水域和鱼类中汞和其他污染物的最新信息。烹饪并不会降低汞含量。怀孕或计划怀孕的妇女不应该吃鲨鱼、剑鱼、马鲛鱼或方头鱼。每周吃约 340 克（平均 2 餐）的鱼和贝类，应该没问题。食用最畅销的鱼类，不存在甲基汞中毒的风险，包括罐装金枪鱼、虾、青鳕、鲑鱼、鳕鱼、鲶鱼、蛤蜊、螃蟹和扇贝。

生物工程食品

生物工程已经使农民超越了古老的选择育种的做法，即通过与相关的动物或植物杂交，来获得人们期待的特性，并抑制不太有用的特性。现在，科学家可以操纵基因，并从不相关的物种中创造出新的菌株。生物工程生产的食品、配料和添加剂必须符合美国食品药品监督管理局的安全标准。生物工程作物的总面积仍然很小，但仍在逐渐发展。

食品生产商有责任确保他们销售的食品是安全的。美国农业部有权取消在联邦检查工厂生产的肉类、家禽和蛋制品，如果这些产品对公众健康构成威胁，美国食品药品监督管理局有权禁止该工厂生产的其他所有食品在市场的销售。

与转基因食物有关的一个问题是，从一种食物中引入另一种食物的蛋白质可能会引起对第一种食物敏感之人的过敏反应。例如，培育出一种含有通常在花生中发现的蛋白质的番茄，那么对花生过敏的人吃这种番茄的时候可能会引起危及生命的症状。出于这个原因，美国食品药品监督管理局（FDA）要求食品从业者提供明确的科学证据，来保证对常见食物过敏的人的安全，比如牛奶、鸡蛋、小麦、鱼、坚果（如核桃、山核桃）和豆类（如大豆、花生）。如果没有发现过敏的原因，就不可能预测对植物蛋白质或其他蛋白质的过敏反应。然而，科学家们可以测试生物工程蛋白，看看它的结构是否与已知的过敏原相似。如果确实如此，可以通过进一步的测试确认是否有可能出现过敏的交叉反应。

有机食品

许多人出于对健康和环境的考虑而宁愿购买有机的产品和肉类。购买者通常认为，作为有机产品销售的食品没有合成化肥和农药，也没有使用抗生素、激素或合成添加剂，如染料和防腐剂。然而，**即使是有机食品，也可能含有风、水或土壤残留物所携带的杀虫剂和其他污染物**。另外，**有机食品虽然没有某些污染物，但不一定比其他食品更有营养或更可口**。零售商通常将有机食品的价格定得更高，但这种农产品可能会更快地变质，因为它不能抵抗昆虫和细菌的侵害。那么，购买有机食品是否值这个价钱呢？

在 2008 年的一项小型研究中，研究人员对儿童尿液中的杀虫剂含量进行了测量。在这项研究开始之前，大多数儿童的尿液中都含有可检测到的杀虫剂，但含量较低。之后他们的饮食仅限于有机水果和蔬菜，还有一些玉米和小麦的产品，比如意大利面和谷物。因为肉类和乳制品不含大量的杀虫剂，所以没有改变它们在饮食中的情况。结果呢？食用有机食品一周后，尿液中的杀虫剂含量显著下降。

这是否意味着有机食品的成本增加和货架寿命的减少对所有儿童都是合理的？答案是也许。儿童接触农药有其他的方式，比如在公园里的草地上玩耍，而这些地方可能被喷洒了杀虫剂，或者饮用水被杀虫剂污染了。

在烹饪之前采取一些措施，比如对所有农产品进行冲洗和削皮、只购买国内种植的农产品，而不是进口的、从当地农民市场购买、在自家院内使用有机种植法，这些办法都可以降低风险。然而，请记住，本地种植的农产品并不总是无农药的，所以要确认标明它是有机食品的标签，以尽量减少农药的含量。如果你住在一个农业地区并且喝井水，那么检测井水的农药含量也很有帮助。

即使农药存在，它们也常常不是儿童健康的主要环境威胁，因为杀虫技术的进步大大降低了这一风险。例如，一些杀虫剂只会破坏某些昆虫的生长，而这种昆虫只会攻击农作物，而不会对人类造成伤害。再比如使用一种特殊的信息素（一种由动物分泌的化学物质）来扰乱某些昆虫的交配。在种植前，培育能够抵抗疾病的农作物和在种植前仔细监测土壤中的残留物，也有助于降低风险。

辐射灭菌

辐射灭菌食物是指将食物暴露在低水平的 X 射线和其他形式的电离辐射中。这个过程不会使食物具有放射性，但会杀死导致食物腐败的霉菌、细菌和昆虫；还可以延缓水果的成熟；延长保质期，并抑制土豆、洋葱、大蒜和其他食物发芽，保持新鲜。

尽管消费者很难接受辐射灭菌食物，但专家认为，这可能是一种比许多添加剂更安全的保护手段。对辐射食品的抵制似乎是基于对核辐射毫无根据的恐惧和辐射病。美国食品药品监督管理局将辐射灭菌作为一种添加剂，允许在小麦、面粉、土豆、香料和许多新鲜食品中使用。辐射灭菌 的产品必须贴上标签，必须具有国际标志。

食品危害和恐慌

对于儿童和成年人来说，吃各种各样的食物是一件好事。食物多样性不仅能促进多种营养素的健康摄入，还能够降低暴露于可能只存在于1~2种食物中的潜在有害物质的风险。

近年来，家长们被有关污染食品（就像玩具和婴儿用品）的报道所包围，这些食品可能含有有害的化学物质。而婴儿对化学物质和污染尤其敏感。例如，微波爆米花或冷冻比萨等食品包装上用来防止食品粘在包装上的全氟辛酸是一种致癌化学物质，但没有要求给含有这种物质的产品贴上标签。

那么，如何评估食品、产品信息和食品恐慌，而不是杞人忧天呢？

1. 首先，要考虑食物的来源。例如，最近的一项研究发现，乳液和湿巾与婴儿尿中高水平的苯二酸盐（塑料中使用的化学物质）有关，这些报告做得并不好，而且其研究结果也很容易受到质疑。有些报告是由一些公司赞助的，因为这些公司想向你出售另一种替代产品。你的儿科医生可以成为判断这些报告的资源。

2. 充分了解情况。2008 年，有报道说一些番茄被大肠杆菌污染。但是，这种污染只影响了特定的番茄，然后可能是墨西哥胡椒，甚至不是番茄，只有那些来自特定地区的番茄被污染了。尽管如此，数以百万计的家庭停止食用番茄。大多数细菌的爆发只影响一小部分人，而且很快就会被控制住。

3. 知道如何避免风险。就像之前提到的，把水果和蔬菜彻底清洗，甚至是在储存之前；光顾你知道食物来源的当地的农贸市场；询问农民其种植方法。

4. 咨询有保证的机构。美国疾病预防与控制中心 (www.cdc.gov) 通常有关于食品供应问题的最新报告。你的儿科医生对此会有所帮助，但你要知道，如果你在早晨的新闻里听到了什么，你的儿科医生可能还没有得到消息。医生通常在一两天之后才能得到更好的消息。

双酚 A（BPA）

近年来，双酚 A（BPA）已成为一种广泛使用和具有争议的化学塑料。孩子们能安全地接触它吗？父母应该尽量限制这种接触吗？

双酚 A 存在于许多食品和液体容器中，这些容器是由一种叫做聚碳酸酯的强塑料制成的，或者是用包含 BPA 的环氧树脂制成的。这种化学物质用于强化塑料，以降低破损风险，防止细菌污染。孩子们很容易从硬塑料奶瓶、吸管杯和装食物和婴儿配方奶粉的金属罐中接触到 BPA。

对暴露在塑料中的可能有害效应的担忧，特别是 BPA，主要集中在婴儿和儿童的发育上。一些动物试验表明，暴露于 BPA 会影响机体内分泌系统（例如，激素和腺体）。在怀孕期间服用 BPA 的动物，对胎儿的生殖系统产生了负面影响，同时也对神经系统造成了伤害。然而，需要更多的研究来确定这些同样的健康损害是否会发生在人类身上。

随着研究的继续，许多父母正在采取措施减少孩子接触塑料和 BPA 的机会。母乳喂养是使用含 BPA 的婴儿奶瓶等产品的绝佳替代。美国儿科学会建议在生命的最初几个月里进行纯母乳喂养，然后在添加辅食的同时，继续坚持母乳喂养至少 12 个月。

其他预防措施包括以下几点。

1. 如果你使用的是塑料瓶，请考虑那些经过认证或确认不含 BPA 的产品。避免使用带有 7 个回收码和字母 PC 的透明塑料容器，因为这些瓶子和容器可能含有 BPA。

2. 选择不透明塑料的瓶子。它们由聚乙烯或聚丙烯制成，不含 BPA。

3. 虽然玻璃瓶是另一种选择，但要记住，如果瓶子掉了或者打碎了，你的宝宝有可能受伤。

4. 高温会引发塑料中 BPA 的释放。因此，不要用聚碳酸酯塑料水瓶煮液体，也不要在微波炉里加热这些瓶子或容器。聚碳酸酯的瓶子和容器也不应该在洗碗机里清洗。

5. 限制罐头食品的使用，因为双酚 A 可能在这些罐头的内层使用。建议选择新鲜或冷冻食品。

父母提出的食品安全问题 ／

1. 孩子们在吃了某些东西之后出现呕吐和腹泻症状，这并不罕见。我怎么知道什么时候它比轻微的食物中毒更严重呢？

如果年龄小于 1 岁，呕吐和腹泻症状持续 3~4 个小时以上，或者大一点儿的宝宝，呕吐和腹泻症状持续 6~8 个小时，又或者孩子出现了不适或昏昏欲睡，或者有血便或异常严重的腹泻，立即给你的儿科医生打电话。

2. 我不确定在准备食物前，我需要洗手多长时间才能真正洗干净？

在准备食物前，用肥皂和温水洗手至少 10~20 秒，并在必要时定期清洗。

3. 随着所有新的生物工程食品进入市场，谁在监督食品安全，尤其是那些对某些食品过敏的人？

与转基因食物有关的一个问题是，从一种食物中引入另一种食物的蛋白质可能会引起对第一种食物敏感的人的过敏反应。出于这个原因，美国食品药品监督管理局需要明确的证据，来保证那些对食物过敏的人的安全。如果没有发现过敏的原因，就不可能预测来自植物或其他来源的蛋白质的过敏反应。然而，科学家们可以测试生物工程蛋白，看看它的结构是否与已知的过敏原相似。如果确实如此，可以通过进一步的测试确认是否有可能出现过敏的交叉反应。

4. 辐射灭菌食物会使它具有放射性吗？

专家认为，与许多添加剂相比，辐射可能是一种更安全的保存食品的方法。这一过程不会使食物具有放射性，也不会以任何方式改变它。然而，由于对核辐射和辐射病的无端担忧，消费者对辐射灭菌食物的接受速度较慢。

第 14 章

食品添加剂

美国食品和药品监督管理局认为，安全的化学品可能会被添加到食品和其他产品中，但只是在必要的最低水平。当然，在家庭饮食中，新鲜的水果、蔬菜和未加工的食物越多，你需要应付的添加剂就越少。

一般而言，添加剂的名声很差，但这种描述并不是十分恰当。除非你自己种植食物，自己烘焙面包，要求从超市买的食物都保持新鲜且未被破坏。否则即使是护肤霜和乳液，也必须用防腐剂来阻止它们产生危险细菌。

美国食品和药品监督管理局认为，安全的化学品可能会被添加到食品和其他产品中，但只是在必需的最低水平。当然，在家庭饮食中，新鲜的水果、蔬菜和未加工的食物越多，你需要应付的添加剂就越少。

适当地使用食品添加剂，可以使我们在每个季节都能享受到各种有益健康的食物。许多人对添加剂心存芥蒂，认为它们是实验室研制的有毒化学物质。这样的担忧是毫无根据的。美国食品药品监督管理局允许的 3000 多种添加剂中绝大多数是食品或食品的正常成分。添加剂至少可以从以下 5 个重要方面来帮助我们保持饮食健康。

1. 延缓食物腐败。

2. 改善或维持食物营养价值。

3. 制作面包和烘焙食品。

4. 增强食物口感、改善食物颜色和外观。

5. 保持食物口感和质地的一致性。

如果你知道食品标签上列出的添加剂的化学名称在日常生活中的等同物时，那么它们似乎也没有那么吓人。例如，盐是氯化钠，维生素 C 是抗坏血酸，而维生素 E 是 α-生育酚。不是所有的添加剂都有一个众所周知的名字，但是你必须记住，和我们的身体一样，所有的食物都是由化学物质组成的。具有良好生产质量规范的法规限制了食品中可能使用的添加剂数量。生产厂家只能添加允许使用的添加剂来达到预期效果。

使用最广泛的添加剂是盐、糖和玉米糖浆、维生素 C、维生素 E 和丁基羟基茴香醚 (BHA) 和二丁基羟基甲苯 (BHT)。这些物质延长了食物保质期，防止脂肪和油脂的变质，防止食材变色和变质。添加剂也可用于包装材料，但必须得到批准。

用于丰富和强化食品的添加剂

用于丰富和强化食品的添加剂对人体特别有益。食品营养强化剂可以恢复在原材料加工过程中丢失的必需营养素。例如，白面粉和大米富含 B 族维生素，而当谷物碾磨时，这些维生素就会被去除。作为一项公共卫生措施，某些食物富含重要的营养物质，这可以确保人们摄入足够的营养，从而保持健康。例如，维生素 D 被添加到牛奶中，维生素 A 被添加到人造黄油中，铁和叶酸则被添加到面粉和谷物中。

添加剂似乎对多动症没有什么影响

几年前，儿科过敏症专科医生本杰明·费因格德博士称，当他们采用一种排除添加剂的饮食方式，包括人工色素和香料，以及在水果和蔬菜中天然存在的水杨酸盐时，多动症儿童的行为有了显著的改善。但经过科学测试后，费因格德博士的这种饮食方式并没有收到良好效果。然而，一些孩子似乎由于父母的额外关注而从中受益。

在其他情况下，对饮食功效的信赖似乎带来了一种类似于药物治疗的安慰剂效应。在一项研究中，一群患有更严重的多动症的儿童在食用加入大量人工色素的食物之后，他们的多动症情况变得更加糟糕。然而，这些人工色素剂量远高于儿童的正常摄入量，因此，这些发现并不适用于通常情况。

然而，孩子可能对某一特定成分或食物异常敏感。如果你确信孩子的行为和他的饮食存在某种联系，那就和儿科医生谈一谈，他们可能会对你的孩子进行敏感性测试，或者建议你去找包含必需营养成分的替代食物（参见第 15 章和第 16 章）。

亚硫酸盐：一个敏感的问题

根据美国食品药品监督管理局（FDA）的估计，每 100 人中就有 1 人在接触亚硫酸盐后出现过敏症状，这类化学添加剂被广泛应用于食品行业。对患有哮喘的人危险更大，在 5% 的哮喘患者中，亚硫酸盐会引起严重的症状。

亚硫酸盐被用于延长许多水果、蔬菜和贝类海鲜的保质期，抑制葡萄酒中细菌的生长，并将食用淀粉和面团漂白。它们也被用作某些药物的防腐剂。尽管其曾经被列于美国食品药品监督管理局的"一般被认为是安全"(GRAS) 的范畴内，但在过去的几十年里，亚硫酸盐的使用受到了更加严格的监管，因为它与许多健康问题有关，包括严重的荨麻疹、呼吸困难，以及致命的过敏性休克在内的过敏症状。尽管亚硫酸盐对绝大多数人无害，但它们可能会导致一些哮喘患者和其他对这些化合物敏感的人产生危及生命的反应。科学家们还没有确定触发这些反应所需的最小剂量。目前的方法无法检测出食物中 10 毫克 / 千克（ppm）以下的亚硫酸盐浓度，尽管许多专家认为，一个对亚硫酸盐过敏的人可能会在更低的亚硫酸盐浓度下出现症状。为了降低风险，美国食品药品监督管理局对其实施了以下限制。

1. 亚硫酸盐不允许用于可以生吃的水果和蔬菜，比如蔬果超市或沙拉吧内都不允许使用。

2. 产品标签必须列出浓度在 10 毫克 / 千克（ppm）以上的亚硫酸盐，或任何在处理过程中使用的亚硫酸盐及其浓度。此外，标签必须说明使用亚硫酸盐的目的。

如果你怀疑孩子接触亚硫酸盐会引起荨麻疹、胸闷、呼吸困难或其他症状，请询问儿科医生来确定你的孩子是否出现敏感症状。

小心盐

在我们的饮食中，几乎 80% 的盐都被用作加工食品中的添加剂，如面包、汤、零食、快餐、罐头食品或加工肉制品。盐可能是最常见的添加剂之一，但重要的是要选择并尽可能准备含盐量低的食物。

亚硝酸盐和亚硝胺

亚硝酸盐是用于加工处理熏肉和火腿之类的肉类的化学物质，防止肉毒杆菌的生长，因为这种细菌会导致肉毒中毒。亚硝酸盐也不是什么新事物，它们以不同的形式至少使用了几千年。在它们到达消化道后，一些亚硝酸盐被转化为亚硝胺，而这类物质可能具有致癌性。为了尽可能降低风险，肉类加工者只能使用最低数量的亚硝酸盐来防止肉毒杆菌的生长。此外，根据法律，腌肉必须含有维生素 C，这是一种阻止亚硝胺形成的抗氧化剂。

脂肪替代品

为了防范与长期食用高脂肪饮食相关的健康风险，鼓励所有 2 岁以上的美国人将脂肪摄入量限制在机体日常所需热量的 30% 或更少，饱和脂肪不超过总脂肪的 1/3, 或饱和脂肪提供的热量为总脂肪的 10%。用 2~5 年的时间逐渐过渡到低脂肪饮食阶段。食品生产商已经对减脂风潮做出了反应，他们开发了含有脂肪替代品的减脂和脱脂产品。

美国食品药品监督管理局将蛋清和乳制品蛋白质的脂肪替代品纳入"通常被认为是安全的"(GRAS) 的范畴，这意味着它们可以在食品生产加工中不受限制地使用。

关于反式脂肪

长期以来，营养专家一直鼓励消费者用不饱和植物油取代饱和脂肪（动物脂肪和其他在室温下保持固态的脂肪）。为了制造出一种可以被接受的黄油替代品，这种替代品是一种饱和脂肪，由于不饱和的液态脂肪被氢化，所以它们会保持固体状态，并通过氧化来抵抗腐败。这些脂肪被部分氢化后被称为反式脂肪，反式脂肪不仅具有黄油的硬度，还有其他一些黄油并不拥有的性质。反式脂肪会降低保护性的高密度脂蛋白胆固醇水平，提高有害的低密度脂蛋白胆固醇水平，对血液胆固醇水平产生不良影响，而这些都是导致冠心病的主要诱因。这些对反式脂肪的担忧导致了美国食品药品监督管理局在 2006 年要求反式脂肪含量必须被标注到食品包装标签上。

然而，专家们警告说，我们不应该过早得出黄油更好的结论。乳制品和肉类也含有少量的反式脂肪，但乳制品所含的其他营养物质带来的好处远远大于其反式脂肪含量所带来的风险。饮用低脂或无脂牛奶可以使牛奶中自然存在的反式脂肪减到最少。过去 30 年冠心病的大幅减少在一定程度上是由于不饱和植物油取代了包括反式脂肪在内的饱和脂肪。一些城市已经禁止在饭店里使用反式脂肪，而加工食品中反式脂肪的减少则更降低了供应食品中的反式脂肪含量。**不断减少孩子的饱和脂肪摄入量**，同时，**只使用含有零反式脂肪的产品，避免反式脂肪摄入。**

家长提出的关于食品添加剂的问题 /

1. 我听说人工色素和香精会影响孩子的注意力。我的孩子在学校存在一定的问题，但很难避免所有的添加剂。

一种包括最少量的加工食品，主要提供新鲜水果、蔬菜、全谷物和瘦肉的饮食，对每个人都有好处。没有证据表明人工色素和香精会影响注意力或导致其他问题。

2. 我的家人有高血压病史，我应该如何减少孩子饮食中的钠含量？

我们摄入的钠大部分来自加工食品中所含的盐。你可以在食品包装背面找到营养标示上的钠含量。所以，降低钠摄入量最简单的方法是阅读食品标签，选择低钠产品，尽可能减少儿童饮食中加工食品的数量。

3. 强化营养食品和增富食物有什么区别？

强化营养食品可以恢复原材料加工过程中丢失的必需营养素。比如白面粉和大米富含 B 族维生素，而当谷物被碾磨时，这些维生素就会被去除。作为一项公共卫生措施，某些食物需要增加一些重要的营养素，来确保人们摄入足够的营养来保持健康。这些营养素，如牛奶中的维生素 D，面粉和谷物中的铁，一开始时并不存在于食物中。

第 15 章

替代饮食和营养补充剂

不管你或你的孩子选择什么样的饮食，如果你遵循多样性、适度性和均衡性的基本规则，就不会出错。

　　人们采用替代饮食的原因有很多，比如文化、宗教、健康、伦理和环境问题等。饮食的范围从古老的素食主义到短期的时尚饮食。虽然一些替代饮食和传统饮食一样健康，但当用它喂养孩子时，还是需要特别确认一下其是否营养均衡。

　　玛丽亚·贝瑞塔为能给她的家人提供美味的意大利菜而感到自豪，这些意大利菜是她从母亲和祖母那学习来的。她期待着继续教她的 12 岁女儿安妮塔。但这个计划被叫停了，安妮塔宣布她要成为一名素食主义者，这在很大程度上是因为小动物，同时她最好的朋友也决定吃素了。

　　"首先，我拒绝认真对待，"玛丽亚回忆说，"我继续做我最喜欢的肉菜，但不管怎么威逼利诱，安妮塔都不吃。"

　　最后，玛丽亚咨询了儿科医生。她希望医生同意安妮塔拒绝吃肉是不健康的这一观点。但是，医生让玛丽亚放心，素食尤其是安妮塔喜欢的素食，包括了乳制品和鸡蛋，是和肉菜一样健康的。医生推荐了几本关于健康素食的书，玛丽亚还买了一本意大利素食食谱。虽然玛利亚所做的饮食中很多时候还是包括一个肉菜，但玛丽亚现在也提供替代的素食。现在安妮塔在家吃饭的时候又一片祥和了，再不会因为不吃肉而伤害感情或生气了。

新进展

　　就在几年前，许多美国人怀疑素食主义，还常常夹杂着轻蔑。如今，与越来越多的美国人采用的许多其他替代饮食相比，素食几乎是主流。这些替代饮食大多夸张地宣称可以无痛苦的减肥，能提高智能或运动能力。当这些饮食未能实现这些承诺的功效时，人们可能恢复到以前的饮食习惯或尝试下一种时尚饮食。显然，这样的时尚饮食或过分限制的替代饮食不应用于成长中的孩子。不过，许多其他的饮食也可以和主流饮食一样健康。对孩子们来说，这意味着饮食必须提供所有的维生素、矿物质、蛋白质和生长发育所需要的能量。任何不符合儿童营养需求的替代饮食都要被修正或避免。同样，含有大量的肉类、高脂食品和甜食，而蔬菜、水果、谷物和其他淀粉不足的传统饮食，会导致严重的营养问题。**不管你或你的孩子选择什么样的饮食，如果你遵循多样性、适度性和均衡性的基本规则，就不会出错。**

素食

　　一般来说，素食者主要是吃植物性食物，不包括畜肉类、家禽和鱼类。当然，素食主义也存在程度上的不同（见表 15-1）。部分素食主义者，也会吃乳制品、鸡蛋或鱼、家禽；

严格素食主义者，会规避所有动物产品，包括牛奶和鸡蛋。

表 15-1　素食主题的变化

素食可以包括谷物、蔬菜和水果，但对于是否包括动物产品意见不一	
部分素食主义者	饮食可以包括乳制品、鸡蛋、海鲜，有时包括家禽，但不包括畜肉
蛋奶素食者	饮食包括乳制品、鸡蛋，但不包括畜肉、海鲜和家禽
乳品蔬菜素食者	饮食包括奶和乳制品，但不包括鸡蛋、畜肉、海鲜和家禽
蛋类素食者	饮食包括鸡蛋，但不包括畜肉、海鲜、家禽、奶或其他乳制品
严格素食主义者	不包括任何动物制品，比如乳制品、鸡蛋、海鲜和家禽

尽管有些人仍然担心素食是不健康的，但大量的研究发现正好相反。一般来说，素食可降低患心脏病、高血压、2型（非胰岛素依赖型）糖尿病、某些消化系统疾病以及某些癌症的风险。当然，目前还不清楚这些益处是单纯因为素食还是与素食者的某些生活方式有关。2009年，美国儿科学会在《儿科营养手册》中指出：由卫生保健专业人员或营养学家适当规划和监测的素食可以满足儿童和青少年的营养需要。

素食对健康的益处

素食对健康有益主要基于植物性食物中胆固醇及饱和脂肪含量低并且膳食纤维含量高，同时大多数比肉类和高脂乳制品的热量低。而这些因素也是素食主义者肥胖、心脏病、糖尿病、胆囊疾病和某些癌症发病率低的原因。

植物食物中也含有丰富的维生素、矿物质和被称为抗氧化剂的化合物，这些物质能保护身体细胞免受身体消耗氧气时产生的伤害。抗氧化剂被认为有助于防止引起早衰和癌症的某些细胞变化。

素食者经常指出素食其他一些与健康无关的好处。比如，素食往往比肉食更便宜，同样的重量，豆类和谷物的植物蛋白比动物蛋白要便宜很多。

素食还会产生重要的环境效益。生产动物性食物需要更多的农田或粮食。谷物是世界上最主要的粮食，美国人均粮食占有量居世界首位。但不同于其他粮食消费国，美国人很少吃粮食。相反，粮食是用来喂养动物，进而生产肉、蛋和乳制品。

最后，许多人尤其是儿童和青少年成为素食者，是因为他们爱惜动物。

素食可能出现的问题

营养学家提示，一种健康的儿童素食（见表 15-2～表 15-4）比含肉类的儿童食谱在营养方面需要更多的计划和知识。如果可以吃鸡蛋和奶，那么相对容易一些。但是严格的素食者是另外一回事。素食者的挑战包括：

✓ **卡路里**。处在长身体阶段的孩子很难进食足够量的植物食物来获取其生长发育和正常活动所需的能量，尤其是在儿童早期。

✓ **蛋白质**，是肌肉和身体其他组织所必需的，必须通过均衡饮食，比如谷物和豆类来获取生成优质蛋白或完全蛋白所需的各种氨基酸。

✓ **维生素 B_{12}**，只能从动物产品中摄取吸收，因此素食者必须从营养剂或强化食品中获取维生素 B_{12}。

✓ **维生素 D**，存在于蛋黄、鱼、鱼肝油、强化牛奶和黄油中，素食者有可能缺乏。晒太阳也可以使机体产生维生素 D，但是北方的孩子可能很难获得足够的阳光。

✓ **钙**最好的来源是牛奶和乳制品，素食者必须从植物或补充剂中获得。

✓ **锌**的最佳来源是牛肉、肝和酸奶，素食者也可能缺乏。

表 15-2 素食菜单范例（一）

以下菜单遵循各种饮食原则，建议通过营养补充剂或强化食物来填补营养空白。

部分素食	乳品蔬菜素食
早餐 低脂或脱脂牛奶加全麦谷物 切片香蕉 英式松饼 饮料 午餐 番茄和干酪色拉 素食豆汤 全麦饼干 新鲜水果 低脂牛奶 晚餐 混合蔬菜色拉	早餐 半个葡萄柚 干果燕麦 脱脂或低脂牛奶 午餐 蔬菜色拉 素食辣椒和大米 脱脂或低脂牛奶 晚餐 韭菜土豆汤 用奶酪做的蔬菜千层面 用低脂牛奶做的米饭布丁

续表

部分素食	乳品蔬菜素食
磨碎的烤土豆 帕玛森芝士 青豆 水煮鱼片 冷冻酸奶和燕麦饼干 零食 低脂牛奶、奶酪或酸奶 爆米花 口袋面包和鹰嘴豆泥 新鲜水果或生蔬菜	零食 全麦饼干 低脂酸奶 新鲜水果或蔬菜

注：营养补充剂：不需要；这种饮食提供了多样性的食物和均衡的营养。

表 15-3　素食菜单范例（二）

蛋奶素食	蛋类素食
早餐 橙汁或切片橙子 炒蛋 全麦面包 脱脂或低脂牛奶 午餐 意大利蔬菜汤 水果色拉和松软干酪 面包 低脂酸奶水果 晚餐 切碎的蔬菜色拉 蒜酱拌意大利面 低脂奶酪和水煮梨 脱脂或低脂牛奶 零食 1/2 个烤百吉饼或麦麸松饼 选择新鲜水果、低脂奶酪或蔬菜	早餐 新鲜橙子 荷包蛋 全麦面包 钙强化豆奶 午餐 扁豆色拉 花生酱三明治 新鲜水果 晚餐 意大利面和豆汤 蒸花椰菜 花园素食汉堡 新鲜浆果豆腐冰激凌 零食 什锦水果、豆奶、鲜果奶昔

注：营养补充剂：不需要；这种饮食提供了多样性的食物和均衡的营养。

表 15-4　素食菜单范例（三）

严格素食
早餐
钙强化橙汁 富含铁的谷物和豆奶 新鲜水果
午餐
菠菜番茄色拉 素食大麦蔬菜汤 苹果酱 钙强化豆奶
晚餐
水果杯 中国蒸蔬菜和豆芽 红豆米饭 新鲜的浆果和冰糕
零食
什锦水果、新鲜水果或蔬菜 钙强化橙汁或豆奶

注：营养补充剂：多种维生素和矿物质片剂，以提供维生素 B_2、铁、额外的钙和锌。还需要额外的零食或食物提供足够的热量。

有机食品、天然食品、健康食品

虽然这些术语经常被交替使用，但它们有不同的含义。

有机食品是在没有农药、化肥、除草剂的环境中生长的。提供有机肉、蛋和乳制品的动物要喂养天然食物，不用激素或抗生素。

天然食品是指不含人工成分或添加剂的食品。

健康食品是适用于天然食品或有机食品的一种通用术语，或指较少被加工的常规食品，如石磨的全谷物面粉。

尽管有些人声称有机食品的营养成分更高，但证据显示却不尽然。食品中的营养成分因粮食收割时间的不同、储存或处理方式的不同会存在一定差异。除非更新鲜，否则**没有证据表明有机食品、天然食品或健康食品比普通食品味道更好。**然而，味道是由植物遗传学决定的，而不是由有机或常规种植来决定的。收割和处理方式也影响口味。在很绿的时候采摘的桃子或番茄，无论如何也和完全熟了以后的口感不一样。

虽然某些肥料可能不会影响食物的味道或营养，但它确实会对环境产生影响。**很多人愿意高价购买有机食品，是因为其中没有杀虫剂和除草剂，生产过程不会引起环境的破坏，**使用有机肥料可以帮助恢复土壤，并且不会像人工化肥那样破坏环境。然而，单纯的"有机"并不能保护食品不受田间和市场的污染。

巴氏消毒奶：神话和事实

巴氏杀菌是一种通过把牛奶加热到特定温度来杀死有害菌的过程。有些人仍然认为巴氏杀菌对牛奶有害，而生牛奶则是安全、健康的。

生牛奶中会含有致病的微生物，如沙门菌、大肠埃希菌（大肠杆菌）、李斯特菌，有严重的健康风险，儿童被这些未经高温消毒或未加工的牛奶中的微生物感染的机会更高。

以下是一些常见的关于牛奶和巴氏杀菌的神话和事实：

✓ 生牛奶本身不会杀死危险的病原体。

✓ 巴氏杀菌奶不引起乳糖不耐受症和过敏反应。对牛奶蛋白过敏的人喝生牛奶同样会引起过敏反应。

✓ 巴氏杀菌不会降低牛奶的营养价值。

✓ 巴氏杀菌并不意味着把牛奶放冰箱一段时间也不会坏，尤其是在牛奶打开包装之后。

✓ 巴氏杀菌确实可杀死有害菌。

✓ 巴氏杀菌确实可挽救生命。

Courtesy of FoodSafety.com. 来源：www.foodsafety.gov/keep/types/milk

社会问题

素食主义和其他饮食可能是引发冲突的主要原因，除非家庭成员的饮食是统一的。即使父母都是严格的素食主义者，他们也会让自己的孩子偶尔吃他的朋友喜欢的食物，比如汉堡和烤鸡。然而，如果整个家庭是素食者，孩子长大后会认为素食是常规饮食，他们更不会因为在学校或社交活动中与他们的朋友吃的不一样而有被孤立的感觉。

在这一章的开头，贝瑞塔家的例子非常典型，代表肉食家庭中大一点的孩子坚持要成为一个素食主义者的情况。这种转变通常发生在青春期，那时很多家庭都因为青少年要独立而处于紧张状态。但是，6岁的孩子可能会因为对人类和动物关系的敏感而选择终身素食。

斯特恩医生一个6岁的小患者曾经问他的母亲他在吃什么。他的母亲说："鱼柳。"

他养了一条宠物金鱼。"鱼？像我的鱼吗？"他问道。

当他的妈妈说"是的"，他回答说："太恶心了！"从此他再也不吃鱼（或肉）了。孩子持续拒绝吃那些父母认为对健康至关重要的食物，是进餐冲突的主要原因。通常，素食主义的孩子采取一种令人气愤的道德立场："你可能不关心动物（或者环境），但我关心！"

尽管男孩女孩都可能成为素食者，但这种现象在女孩中更普遍，女孩对动物的关爱是她们不吃肉的主要原因。相比之下，成年人更多是因为健康原因而选择素食或其他饮食。

鸡蛋：你应该选择什么样的

所有在商店里出售的鸡蛋都是A级的，所以"选择"的等级是显而易见的。但最近，你会在鸡蛋上找到很多其他的标签，目的是让你买一种特定的产品。

因为这些选择可能令人眼花缭乱，也不清晰，你很难知道什么对你的家庭来说是最好的。为了帮助你解决问题，这里提供了一些术语和相关信息。

✓ **有机食品**：如果一个鸡蛋是美国农业部认证的有机食品，那么产蛋的母鸡就没有用过抗生素，并且它们的饲料不含农药、化肥和其他化学物质。但如果有机标签上是其他国家机构的名字，标准可能会有所不同。

✓ **没有抗生素**：美国食品药品监督管理局(FDA)不允许常规使用抗生素，但如果鸡生病了，是可以使用的。国家有机认证的鸡蛋是没有使用过抗生素的。

✓ **没有激素**：这个术语毫无意义，因为FDA不允许任何激素产品出现在鸡蛋中。每个鸡蛋都应该是无激素的。

✓ **自然或自然养殖**：除了鸡蛋生产商想要的意思以外，这个标签没有任何意义。

✓ **散养**：产蛋的母鸡不能被关在笼子里。它们自己觅食和水，但不一定允许户外活动。

✓ **自由活动范围**：这些禽类可以在户外活动，但只能在指定的地方。

✓ **牧场放养：** 这些母鸡从户外获取部分食物 (例如：虫子、绿草)，可以添加一些维生素和 ω−3 脂肪酸，减少饱和脂肪的含量。对这一术语的使用没有特别的规定。

✓ **全素喂养：** 母鸡只吃素食。鸡不是自然的素食者，他们喜欢偶尔吃点虫子。

✓ **巴氏杀菌鸡蛋：** 这些鸡蛋被加热到足以消灭细菌，但还不会被煮熟。这种鸡蛋在超市里越来越多，对那些易受感染 (如接受化疗或患有艾滋病的人) 或喜欢吃半生鸡蛋的人来说是很好的选择。因为吃鸡蛋而感染的风险很小，如果在进食前充分煮熟，那么鸡蛋中的细菌几乎被完全杀死。

✓ **ω−3 鸡蛋：** 带有这种标签的鸡蛋生产商声称他们的产品有更高的 ω−3 脂肪酸水平，对心脏健康和大脑发育有好处。然而，除非有投诉，否则 FDA 不会检查其中的 ω−3 脂肪酸的水平。

✓ **动物福利认证：** 这个术语是给独立农场主的，他们的母鸡只有不到 500 只，在没有杀虫剂的牧场里生活，而且不会被喂食动物饲料。

✓ **美国人道认证：** 这类母鸡和前一种类似，而且这些母鸡也不会被强迫脱毛来增加产蛋量。

✓ **鸡蛋生产商联合认证：** 这一术语适用于较低的鸡蛋生产商联盟标准，例如每只母鸡的生存空间只相当于一张信纸大小。

其他替代饮食

有几十种不同的替代饮食，但它们都有某些共同的主题。大多数是建立在哲学、宗教或其他个人信仰之上的。许多承诺不太可能带来好处，比如快速、无痛的体重减轻或提高智力。还有一些替代饮食用于 (通常是未经证实的) 治疗疾病，从儿童多动症到癌症。

因为许多替代饮食营养都不均衡，所以存在营养不良的风险，尤其是孩子。一些最流行的替代饮食见表 15−5。

表 15−5 其他替代饮食类别

全食	食物应该完整地吃，尽可能地保持食物的天然状态。追随者包括素食者和肉食者
生食	只允许有机植物食物，而且不能煮熟、不能加热、不能经巴氏灭菌、不能被加工

长寿食品	是东方哲学的一部分，主要包括当地种植的有机谷物、蔬菜、豆类、海菜和汤，偶尔会吃海鲜和动物制品
果食主义者	主要包括生的水果和果干、种子、种子的芽和谷物、坚果；不包括加工食品和熟食、蔬菜以及所有动物产品
芽菜主义者	主要是各种芽菜组成的生食
果汁主义者	主要进食各种新鲜水果榨成的汁
范戈尔德饮食	由过敏症专科医师设计的治疗多动症的饮食，被提升为注意缺陷/多动障碍的一种治疗方法
减肥餐	通常是通过短期的低卡路里饮食来快速减肥

全食食品

这种饮食是基于这样一种理念，即食物应该完整地吃，尽可能地保持食物的天然状态。天然完整的食物可以提供均衡的营养和能量，这是非完整食物和加工食品所缺乏的。因此，在这种饮食中，吃一整块烤土豆比剥了皮的土豆要好得多。全食还包括新鲜的水果和蔬菜，未精制的谷物、豆类、植物的种子、海菜和鸡蛋。非全食食物，如糖、面粉、精米和去皮蔬菜，要尽量避免。进食这些非全食食物后，它们需要其他食物来补全营养。因此，面粉要与小麦胚芽和麸皮一起才能和全谷物的营养水平一致。

虽然很多全食主义者是素食者，但有些人不是素食者。一些动物产品，比如蛋类，也是全食食品。软壳蟹也被认为是一种全食食物，因为整个螃蟹，蟹肉和壳等所有的部分都可以吃。

生食饮食

这种饮食是基于这样一种理念，即生食比煮熟的食物更健康，因为其中含有助于消化的酶，更重要的是，它们是有生命力的，蕴含植物的自然能量。生食的支持者认为加热食物会破坏这些酶并改变食物的分子结构而使之有毒，这种说法是不正确的。烹饪当然不会使食物有毒。甚至如果食物被生吃，酶在消化过程中会被分解。

这种饮食包括所有有机水果、蔬菜、豆芽、坚果、种子、谷物和海洋蔬菜。谷物和种子通过浸泡变软，这样也可以直接生吃。饮料包括新鲜果汁和椰奶。这种饮食不推荐给儿童和青少年，成人生食也需要补充维生素 B_{12}、铁、钙、锌。食用有可能被污染的未煮熟的食物，也会增加食源性疾病的风险。

最新的生食饮食是用发芽的种子、谷物和水果等榨汁。这种新的生食饮食与之前的生食饮食有同样的缺点。

果食主义饮食

这是另一种生食食物的极端变化，这种饮食限制在有机的成熟水果、果实、坚果和谷物。这种饮食主义者是为了避免吃东西而杀死植物，食用胡萝卜和其他蔬菜会使植物死亡，因此被排除在外，相反食用苹果或桃子不会杀死果树，因此是可以的。这种饮食对儿童和成人都有潜在的风险，因为它缺乏足够的蛋白质、维生素 B_{12}、维生素 D、钙、铁、锌和其他微量元素。

长寿饮食

长寿饮食与佛教禅宗密切相关，起源于东方哲学，主要是素食。所有的食物都被分为阴（女性）或阳（男性），用食物来平衡自然的力量。因此，阳性食物如肉、海鲜、种子和谷物，相应的有阴性食物，比如蔬菜、水果、果汁和乳制品。每个人的饮食是根据阴阳平衡来选择的。如果一个人生病了，是因为阴气不足，则增加补阴饮食的摄入，来恢复阴阳平衡。此外，食物应该分季节，取本地食物，并选用特定的木制炊具。

20世纪60年代美国流行极端的长寿饮食，产生了许多对宏观生物和基础哲学的误解。这些极端饮食已不再被广泛应用，目前主要局限于糙米和其他谷物、豆类和茶。长期限制饮食会引起严重的营养不良，一些人的死亡原因与这些长寿方案有关。当然，传统的长寿饮食强调多样性和均衡饮食，是有益健康的，但需要时间去学习和准备。

减肥饮食

似乎每隔几个月，就会有一个"神奇"减肥法出现。虽然具体细节五花八门，但都说保证你很快甩掉多余的赘肉。虽然那些坚持减肥饮食几周的人确实会减肥，但一旦他们停止节食，马上恢复到之前的体重，而且通常会再多增加几磅。减肥失败的原因是这些饮食没有解决过度肥胖的根本原因，即饮食习惯、缺乏锻炼以及遗传和代谢因素。所以，当恢复正常的饮食习惯，体重就会反弹。

速成节食有很多种，例如，液体蛋白饮食、低碳水化合物饮食、中草药和基于1~2种食物（如西柚、卷心菜）的饮食。所有这些都会对儿童健康产生危害。

饮食疗法

民间有很多治疗各种疾病的饮食疗法，有研究表明这些对疾病可能会有所帮助。然而，对于大多数疾病来说，现代药物更有效，而且比饮食疗法更容易控制。在使用饮食疗法治疗儿童饮食失调时需要格外小心。两个突出的例子是生酮饮食治疗癫痫和专门饮食治疗注意缺陷/多动障碍。

生酮饮食

这种饮食用于治疗无法用药物控制的癫痫发作。这是一种低热量的饮食，主要由高脂食物——大量的奶油、黄油和奶酪组成，限制蛋白质和蔬菜，不含糖或淀粉。神经学家约翰·霍普金斯的研究显示，70%的儿童因生酮饮食而使癫痫发作的情况有所改善，大多可以在2~3年内停止此饮食。

生酮饮食旨在模拟禁食期间的新陈代谢。这时身体不靠葡萄糖供能，靠燃烧脂肪供能。甚至古代医者已经发现禁食可以阻止癫痫发作，但禁食不能长期用于治疗癫痫。虽然有一些广为流传的关于生酮饮食治疗儿童癫痫的成功故事，但医生强调不能自行制订饮食方案，必须非常仔细地为每个孩子设计饮食方案，然后严格遵循。这对于确保孩子获得足够的蛋白质至关重要。需要定期检查以确保孩子生长发育正常，没有任何副作用。

范戈尔德饮食

这种饮食是由已故的本杰明·范戈尔德博士研发的，旨在治疗有可能是食物过敏引起的儿童多动症。它要求规避所有含有人工色素和3种常见防腐剂即BHA、BHT和TBHQ的食物。此外，阿司匹林和含有天然水杨酸盐（发现于阿司匹林的一种化合物）的食物也要规避，包括苹果、杏子、浆果、樱桃、黄瓜、葡萄干、葡萄、青椒、番茄、油桃、桃子、李子、橘子，还有茶和咖啡。

如果这些食物中的任何一种对多动症有影响的话，那么在规避几周后病情就应该有改善。为了进一步识别出问题食物，在水杨酸组中可以每隔5~6天再重新进食其中的一种食物。如果进食这种食物后，孩子的症状复发，那么这种食物应该从饮食中去除；如果不是，那可以假设是安全的，孩子可以继续吃下一种食物。

研究表明，范戈尔德饮食并不能控制多动。然而，一些家长坚持认为饮食对多动症有帮助。

营养补充剂的问题

营养学家认为大多数健康的人，包括成年人和儿童，不需要维生素和矿物质补充剂，只要他们依据《美国居民膳食指南》（www.cnpp.usda.gov / DietaryGuidelines.htm) 来摄入均衡饮食即可。然而，数以百万计的美国人坚持认为每天服用多种维生素是安全的，尽管可能并不需要这些药丸。但只要不超过建议摄入量的 100%，它可能不会有任何副作用。

然而，有些情况下，机体可能需要更高剂量的特定的维生素或矿物质。那些不能在饮食中获取适量脂肪的儿童可能需要补充脂溶性维生素 A、维生素 D、维生素 E 和维生素 K；一个月经过多的青春期女孩可能需要额外的铁来避免贫血。严格的素食儿童或那些患有罕见代谢障碍的人也需要营养补充剂。在这种情况下，你应该遵医嘱来补充营养添加剂。维生素 D 的补充再怎么强调也不过分，因为流行病学数据显示，很大比例的美国人维生素 D 摄入量低于推荐量，低水平的维生素 D 会导致终生的不良后果。

当给予大量或过量的维生素或矿物质时，机体就会出现严重的问题。在服用大量维生素和矿物质时，就像所有的其他药物一样，有产生副作用的风险。不幸的是，许多人试图用大量的维生素和矿物质来自行治疗疾病——从普通的感冒到儿童的精神疾病。由已故的莱纳斯·鲍林博士提出的正分子疗法，就是指用大剂量维生素来治疗或预防疾病。

有很多关于正分子疗法治疗自闭症、精神病、多动症和失语症儿童有效的报告。不幸的是，没有一个是在受控的科学研究中得到证实的。事实上，有一项研究表明高剂量维生素治疗多动症无效，且有 42% 的儿童被发现患有潜在的严重营养失衡。所以说给予高剂量的维生素或矿物质，需要先让儿科医生诊断。除非你的孩子有罕见的营养不良或是特殊的疾病，否则儿科医生不会建议孩子服用高剂量的维生素。

家长提出的关于替代饮食和营养补充剂的问题 ∕

1. 我十几岁的儿子告诉我，从现在起他就不吃肉了。他正在长身体，我担心如果他只吃坚果和浆果，那么他的蛋白质摄入就太少了。

对美国人来说，如果你依据膳食指南 (www.cnpp.usda.gov ∕ DietaryGuidelines.htm)，素食也可以是健康的和营养均衡的。你的儿子会从谷物和豆类中获得足够的蛋白质，特别是如果其饮食包括乳制品和鸡蛋等动物食品。素食也是经济实惠的。事实上，同样重量的蛋白质，谷物和豆类比肉类要便宜得多。不管你儿子吃什么，如果他遵循多样性、适度和均衡的基本规则，那就不会错。

2. 素食饮食的孩子需要额外补充营养补充剂吗？

均衡饮食的素食儿童，如果进食一些动物食品，如鸡蛋、牛奶和其他的乳制品、鱼类，就不太需要额外补充营养。然而，不包括动物产品的严格纯素饮食可能导致机体缺乏维生素 B_2 和维生素 D，以及矿物质钙、锌。如果你的家庭遵循素食的生活方式，咨询你的儿科医生，确保你的孩子得到其生长所需的全部营养和热量。

3. 有机食品和健康食品比普通食品更好吗？

没有证据表明有机食品、天然食品或健康食品比普通食品更有营养。食物的营养会随着收获的时间、存储或处理的方法不同而不同。无论如何，许多人喜欢不用杀虫剂、肥料和除草剂的食物。以肉、蛋和乳制品为例，人们喜欢天然喂养的没有注射激素或抗生素的动物产品。很多人愿意为有机食品支付更多的钱，因为它们的生产对环境的损害较小。

第 16 章

我的宝宝是过敏吗

如果有过敏家族史，那么孩子患过敏的风险要比普通人群偏高。但是，纯母乳喂养 4~6 个月是可以延迟或预防一些过敏的发生的。

虽然很多食物都能引起过敏反应，但真正的食物过敏其实比想象的少见。一般来说，在普通人群中，有2%的人患有过敏，而在儿童中，有6%~8%的人患有过敏。虽然在很多病例中，食物过敏只会引起很轻的症状，但在一些儿童中，它可以触发更严重的反应，在一些很罕见的案例中甚至可能危及生命。虽然任何食物都可能触发食物过敏，但儿童中的绝大部分过敏病例都是由少数几种食物引起的。

4岁生日过后不久，原本脾气温和的莱什变得暴躁起来。他变得特别易怒，并且总在抱怨胃痛。他食欲减退，并经常出现排气增多及稀水样大便。因为莱什经常在餐后1小时出现这些症状，并且没有任何其他症状，比如发热或者头痛，所以他妈妈怀疑他患有过敏。然而，她并不能追溯到究竟哪一种食物引起了这些症状。

在听妈妈描述这些症状后，莱什的儿科医生建议将牛奶和牛奶制品从他的饮食中去除2周。当牛奶重新引入到其饮食中，他的症状再次出现了。这种情况证明莱什对牛奶敏感，但是他并不是过敏。他的症状是由乳糖不耐受（不能消化乳糖）所引起的。乳糖是一种存在于牛奶和一些乳制品中的天然糖类。餐后出现症状是因为他经常在吃饭的时候喝奶。儿科医生将莱什和他妈妈转诊给了一位注册营养师。营养师指导他们如何应用乳糖酶，乳糖酶可以将乳糖分解成更容易吸收的形式。她同时也推荐了无乳糖牛奶和其他含乳糖水平较低的奶制品。另外，她还提供了一些高钙但不含奶的食物作为钙元素的补充来源。

表 16-1　牛奶过敏儿童需要回避的食物及成分

脱脂牛奶	奶油	奶粉
酪蛋白钙	淡奶	水果冰糕（含牛奶成分的）
酪蛋白	冰激凌、冰牛奶、冻酸奶	酪蛋白酸钠
奶酪、软干酪	人造黄油	乳清
炼乳	巧克力牛奶	酸奶
牛奶	固体牛奶制品	

过敏和不良反应

在幼儿中，很多食物引起的症状并不是过敏反应。过敏时，机体免疫系统错误地把正常的食物蛋白当做入侵的细菌。在这个攻击过程中，免疫系统会引起一些症状，比如皮疹、呼吸困难、呕吐和腹泻。有些过敏反应可能会危及生命。

相反，很多食物引起的不良反应并不是免疫系统引起的。例如，变质的食物可以滋生细菌，这些细菌会产生化学物质，这些细菌及化学物质可以引起呕吐、胃痛及腹泻等食物中毒症状。有时食物中的化学物质可以引起不良反应。比如，可乐中的咖啡因可以引起儿童兴奋或失眠，使得入睡困难。一些患有哮喘的人对于用来保存食物的亚硫酸盐敏感，从而在进食这些食物时引起喘息。有些不良反应是因为机体对于某种特定的糖类消化功能不足，这种称为不耐受。然而，乳糜泻可以用麸质不耐受或者麸质过敏来描述，这是一种免疫系统对某些谷物中的麸质有反应的终身性情况。乳糜泻患者如果摄取了麸质会对消化道产生损伤，导致腹泻、生长落后及其他症状。

食物过敏

过敏之人的免疫系统会对特定食物中的蛋白质发生反应。当食用了这种食物后，机体会产生针对这种蛋白质的抗体（免疫球蛋白 E ）。这些引起过敏的物质称为过敏原。

过敏原的积累可能需要数周、数月或数年的时间，但一旦升高到一定程度，再次食用这种食物会触发组胺的释放，引起流涕、眼睛发痒、腹泻、皮疹、喘息，口唇、舌头或口腔水肿、瘙痒，咽喉肿胀等过敏症状。症状可能马上出现，也可能在进食后几分钟到 2 小时内出现。有些种类的食物过敏会导致慢性症状，比如持续的皮疹或消化道症状。

美国疾病预防与控制中心（CDC）的报告指出：患有食物或消化道过敏的年轻人数量在 1997~2007 年间增加了 18%。

2007年，有近300万的美国儿童和18岁以下的青少年（几乎达这一年龄段人群的4%），在过去的 12 个月中出现了食物或消化道过敏。而 1997 年这一数据只有 230 万（3.3%）。

治疗过敏的唯一方法就是严格回避引起症状的食物。尽管过敏是不能被治愈的，但大多数孩子会随着长大而不再对牛奶、鸡蛋、小麦及大豆过敏。但是 CDC 的数据表明，比起之前的数十年，儿童需要更长的时间去耐受牛奶和鸡蛋过敏原。对于花生、树坚果（例如核桃、山核桃、腰果）、鱼类、贝类的过敏更倾向于长期持续。有 20% 小时候对花生过敏的孩子在学龄期会缓解。

食物过敏的常见症状

在任何年龄，食物过敏都可能会触发如下症状。

✓ 流涕、打喷嚏、喘息、咳嗽等呼吸道症状。

✓ 腹胀、胃痛、痉挛、恶心、腹泻等消化道症状。

✓ 荨麻疹、皮疹及瘙痒等皮肤症状。

如果这些症状是由过敏引起的，孩子是不伴有发热的。

全身性过敏反应：一种危及生命的过敏反应

全身性过敏反应是一种严重的过敏反应，其症状包括以下几种：

✓ 口腔及咽喉水肿；

✓ 呼吸困难；

✓ 衰竭／休克。

全身性过敏反应是一种危及生命的急症，需要马上进行医治。这种食物过敏可能是致死性的，如果出现这种情况需要马上拨打急救电话（120）。照料一个患有全身性过敏反应的儿童是非常困难的，因为幼儿不能完全理解哪些食物可以吃哪些不能吃。并且需要告知他年长的兄弟姐妹其食物过敏有多严重。如果可能的话，要在整个家庭的饮食中剔除过敏原，如果不能，要在含有过敏原的食物上贴上标签。将这一情况告知孩子的老师、朋友、同学及邻居也是非常重要的。要警告孩子不要去测试过敏原是否真的存在于某些食物中。

容易引起过敏的食物

牛奶

在幼儿中，牛奶是引起食物过敏最常见的原因。 在每 100 个儿童中就有 2~3 个对牛奶过敏。幸运的是，大多数在 4 岁时就不再过敏并且可以耐受牛奶制品。牛奶中的一些蛋白质成分可以通过母乳传递给婴儿。如果母乳喂养的婴儿在妈妈吃了牛奶或奶制品后出现反复的腹泻、反流、便血以及胀气，那么在妈妈的饮食中去除这些食物可能会缓解孩子的症状。这种情况称为过敏性结肠炎（母乳中的牛奶蛋白成分刺激了婴儿的胃肠道），需要就诊于儿科医生并且在母乳喂养期间找到可替代的钙质来源。

如果配方奶喂养的婴儿对于牛奶来源的配方粉出现过敏，儿科医生可能会建议更换其他奶粉。尽管大多数对牛奶蛋白过敏的孩子可以耐受大豆，但是儿科医生有可能会根据孩子的情况建议另外可供选择的奶粉。因为，对牛奶过敏的孩子对大豆过敏的风险会增加。对于难以耐受常规配方粉的婴儿，儿科医生通常会建议应用一种对蛋白质进行过预先消化的配方粉，这样不容易引发过敏反应。这些配方粉价格很高，但是对孩子的健康是有好处的。

当开始加固体食物的时候，检查标签以确保食物中不含牛奶蛋白，而牛奶蛋白可能会以多种名称出现（见表 16-1）。要告知孩子的看护人其过敏的严重性和回避含牛奶蛋白的食物的重要性。

鸡蛋

鸡蛋是另一种常见的过敏原。明确地说，是富含蛋白质的鸡蛋蛋白引起过敏。然而，如果孩子有明确的鸡蛋过敏，通常会建议其避免食用蛋黄及蛋白。一些疫苗，例如流感疫苗及黄热病疫苗是含有鸡蛋蛋白的，有过敏的风险，在接种前要告知医生。鸡蛋过敏已经不再是麻风腮疫苗的禁忌证了。

小麦

小麦过敏（不要与麸质不耐受或乳糜泻相混淆）是最常见的谷物过敏。除面包和烘焙食物外，小麦还可用于多种食物的制作，包括沙拉酱、加工奶酪（美式）、炸鱼块和鸡块。小麦还可能是一些商业食品的隐藏成分，比如罐装汤和炖菜，所以一定要仔细阅读标签。如果你要给孩子不含小麦的面包或谷物食品，可以尝试纯燕麦或黑麦面包、玉米饼、燕麦、米饭、黑麦饼干，以及用燕麦、玉米、大米做成的谷物食品。

大豆

大豆过敏有时会在大豆配方粉喂养的婴儿中出现。如果你的孩子对大豆过敏，要仔细阅读所有的食物标签，因为大豆制品在很多加工食物中都有应用。很多出现在标签中的词汇同样含有大豆成分，比如结构性植物蛋白、乳化剂、食物香精、稳定剂、卵磷脂、起酥油及植物油。

其他

花生、树坚果（如核桃、腰果、巴西果）、鱼类和贝类也都是过敏原，并且多与严重过敏反应及持续性过敏相关。花生其实是豆类家族中的豆科植物，并不是真正的坚果。所以一些对花生过敏的孩子对树坚果（比如山核桃及核桃）并无过敏。同样地，那些对树坚果过敏的孩子可能可以耐受花生。大多数对花生过敏的孩子可以耐受豆类（例如青豆、豌豆及海军豆）。

对染料及防腐剂的反应

对化学染料及防腐剂发生过敏比较罕见。一些从胭脂树籽或胭脂虫（一种昆虫，可从中提取胭脂虫红）中提取的天然颜料，很少引起过敏。亚硫酸盐被用来延长水果、蔬菜、贝类及某些特定药物的保质期，也被用来漂白食物淀粉和面团。这种化学物质可能会引起一些患有哮喘的孩子发生喘息。

婴儿期的食物过敏症状

婴儿期食物过敏可能发生的症状和体征包括如下几条：

- ✓ 皮疹 / 湿疹；
- ✓ 喂养后呕吐大部分或全部食物，稀水样大便，每天 8 次或 8 次以上；
- ✓ 血便。

远离食物过敏原

在美国，《标签法》要求在标签上要用浅显易懂的英文单词注明特定的常见过敏原，也就是牛奶、鸡蛋、大豆、小麦、花生、树坚果、鱼类和甲壳类水生动物（比如虾、龙虾，但不是贻贝、蛤蜊）。举个例子，标签上可能出现酪蛋白这个词，这是一种牛奶蛋白，所以必须要把"牛奶"这个词印在标签上。事实上，任何食物都可能引发敏感孩子的过敏反应，但是标签法目前只适用于在此提及的食物及食物组分。比如，大蒜或芝麻可能不会在原料表中列出，但可能会包括在调味料这一更广泛、非特异性的词汇里。标签上的说明如"可能含有花生"或"在加工过花生的设备中生产"目前没有规定，确切的风险也还不明确。所以对于敏感的孩子而言还是应该回避的。

常见过敏触发因素

任何食物都可能是潜在触发过敏或不耐受的因素，尽管某些特定食物相比其他食物更容易引发问题。最常见的引发食物过敏的因素是牛奶和其他奶制品、鸡蛋、花生、鱼类、贝类、小麦、树坚果和大豆。

为了回避过敏原，你需要仔细阅读食品包装上的标签，与朋友、家人以及餐厅仔细讨论食材，并且了解同一种过敏原间的交叉接触。交叉接触的意思是一种过敏原可能在准备食材的过程中污染其他安全的食物。因此，共用餐具、煎锅、炊具时应该非常小心。涂抹过花生酱的刀子再去切果冻，就可能将花生酱留在果冻里，这对于对花生过敏的儿童是不安全的。

食物过敏的诊断

食物过敏的诊断，首先需要将你的怀疑与儿科医生进行讨论。如果是突然发生的过敏反应，医生需要知道确切的症状、从进食食物到出现症状用了多长时间以及怀疑引起过敏的食物的具体情况。通常情况下，详细的环境回顾和一些验证实验可以确定原因。在与儿科医生进一步讨论之前不要给宝宝喂养你怀疑的食物。如果特应性皮炎或消化道症状等症状持续出现，判断引起过敏的原因会变得更加棘手。在这种情况下，儿科医生可能会建议你排除一些可疑的食物一段时间，看看症状是不是有改善。

如果孩子出现了一些提示过敏的症状但是原因并不清楚，儿科医生可能会将孩子转诊至过敏专科的医生那里进行皮肤或血液检查。遗憾的是，不能仅凭这些检查本身确定过敏的食物。比如，我们无法通过一系列检查明确什么食物是或不是孩子的过敏原（检查可能不够精确，可能不能识别过敏原或错误识别过敏原）。这些检查必须在结合孩子接触过敏原的病史的前提下进行理解。在一些病例里，过敏原可能无法通过检测检出，那么可以在医生的监测下逐步添加食物。这个实验称作食物激发实验。

食物不耐受与乳糜泻

食物不耐受是一种对食物或添加剂发生的、不常见的非过敏性的反应。最常见的是乳糖不耐受。患有乳糖不耐受的人，例如 4 岁大的莱什，机体不能产生足够的乳糖酶，这种酶是用来消化乳糖（一种牛奶中存在的天然糖类）的。大多数亚洲人、非洲人和美洲原住民祖先 4~5 岁时开始失去消化乳糖的能力。相反的，北欧人可以在一生中都具备消化乳糖的能力。

未经消化的乳糖会在大肠中被细菌分解，产生气体和令人不舒服的感觉。在进食乳糖 30 分钟到 2 小时后会出现痉挛、腹胀、排气、腹泻等症状。如果有这样的问题，那么可以通过测定进食含乳糖食物后，呼吸中的氢含量来明确。这一过程需要儿科消化医生的指导。

含有乳糖的商业食品

奶类是乳糖的唯一自然来源，但是乳糖经常被添加到以下商业制品中：

- ✓ 面包和其他烘焙食品
- ✓ 糖果和零食
- ✓ 速食土豆、汤和早餐饮料
- ✓ 人造黄油
- ✓ 药物（填充物）
- ✓ 混合薄饼、饼干及曲奇
- ✓ 奶精
- ✓ 未通过洁食认证的午餐肉和热狗
- ✓ 加工早餐谷物
- ✓ 沙拉酱

乳糖不耐受会使人感觉不舒服，但不像一些过敏反应那样危及生命。乳糖不耐受的人群中，消化乳糖的能力也有很大的不同。很多人可以吃一些酸奶和奶酪，因为这些食物中大部分乳糖在加工过程中被分解了。有些人可以配合着其他食物喝一点牛奶。通常上述食物中含有的少量乳糖是不会引起问题的。**如果一个孩子不能喝牛奶或吃奶制品，那么保证他的饮食中含有足够的钙是非常重要的。**

乳糖不耐受的人群还是有很多其他食物选择的。比如，可以选择无乳糖牛奶和奶制品；在吃含乳糖的食物前可以吃乳糖酶咀嚼片来帮助消化乳糖；在普通牛奶中加入乳糖酶滴剂以预先消化乳糖。

不含奶的食品（也不含乳糖）包括由大豆、大米、燕麦或杏仁做成的奶，还有豆腐制品和强化钙质的橙汁，但是大多数食品比真正的牛奶含钙量低。也可以用由大米、豆腐、杏仁或大豆制成的干酪来代替奶酪。需要记住的是，尽管有些食物是不含乳糖的，但其中一些可能含有牛奶蛋白，对于牛奶过敏的孩子这些还是禁食的。

患感染性腹泻后的小婴儿可能会出现短暂的乳糖不耐受，症状会随着感染痊愈而消失。儿科医生可能会建议你使用无乳糖奶粉喂养 1~2 周。

麸质肠病，也叫作乳糜泻（或者麸质不耐受或口炎性腹泻），指的是不能耐受麸质（一种存在于很多谷物中的蛋白，见表 16-2），例如小麦、大麦和黑麦。患有这种疾病的孩子，进食麸质后会引起免疫反应，这一反应会损伤小肠绒毛，导致很多营养物质吸收障碍，包括蛋白质、碳水化合物、脂肪和脂溶性维生素。虽然乳糜泻的原因尚不明确，但在一些病例中可能是一种累及小肠的遗传性的免疫系统异常。像肠易激、腹泻、便秘、腹痛或腹胀、生长放缓、青春期延迟及体重不增或下降，这些典型症状通常在婴儿引入含小麦的谷物食物后出现。有些孩子可能仅仅表现为生长迟缓，这是因为在孩子发育过程中最关键的几年内发生营养物质吸收障碍而导致的营养不良。

表 16-2　隐藏的麸质

醇基调味品（比如香草香精） ✓ 玉米糖浆 ✓ 罐装肉汤 ✓ 焦糖香精 ✓ 白醋（番茄酱、腌菜、蛋黄酱、沙拉酱和烧烤酱中的调味成分） ✓ 面粉和谷物制品	✓ 水解植物蛋白 ✓ 人工水产品 ✓ 麦芽或麦芽调味品 ✓ 麦芽糊精 ✓ 改良食物淀粉 ✓ 刷过油的禽类 ✓ 植物胶 ✓ 植物蛋白

乳糜泻引起的小肠损伤可能导致乳糖不耐受及电解质丢失（例如钾、钠、氯等）。维生素吸收障碍也会引起相应的并发症，比如骨质软化、佝偻病、肌肉痉挛、夜盲症、凝血功能异常和贫血。患有乳糜泻的儿童及成人必须严格遵循无麸质饮食，避食谷物食品、面包、意大利面以及任何含麸质谷物的食物。儿科医生可能会将孩子转诊给营养学家进行饮食指导。目前，食品商店中无麸质食物的种类越来越多，很多餐厅中也有了无麸质菜单。在开始无麸质饮食后，肠道会开始自我修复，症状会逐渐平复。在采用新食谱的几天内就可以看到这些改善（虽然像身材矮小这样的问题可能不能逆转了）。但是，必须终身遵循这个食谱，一旦孩子再次进食麸质，症状会再次出现。

食物过敏可以预防吗

如果家族中有患过敏的人，那么孩子患过敏的概率会增高。**一些研究表明，对于有过敏家族史的婴儿，纯母乳喂养至少 4 个月会减少牛奶过敏的风险。**但是对于特定饮食是否能预防食物过敏的研究非常有限并且结果尚不明确。目前尚无明确依据证明在孕期或者 6 个月以上的健康婴儿回避过敏原会影响孩子特应性皮炎（湿疹）或哮喘等过敏性疾病的发生，也没有足够的依据表明妈妈在哺乳期回避过敏原会预防孩子特应性皮炎的发生。

高危儿童过敏的预防

根据美国儿科学会所说，以下做法经证明是可以预防高危儿童（例如有过敏家族史的儿童）过敏或推迟过敏时间的：

✓ 纯母乳喂养至少 3~4 个月（4~6 个月更佳）可能减少特应性皮炎、牛奶过敏和早期喘息。

✓ 如果不能纯母乳喂养，使用深度或部分水解奶粉比起普通奶粉或豆奶粉更能推迟或预防特应性皮炎的发生。

给宝宝添加食物时应每次只添加 1 种，并有 2~3 天的间隔。如果出现腹泻、皮疹或呕吐等症状，停止可能导致症状的食物，直到与你的儿科医生讨论完。在添加食物的过程中要遵循第 2 章的规范。

大量摄入水果和果汁可导致小婴儿酸性大便并且刺激皮肤。这种情况下出现的红色伴疼痛的皮疹有时会被误认为是过敏反应。减少水果的摄入，将果汁按 1 ：1 稀释或者停止饮用会消除这种刺激。要记住，小婴儿每天摄入的果汁不要超过 120 毫升。

过敏和多动症

当孩子不守规矩时，人们通常会将其归咎为糖果及其他高糖食品。有些人坚持认为糖会引起多动症。然而，在试验中，糖与行为间的联系并没有被证实。一项在学龄前和学龄期儿童中进行的详细对照研究中，研究者发现，当糖分摄入超过正常水平时，对于专注力和行为并没有影响。那些被家长定义为"糖敏感"的孩子也是如此。另一个研究发现了与大家的认知相反的情况，即当给予那些被家长认为对糖有反应的孩子大量糖的时候，他们实际上并没有之前活跃。最终，一些研究比较了血糖水平得出结论，患有注意缺陷多动障碍（ADHD）的孩子和没有注意缺陷多动障碍的孩子在糖的消耗上是一样的。糖或者其他甜食会影响行为或引起注意缺陷多动障碍是没有科学依据的，即便比正常饮食高出几倍的水平也是一样。孩子在生日宴会或万圣节后过于活跃更可能是这些事件的刺激而不是糖。

过敏或食物引起的反应可以引起不良的行为模式，这是多动症孩子特殊饮食的基础。这种饮食的特点是去除了人工添加剂、糖以及常规容易引起过敏的食物（比如玉米、坚果、巧克力、贝类和小麦）。然而，把食物和行为联系起来其实是没有根据的。一些研究推测化学防腐剂和染料引起这些问题更可能是通过药物机制而不是过敏机制。但是依据比较薄弱并且没有被广泛接受。因此，美国儿科学会并没有在多动症的治疗中推荐特殊饮食。如果你的孩子在进食某种特定食物后出现奇怪的行为或不寻常的症状，去除这种食物是没有坏处的，只要在他的饮食中包括同种类食物的其他选择就可以了。

哮喘与过敏

任何类型过敏的家族史都可能增加孩子发生哮喘的风险。患有哮喘和食物过敏的儿童患全身性过敏反应的风险会增加，这是一种严重的过敏反应，甚至在哮喘控制良好的时候也会发生。

对于已知食物过敏的孩子，特别是同时患有哮喘的，家长必须彻底了解食物成分。如果孩子患有全身性过敏反应，家长要随时携带急救剂量的肾上腺素并且保证学校和托儿所具备同样的药物。肾上腺素是一种装在自动注射的注射器中可以终止或减慢过敏反应的药物。尽管不能治愈，在出现症状后马上给予肾上腺素可以在出现严重症状前获得足够长的时间来拨打急救电话（120）并获得有效的医疗救治。

亚硫酸盐，通常用来防止食物变色、过热或变质，是可以引起哮喘发作的。这种化学物质会存在于加工过的食物和饮料中，包括果汁、软饮料、苹果醋、薯片、水果干及蔬菜干、酒渍樱桃和葡萄酒。由摄入亚硫酸盐引起致死性过敏反应（大部分发生在患哮喘的人群中）的大量病例使得美国食品药品监督管理局（FDA）禁止在新鲜水果和蔬菜中使用亚硫酸盐。亚硫酸盐也可能被用于某些加工食物中，需要在标签中注明含量超过0.01%或者在制造过程中使用了。加工的土豆和一些罐装食物可能含有亚硫酸盐，如果孩子患有哮喘或对亚硫酸盐敏感，对于加工食品和半成品要非常小心。

家长提出的关于食物过敏的问题 ╱

1. 食物过敏和食物不耐受（例如乳糖不耐受）的区别是什么？

过敏人群的免疫系统会对某种特定食物中的蛋白发生反应。而食物不耐受的人群是机体不能分泌足够的酶去消化食物中的某些成分，这两者是不同的。

2. 我的孩子 18 个月，出现了湿疹。我的儿科医生通过检测发现他对牛奶过敏。这意味着他将来再也不能进食乳制品了吗？

在很多病例中，随着长大孩子会在 3~4 岁时而不再对牛奶和其他食品过敏。持续一生的食物过敏是非常少见的。医生会对需要回避哪种食物以及需要回避多长时间给出指导。

3. 我丈夫的家族中有很多人对不同食物过敏，有什么方法可以降低宝宝的过敏风险吗？

如果有过敏家族史，那么孩子患过敏的风险要比普通人群偏高。但是，纯母乳喂养 4~6 个月是可以延迟或预防一些过敏的发生的。如果不能够母乳喂养，可以通过选取特殊配方奶粉，比如深度水解或部分水解奶粉来降低过敏的发生率。比起普通奶粉，这些奶粉可以减少特应性皮炎的发生。

附录A

对照看人的喂养指导

在喂养孩子方面，家长需要给孩子的照看人提供一些特殊的指导。不仅仅是喂什么东西，还包括什么时间喂、在哪儿喂，怎样喂。比起家庭其他成员和一般的照看人，大多数新入行的年轻照看人和那些新来到家庭中的照看人需要了解更多的细节。家长和年长的家庭成员可能需要更加老练些，因为他们熟悉的经验未必适用于新的一代。

如果你给照看人留下一个挑食的孩子，那么传递任何必要的信息时不要让孩子听到，并且避免给予过多的详细指导。大多数挑食的孩子在和其他孩子或者照看人分享食物时不会大惊小怪。对他们的要求关注越少，进餐越容易。

婴幼儿

如果有一位新的看护人要来照看婴幼儿，在正式开始照看孩子前先安排一个时间，请她在进餐时观察和帮助照顾孩子们吃饭。通过这种方式，可以让照看人在开始独立工作前熟悉规则，孩子们也对照看人更加适从，家长们也可以对顺利进餐更加有信心。

新生儿和婴儿

1. 如果你在进行母乳喂养，并且通常会在必须离开孩子时将母乳吸出并冷藏起来，那么请向照看人演示怎样正确保温和储存这些储奶瓶。

2. 对于用奶瓶喂养的新生儿或者婴儿，在外出前要先调配好一些配方奶并且冷藏好。

3. 向照看人演示如何将奶瓶立在盛有温水的水罐中或者将奶瓶置于流动的温水水龙头下加热，如何将热好的奶轻轻滴几滴到手腕处来检验温度是否合适。提醒照看人在调配配方奶时也要小心地摇匀，避免热量分配不均。

4. 警告照看人坚决不能用微波炉加热奶瓶。

学步期儿童和年长的儿童

1. 如果孩子的食物已经准备好了，只是需要加热一下，将烤箱的温度和时间要求写下来。向照看人演示如何使用烤箱、微波炉和其他用具。

2. 如果期望照看人准备食物，请将所有的食材和炊具准备好，并将清晰明了的食物制作说明放在一起。

3. 请让照看人准确地知道哪些是适合的手指食物，并且了解哪些是孩子们还太小还不能够接受的食物。

4. 如果你不希望孩子吃那些曲奇饼干、糖果和其他的含糖食品，请确保照看人知道你的要求并且给孩子们其他的选择。

有特殊需求的儿童

1. 如果你的孩子患有慢性病，需要特殊饮食，比如糖尿病、囊性纤维化或者麸质性肠病（乳糜泻），请为孩子所有的餐点和零食提供书面的、按步骤操作的流程。同时需要给患有囊性纤维化孩子的照看人提供清晰的指导，指导其如何使孩子避免过多的盐分损失和在炎热的天气中脱水。

2. 保证留下一份允许孩子食用的食物清单，同时留下一份绝对不能进食的食物清单。

3. 如果你的孩子患有糖尿病，请留下书面指导告知照看人孩子规律进餐和零食的重要性，并且说明什么食物是可以吃的。很多人都有认识误区，认为患有糖尿病的儿童是绝不能吃甜食或者糖果的，其实并不然。进食那些添加糖分的食物时应当谨慎，但并不是绝对禁忌。含糖食物在均衡和营养的膳食计划中是占有一席之地的。在你的书面指导中，应包含一份允许交换食物的清单，强调孩子吃的任何含糖食物必须要被包含在一餐中的所允许的总碳水化合物中。

4. 如果你的孩子有食物过敏或者是食物敏感，仔细检查食物清单，务必避免其中包含隐藏的可能致敏的食物或原料。

5. 帮助照看者做好在必要时应对问题和寻求帮助的准备，列出与食物过敏相关的症状，比如呕吐、腹泻、喘息、皮疹、荨麻疹、水肿以及呼吸困难。

6. 在清单上挨着症状的地方注明紧急求助电话（儿科医生、中毒救助、120、附近邻居）。

所有儿童

1. 给照看者一份书面的剂量说明，包含任何你外出时孩子必须使用的药物以及需要服药的次数。

2. 确保照看者知道如何处理婴儿窒息，如何对年长的处于窒息危险中的孩子进行海姆立克急救法的操作（详见附录F）。

附录 B

孩子服药期间需要注意的饮食问题

药物治疗会对孩子消化和吸收食物的方式产生影响。同时进餐和吃药，孩子所吃的食物会影响体内药物的效果。比如，灰黄霉素，一种抗真菌药物，需要和含脂肪的食物一起服用才有利于吸收。贫血时服用的铁补充剂最好与偏酸的食物一起服用，比如橙汁；如果与牛奶一起服用铁剂，则铁将不能被很好地吸收。药物通过以下四个方面影响食物营养的吸收：刺激或抑制食欲；改变营养素的吸收量和吸收率；影响机体分解和利用营养素的方式；最后，它们能减慢或者加速某种食物在消化道中通过的速率。

经常向你的儿科医生、药剂师和其他与儿童用药相关的专业人士寻求帮助，究竟哪种药物需要随饭服用，哪种药物需要空腹服用。一些抗生素如果不随餐服用的话会引起胃痛或者烦躁。同时找出哪些药物在与特殊的食物一起服用时，比如一杯牛奶或者西柚汁，会增强或减弱药效。还有，有没有什么食物是在药物治疗期间应当回避的。

药物-食物的相互作用可能有上千种。下表所列的清单代表了常见的药物和食物，以及避免相互作用或将影响减至最低的指导原则。确保与药剂师核对每一个处方并且阅读包装内的说明。

药物	与营养素的相互作用	饮食指导
抑酸药		
消化不良的非处方治疗	食物降低药效	餐后 1 小时服用
抗生素		
一般情况	减少肠道生物素（一种 B 族维生素）、泛酸（维生素 B_5）和维生素 K 的生成；可以加快食物通过肠道的速度，减少吸收利用率	均衡膳食，包括大量的蔬菜、粮食和麦片，确保各种维生素的足量摄入
✓ 阿莫西林	食物可以减缓药物的吸收，但不改变药效	无特殊要求

药物	与营养素的相互作用	饮食指导
✓ 硬脂酸红霉素 ✓ 青霉素	食物降低药物的吸收	餐前 1 小时服用或者餐后 2 小时服用
✓ 克拉霉素 ✓ 依托红霉素 / 琥珀酸红霉素	食物可促进药物的吸收；果汁或者碳酸饮料阻碍药物的吸收	同餐服用
✓ 四环素	药物会结合钙和铁，导致抗生素和矿物质都无法被吸收	餐前或饭后 2 小时服用，与其他药物，如铁补充剂或者钙剂抗酸药间隔 2 小时服用
铁补充剂		
液体或片剂	牛奶可能会阻碍铁的吸收	与水或者微酸的饮品（比如果汁）同服可以提高铁的吸收率
抗真菌药		
✓ 灰黄霉素	可能会干扰避孕药的药效	与脂肪类饮食同服
抗惊厥药 / 抗癫痫药		
✓ 苯巴比妥 ✓ 苯妥英 ✓ 去氧苯巴比妥	因药物干扰维生素 D 的代谢而阻碍了钙的吸收，同时也改变了叶酸的吸收	摄入富含维生素 D（在强化牛奶、蛋黄、油性鱼类、阳光下）、钙（奶制品、绿叶蔬菜、西蓝花、带骨头的鱼罐头）和叶酸（新鲜水果、蔬菜、谷物）的食物可以抵消药物的影响；如果你的孩子长期接受抗癫痫治疗，询问一下儿科医生孩子维生素 D 和钙的补充剂量；不需要额外补充叶酸，因为叶酸过高的血液浓度可能会减低抗惊厥药的效果
✓ 苯妥英	与食物或牛奶一同服用吸收更好	随餐服用或用牛奶送服
甲状腺药物		
左甲状腺素	—	空腹服用

续表

药物	与营养素的相互作用	饮食指导
非甾体类抗炎药		
✓ 阿司匹林（乙酰水杨酸）	干扰维生素 C 的储存；可能通过消化道出血引起铁的丢失	除非是儿科医生为治疗瑞氏（Reye）综合征而特别开具的处方，否则不应当给儿童使用阿司匹林。瑞氏综合征是一种罕见的但却非常严重的疾病，感染病毒后可以影响脑和肝脏；可以使用对乙酰氨基酚或者布洛芬
抗结核药		
✓ 异烟肼	干扰维生素 B_6（吡哆醇）的代谢	均衡膳食，包括含维生素 B_6 的食物，比如谷物、菠菜、白薯、香蕉、西瓜和西梅
皮质类固醇		
✓ 泼尼松 ✓ 氢化可的松	促进钾和钙的排泄	减少盐的摄入；进食富含钾（新鲜水果和蔬菜）和钙（低脂奶制品）的食物来对抗这些矿物质的流失；随餐服用以减少胃的刺激
泻药		
✓ 矿物油	干扰脂溶性维生素在肠道内第一部分的吸收	进食富含纤维素的蔬菜和水果，鼓励孩子多喝水；如果有便秘问题，向儿科医生寻求帮助；如果医生开具了矿物油的处方，应当在睡前使用，那个时候绝大多数食物已经通过了肠道的第一部分
口服避孕药		
各种品牌	改变血液中的胆固醇水平；增加叶酸和维生素 B_6 的需要量	如果有高胆固醇血症或者心脏病的家族史，请使用其他方式避孕；食用大量的新鲜水果和蔬菜、谷物和麦片、土豆及其他富含叶酸和维生素 B_6 的食物；与食物同服防止恶心；抗生素可能会减弱口服避孕药的效果

附录 C

0~20 岁标准生长曲线图

生长曲线图由一系列的百分比曲线组成，这些曲线描述了儿童不同身体指标的测量值的分布。从 1977 年开始美国的儿科医生、护士、家长们就已经开始利用这些图表来记录婴幼儿、儿童和青少年的生长轨迹。

2006 年，世界卫生组织（WHO）根据从 6 个国家采集的 0~2 岁婴幼儿的生长数据发布了新的国际生长标准。在 2010 年 9 月，美国疾病预防控制中心发布了一份建议，建议全美的卫生保健专业人员使用新的世界卫生组织生长标准来监测 0~2 岁的新生儿、婴儿和幼儿的生长。

0~24 个月的男孩
头围对年龄以及体重对身长的百分比

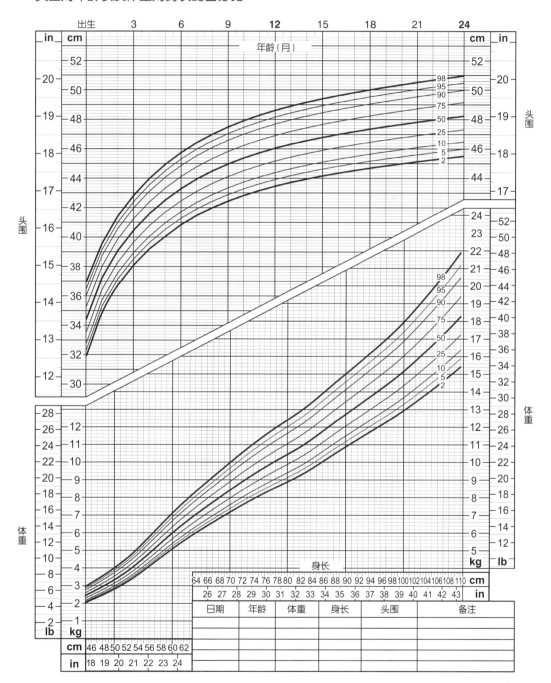

来源：世界卫生组织（WHO）儿童生长曲线标准
http://www.who.int/childgrowth/en

0~24 个月的男孩
身长和体重对年龄的百分比

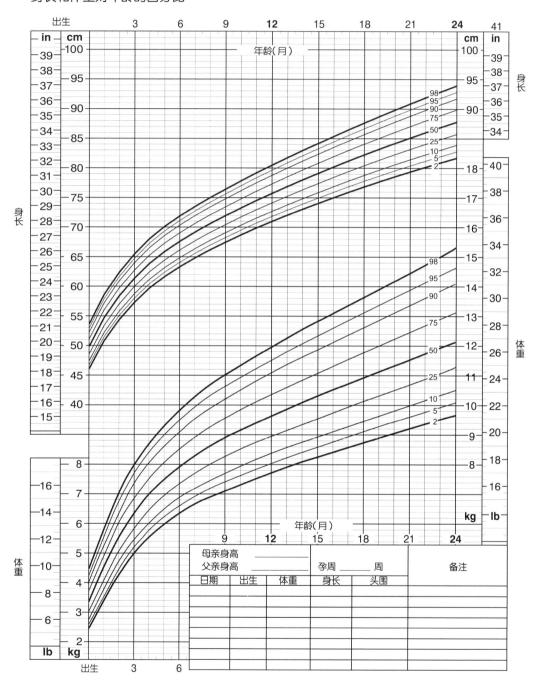

来源：世界卫生组织（WHO）儿童生长曲线标准
http://www.who.int/childgrowth/en

0~24 个月的女孩
头围对年龄以及体重对身长的百分比

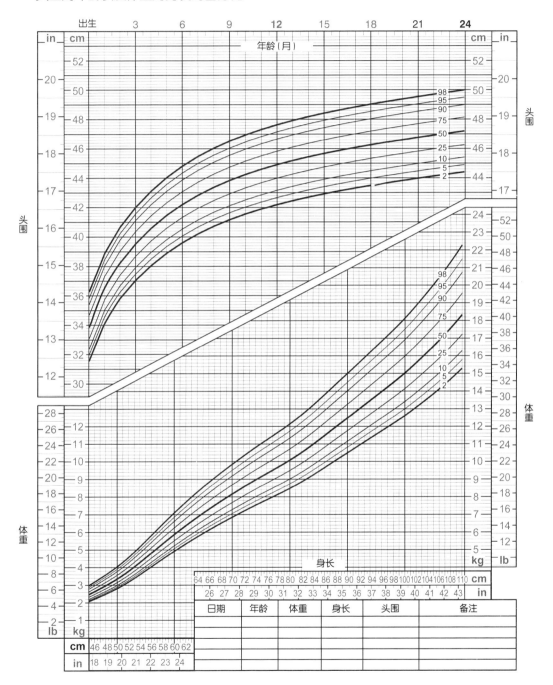

来源：世界卫生组织（WHO）儿童生长曲线标准
http://www.who.int/childgrowth/en

0~24 个月的女孩
身长和体重对年龄的百分比

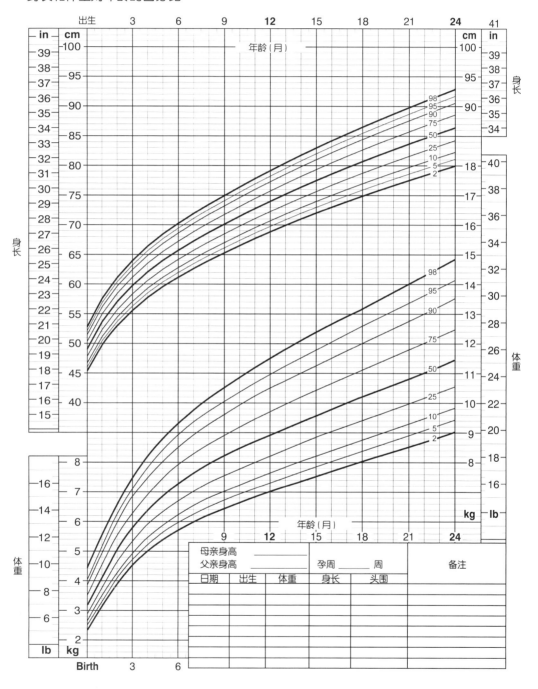

来源：世界卫生组织（WHO）儿童生长曲线标准
http://www.who.int/childgrowth/en

2~20 岁的男孩
身高和体重对年龄的百分比

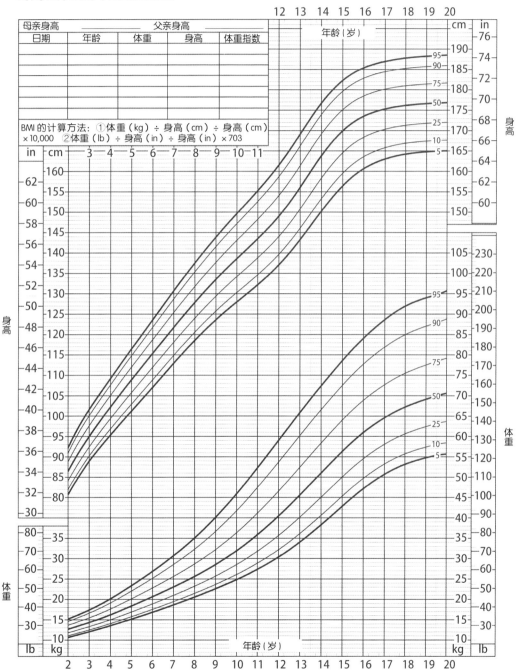

来源：美国国家卫生统计中心（NCHS）联合美国国家慢性病预防与健康促进中心（CDC）共同制作（2000）
http://www.cdc.gov/growthcharts

2~20 岁的女孩
身高和体重对年龄的百分比

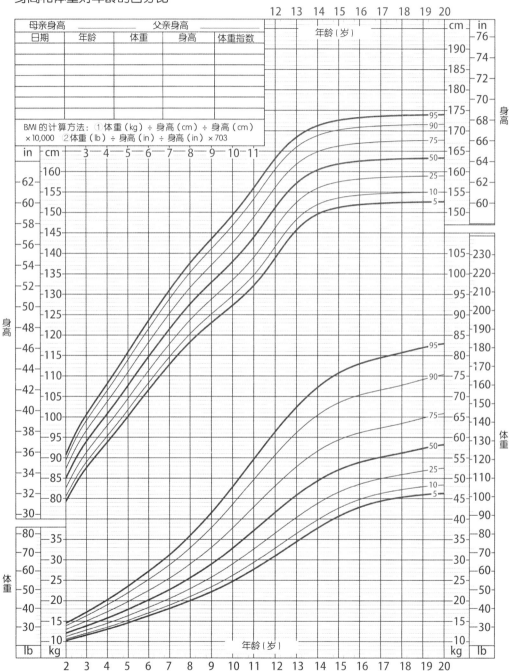

BMI 的计算方法：①体重（kg）÷ 身高（cm）÷ 身高（cm）×10,000　②体重（lb）÷ 身高（in）÷ 身高（in）×703

附录 D

体重指数图

体重指数（BMI）是计算儿童体重与身高关系的公式。利用下面的公式或者图表来计算孩子的体重指数：

A= 体重（千克）

B=[身高（米）]^2

A 除以 *B* 得到孩子的 BMI 值。

下图特别以 2 ~ 19 岁的儿童和青少年为代表说明了 BMI 的百分比。

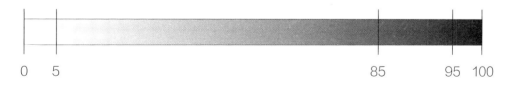

体重不足：小于第 5 百分位

健康体重：在第 5 百分位与第 85 百分位之间

超重：小于第 95 百分位，大于第 85 百分位

肥胖：大于等于第 95 百分位

2~20 岁的男孩体重指数对年龄的百分比

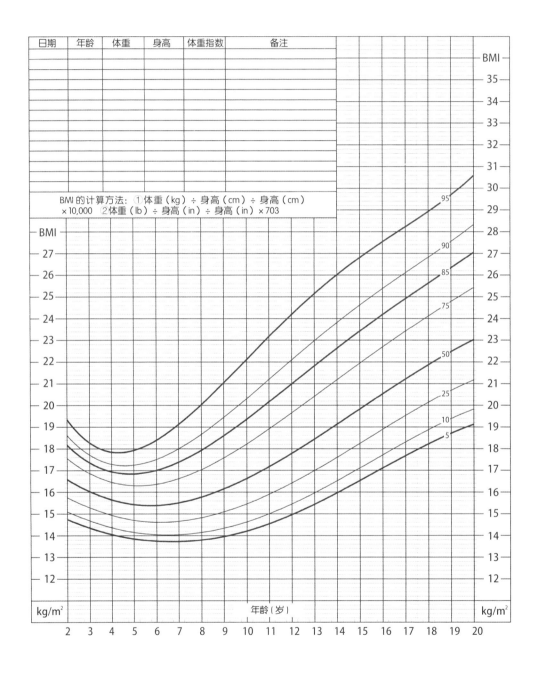

日期	年龄	体重	身高	体重指数	备注

BMI 的计算方法：① 体重（kg）÷ 身高（cm）÷ 身高（cm）
×10,000　② 体重（lb）÷ 身高（in）÷ 身高（in）×703

来源：美国国家卫生统计中心（NCHS）联合美国国家慢性病预防与健康促进中心（CDC）共同制作（2000）
http://www.cdc.gov/growthcharts

2~20 岁的女孩体重指数对年龄的百分比

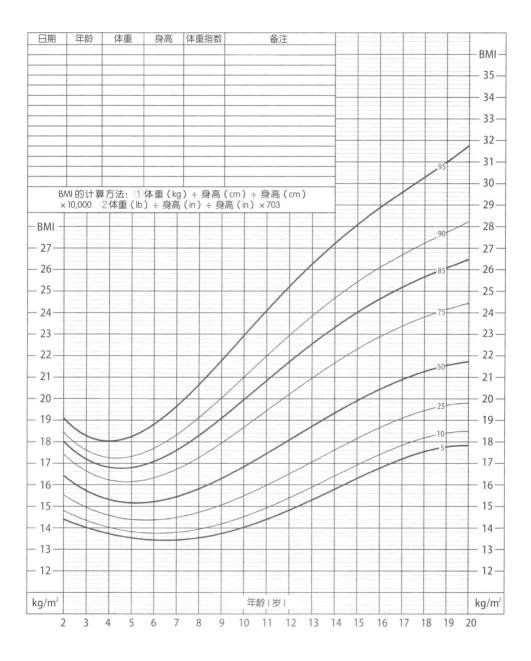

来源：美国国家卫生统计中心（NCHS）联合美国国家慢性病预防与健康促进中心（CDC）共同制作（2000）
http://www.cdc.gov/growthcharts

附录 E

如果孩子不吃或不能吃某些食物，可参考的食物替换表

如果你的孩子不吃这些食物	可替换为
水果	生的或者烹饪过的蔬菜；如果孩子不吃新鲜水果，可以尝试杏干、梨干、葡萄干、樱桃干、芒果干、凤梨干、香蕉干等果干，然后逐渐引入新鲜水果；用新鲜或者冻的水果为酸奶做果酱，然后再逐渐引入水果块或者整个水果；用苹果酱代替整个水果。如果孩子拒绝柑橘类的水果，可提供其他富含维生素 C 的水果和蔬菜来替代（比如草莓、哈密瓜、富含维 C 的果汁、西蓝花和其他十字花科的蔬菜、西瓜、土豆）；尝试混合水果，比如混合蓝莓、苹果碎、香蕉马芬、速发面包和华夫饼
肉类	鱼、禽类、鸡蛋、豆腐、豆类植物（干豆、鹰嘴豆、豌豆）和谷物、花生酱；用切碎的蔬菜混合物，代替磨碎的畜肉或者禽肉，来做意大利面的酱、玉米饼馅料；用强化铁的面粉来做面包、饼干和意大利面
牛奶	芝士、酸奶及用牛奶、山羊奶、绵羊奶制成的奶制品，大豆和奶酪的替代品（询问儿科医生你的孩子是否需要补充维生素 B_{12} 和维生素 D），带骨头的鱼罐头（鲑鱼、沙丁鱼、鲱鱼）以获取钙和维生素 D；像西蓝花这样富含钙的蔬菜；安全的日光暴露
蔬菜	如果你的孩子拒绝绿叶蔬菜，尝试深黄色和橘色的蔬菜（胡萝卜、南瓜属植物、红薯）来获取维生素 A 和叶酸，尝试通过水果和果汁来获取维生素 C 和叶酸；有的孩子不喜欢做熟的蔬菜，但他也许喜欢生的蔬菜条或者沙拉；提供低钠的蔬菜汁来代替水果汁；对普通蔬菜不感兴趣的孩子可能喜欢亚洲式的炒蔬菜；用切碎的蔬菜做意大利面和墨西哥玉米卷的酱，而不是用肉做
全麦面包	富含纤维素的白面包；全麦和黑麦饼干；全麦意大利面

附录 F

出现窒息时家长应该做什么

一旦孩子窒息：

1. 大声呼救。2. 开始急救。3. 拨打120。

以下情况应该对窒息实施急救	以下情况不应该对窒息实施急救
● 孩子完全不能呼吸（胸部没有起伏运动）。 ● 孩子无法咳嗽或说话，或脸色发青。 ● 孩子失去知觉。	● 孩子可以呼吸、喊叫或说话。 ● 孩子仍能咳嗽或吞吐空气。孩子的本能反应在帮助他清理呼吸道。

对于不满1岁的婴儿

一旦婴儿窒息，无法呼吸、咳嗽、喊叫或说话，按如下步骤操作，并赶紧拨打120。

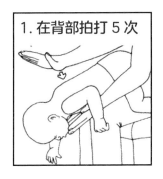

1. 在背部拍打5次

←交替进行→
↓

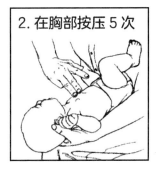

2. 在胸部按压5次

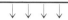

交替进行背部拍打和胸部按压，直到异物被清除。如果婴儿失去知觉，要开始心肺复苏术。

↓ ↓ ↓ ↓

婴儿心肺复苏

在婴儿失去知觉或呼吸停止时进行。

↓ ↓ ↓

1. 开始胸外按压
● 将一只手的两根指头置于胸骨上，刚好位于两乳头连线之下。
● 按压胸部至胸部下陷至少 1/3 的深度，或者 4 厘米（1.5 英寸）。
● 每次按压结束让胸部回到正常的位置。胸部按压的频率至少 100 次 / 分钟。
● 做 30 次按压。

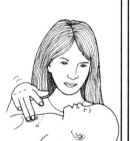

2. 打开气道
● 打开气道（压额头、抬下巴）
● 如果发现异物，小心地用手指取出。在没有发现异物的情况下，不要用指头盲目寻找。

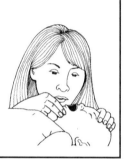

3. 开始人工呼吸
● 正常吸口气。
● 用你的嘴严密罩住婴儿的口部和鼻部。
● 吹两口气，一次一秒。每次吹气要求让患儿胸廓鼓起。

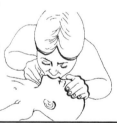

4. 继续胸外按压
● 持续胸外按压，每个循环 30 次，配合 2 次呼吸，直到异物吐出。
● 持续 5 个循环人工呼吸和胸外按压后（约 2 分钟）拨打 120。

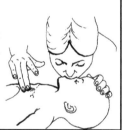

　　任何情况下，异物咳出后或者婴儿 / 儿童开始呼吸后，停止人工呼吸，并且拨打 120。

　　咨询您的儿科医生关于 8 岁以上儿童异物阻塞呼吸道、心肺复苏的问题，以及社区内正规的关于急救和心肺复苏的课程。

对于 1~8 岁的孩子

海姆立克急救法

一旦儿童窒息，无法呼吸、咳嗽、喊叫或说话，按如下步骤操作，并赶紧拨打 120。

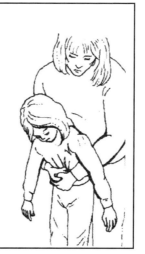

1. 实施海姆立克急救法
● 右手握拳,左手握右手,放在脐上一点距离, 不要太靠近胸骨和胸廓。
● 向上后用力,用力需要足够大以引起人工咳嗽,以咳出阻塞物。
● 持续该动作,直到阻塞物吐出或患儿失去意识。
2. 如果患儿失去意识, 对呼唤无反应,开始进行心肺复苏。

儿童心肺复苏

当孩子失去知觉/对呼唤无反应，或者呼吸停止的时候进行。把孩子放在平坦的、硬的地面。

1. 开始胸外按压。
● 把手放在胸骨的下 1/2 位置。
● 按压胸部至胸部下陷至少 1/3 的深度，或者 5 厘米（2 英寸）。
● 每次按压结束让胸廓恢复原状，1 分钟按 100 次。
● 做 30 次按压。

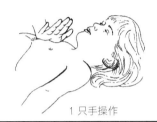

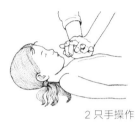

1 只手操作　　　　　　　　　　2 只手操作

2. 开放气道
● 打开气道（压额头、抬下巴）。
● 如果发现异物，小心地用手指取出，不要使劲用手盲取。

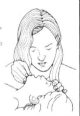

3. 开始人工呼吸
● 正常吸口气。
● 按住患儿鼻子，用嘴包住患儿口部吹气。
● 吹两口气，一次 1 秒。每次吹气要求让患儿胸廓鼓起。

4. 继续胸外按压。
● 持续胸外按压，每个循环 30 次，配合 2 次呼吸，直到异物吐出。
● 持续 5 个循环人工呼吸和胸外按压后（约 2 分钟）拨打 120。

　　任何情况下，异物咳出后或者婴儿 / 儿童开始呼吸，停止人工呼吸，并且拨打 120。

　　咨询您的儿科医生关于 8 岁以上儿童异物阻塞呼吸道、心肺复苏的问题，以及社区内正规的关于急救和心肺复苏的课程。

DASH 饮食
（防止高血压的膳食策略）

DASH 饮食计划是一种富含水果、蔬菜、低脂或脱脂奶制品的饮食。它还包括谷物（特别是全麦）、畜瘦肉、鱼、家禽肉、坚果和豆类。这项计划遵循美国关于含钠食物目录的指南。DASH 饮食计划含有更低的胆固醇，使减肥更容易。这是一种健康的饮食方式，设计得足够灵活，可以满足大多数人的生活方式和食物偏好。它含有地中海饮食中的所有健康食品。

特别的是，DASH 饮食计划包含了下表中的食物种类。

食物种类	提供 1600 ～ 3100 千卡热量的食物份数	提供 2000 千卡热量的食物份数
谷物或谷物产品（每天包含至少 3 种全麦食品）	6 ～ 12	7 ～ 8
水果	4 ～ 6	4 ～ 5
低脂或脱脂奶制品	2 ～ 4	2 ～ 3
畜瘦肉、鱼、家禽肉	1.5 ～ 2.5	2 或者更少
坚果、种子、豆类食物	每周 3 ～ 6	每周 4 ～ 5
脂肪和甜食	2 ～ 4	有限的

注：来源于 http://dashdiet.org/what_is _the_dash_diet.asp.Accessed June 3,2011.

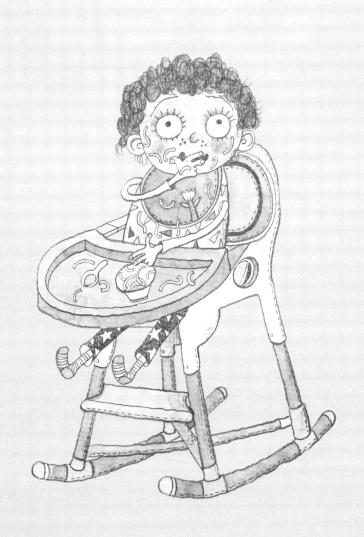